生存分析教程

陈 旭 / 编著

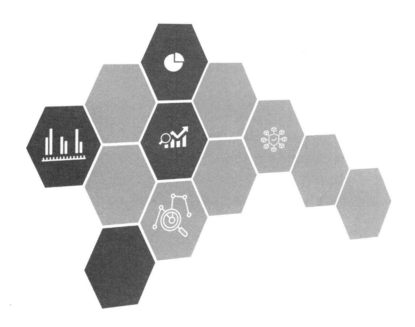

湖南师范大学出版社

·长沙·

图书在版编目（CIP）数据

生存分析教程 / 陈旭编著. --长沙：湖南师范大学出版社，2024.6
ISBN 978-7-5648-5415-7

Ⅰ.①生…　Ⅱ.①陈…　Ⅲ.①生存率－统计分析－教材　Ⅳ.①R195.4

中国国家版本馆 CIP 数据核字（2024）第 089567 号

生存分析教程

Shengcun Fenxi Jiaocheng

◇出　版　人：吴真文
◇责任编辑：陆羿妤
◇责任校对：廖小刚　唐言晴
◇出版发行：湖南师范大学出版社
　　　　　　地址/长沙市岳麓区　邮编/410081
　　　　　　电话0731-88873071　88873070
　　　　　　网址/https://press.hunnu.edu.cn
◇经销：新华书店
◇印刷：长沙市宏发印刷有限公司
◇开本：787 mm×1092 mm　1/16
◇印张：15
◇字数：317 千字
◇版次：2024 年 6 月第 1 版
◇印次：2024 年 6 月第 1 次印刷
◇书号：ISBN 978-7-5648-5415-7
◇定价：58.00 元

凡购本书，如有缺页、倒页、脱页，由本社发行部调换。

序

在统计学众多方向中,生存分析因其独特的魅力和广泛的应用,是统计学家长期以来关注的焦点。生存分析不仅涉及数据收集、处理和分析,还关乎生命科学、医学、经济学和工程学等多个领域实际问题的解决。随着数据科学的发展,生存分析的重要性愈发凸显。

湖南师范大学陈旭老师,以其深厚的学术功底和丰富的教学经验,编写了这本《生存分析教程》。这本书不仅系统地介绍了生存分析的基本理论和方法,还结合了实际案例,使得理论知识与实践应用紧密结合,为读者提供了一个全面而深入的学习平台。

作为中国现场统计研究会生存分析分会的理事长,我有幸先睹为快,并对陈旭老师的工作表示由衷的敬意。在这本书中,陈老师不仅详细阐述了生存分析的数学基础,还特别强调了统计软件在生存分析中的应用,使得读者能够更好地将理论知识转化为解决实际问题的能力。

此外,书中对于生存分析在不同领域的应用案例进行了深入的探讨,如医学研究中的疾病生存时间分析、通讯企业中的客户流失问题等,这些都是对生存分析理论的生动诠释。通过这些案例,读者可以更直观地理解生存分析在实际工作中的应用价值。

我相信,这本《生存分析教程》将成为统计学、医学、工程学、经济学等领域学者和实践者的重要参考资料。它不仅能够帮助初学者建立扎实的生存分析基础,也能够为有经验的研究者提供新的视角和思考。

在此,我衷心感谢陈旭老师为生存分析领域做出的贡献,并期待这本书能够激发更多人对生存分析的兴趣和热情。

最后,预祝《生存分析教程》出版成功,并希望它能够成为生存分析领域的重要乃至经典教材。

朱利平

中国现场统计研究会生存分析分会理事长

前言 **Preface**

　　生存分析是一种统计方法,用于研究生存时间数据及其统计规律,广泛应用于医学、生物学、工程学、经济学等领域。在癌症研究、新药或治疗方法的临床试验中,生存分析可以用来评估治疗效果和患者生存时间;在流行病学研究中,生存分析可以用来分析疾病的发生率和死亡率,以及影响因素;在可靠性分析中,生存分析可以用来估计设备发生故障的时间,并分析影响可靠性的因素;在经济学中,生存分析可以研究企业生存时间,预测企业破产或关闭的风险;在研究社会现象,如婚姻持续时间、失业持续时间等方面也常用到生存分析。随着科技的进步和大数据时代的到来,生存分析的发展前景是非常广阔的。本书将系统地介绍生存分析的基本原理、方法和应用,帮助读者掌握生存分析的理论与实践。

　　本书共分为七章,第一章为数据类型和基本函数,介绍右删失、左删失、双删失、区间删失、左截尾和右截尾数据的定义以及描述生存时间统计规律的有关函数。第二章为非参数估计,介绍了不同数据类型的生存函数、累积危险率函数、中位数等的非参数估计方法。第三章为非参数估计的假设检验,包括整体检验、局部检验、分层检验等。第四章介绍固定协变量 Cox 比例风险模型,包括 Cox 比例风险模型的构建、参数估计、等比例危险率假设的检验、基准危险率和生存函数的估计、观测值的诊断等。第五章介绍时间相依 Cox 风险模型,包括时间相依协变量和时间相依系数两种 Cox 风险模型。第六章为参数模型,主要包括生存数据常用分布和加速失效模型。第七章介绍竞争风险模型。第二章和第三章为非参数方法,第四章和第五章为半参数方法,第六章为参数方法。

　　关注生存分析方法的应用和实践是本书的一个特点。对每一章节所讨论的统计问题,本书均在理论阐述之后给出实际案例以阐明方法实施的具体步骤、统计结果和分析。书中选取的案例涉及医学、社会学、经济学以及金融等领域,其中部分案例选自本校往届学生所做的课程论文。基本上每一个案例本书都提供了 SPSS 的操作说明,以及 SAS 和 R 的实现程序,方便读者进行实际的数据分析和应用。在附录 A1 中,本书提供了五个案例习题,且在各章的习题中有围绕这五个案例习题的问题和统计任务,读者可将对某一案例习题的分析贯穿在本书各章节的学习中。书中案例的数据可通过链接 https://mc.hunnu.edu.cn/info/1536/7465.htm 或扫描下方的二维码获得。

本书可以作为统计学和在生物学、医学、保险计算学、社会学,经济学等学科领域需要使用生存分析方法的教学参考书,以及相关专业的研究生教材。我们希望本书能够为读者提供全面的生存分析知识,帮助读者掌握生存分析的方法和技巧,为读者在相关领域的研究和应用提供有力的支持。同时,我们也希望本书能够激发读者对生存分析的兴趣和热情,推动生存分析的发展和应用。

最后,我们衷心感谢湖南师范大学数学与统计学院对本教程的支持,特别感谢湖南师范大学数学与统计学院刘万荣教授、郭水霞教授,加拿大卡尔加里大学卢学文教授的鼓励和支持,感谢所有参与编写、审校和提供反馈的专家和学者。我们希望本书能够得到广大读者的认可和喜爱,同时也期待读者们对本书的不足之处提出宝贵意见和建议,以便我们不断完善和改进。

编者

目录 Contents

第 1 章　数据类型和基本函数

　　生存分析是数理统计的一个分支,可以广义地认为是对非负随机变量——生存时间的一类统计分析技术,它在统计学中自成体系. 生存分析已在许多领域的实际问题中得到了广泛的应用,如医学、保险、可靠性、服务系统、社会经济等. 我们将从认识生存资料的数据类型开始生存分析的学习,本章内容主要包括生存数据和描述生存状态统计规律的基本函数.

1.1　数据类型

　　直观理解,生存时间是个体从"出生"到"死亡"的时间长度. 广义上,生存时间可以定义为从规定的观察起点到某终点事件出现所经历的时间长度. 观察起点是研究开始的时间,通常是起始事件发生的时间,可以是第一次确诊时间或接受处理的时间等. 终点事件也被称为死亡事件或失效事件,它刻画了两种状态的切换,当终点事件发生后,个体就处于"失效"状态了,比如研究某疾病治疗后的复发情况,复发是"失效",未复发是"生存",复发是终点事件;研究戒烟后复吸的影响因素,复吸是"失效",未复吸是"生存",复吸是终点事件;研究工作后升迁的因素有哪些,升迁是"失效",未升迁是"生存",升迁是终点事件;工业生产中,分析一种仪器设备的运行情况,一个零部件如果出现破损,即为"失效",否则为"生存",破损为终点事件. 例 1.1 给出了几个常见的起始事件和终点事件.

例 1.1　**起始事件 ━━━━━━━━━━━━▶ 终点事件**

起始事件	终点事件
服药	痊愈
手术切除	死亡
染毒	死亡
化疗	缓解
缓解	复发

　　注:(1)统计上关注的终点事件发生时间通常指状态改变的时间节点,状态改变通常称为"失效"或"死亡".

（2）生存时间并不仅限于时间,任意单调增的量都可以理解为"时间".

（3）终点事件和起始事件是相对而言的,它们都由研究目的决定,需在设计实验时明确规定,并在研究期间严格遵守,不能随意改变;起始事件对应于时间原点.

（4）生存时间的单位可以是秒、分、小时、天、年等.

生存数据提供的是带有结局的生存时间,它包括了两个结局指标:生存时间和是否出现终点事件的示性变量. 生存数据包括**完全数据**（Complete data）、**删失数据**（Censored data）和**截尾数据**（Truncated data）. 完全数据是时间原点到终点事件之间的时间长度,即生存时间的精确值. 实际中为了获得生存数据,通常需要对研究对象进行实验或长期的随访,在实验期间或随访期间没有观察到研究对象发生终点事件,该研究对象称为删失,所记录的数据为删失数据. 删失的本质是数据的缺失,但删失的对象仍然有一定的价值,删失数据提供了部分的生存时间,这种不完全信息数据的存在限制了我们应用标准统计分析技术的能力,而生命科学、医药追踪研究、可靠性、寿命实验及其它一些实际问题中碰到的数据常常是不完全信息的数据,而且删失数据的比例可能非常大,有时可达90%. 生存分析提供了一套处理不完全信息数据的方法.

生存分析中有一个必要假设:独立删失假设,即删失数据没有传达任何关于他们真正失效时间的信息,如果这个假设失败,那么一致估计会很复杂,甚至可能不存在. 由于删失产生的原因不同,删失也有着多种不同的类型,如右删失、左删失及区间删失等.

1. 右删失

令 C_r 是一非负随机变量,假设我们不知道一个观测对象失效的精确时间,而只知道其失效时间大于或等于 C_r,则称该观测在 C_r 处右删失. 在一组数据中,如果有部分数据是右删失数据,则这个数据集是右删失数据集.

用 T 表示个体存活时间的非负随机变量,且 T 和 C_r 相互独立. 在右删失数据模型中,我们不能完全观察到个体存活的时间 T,而仅能观察 $(\tilde{T}, \delta)$:

$$\tilde{T} = \min(T, C_r), \delta = I_{\{T \leqslant C_r\}}$$

其中 $I_{\{\}}$ 表示某事件的示性函数,显然 δ 包含了删失信息.

令 $T_1, T_2, \cdots, T_n$ 是总体 T 的一个样本,在大多数生存分析的模型中,通常假设事件发生时间 $T_1, T_2, \cdots, T_n$ 是相互独立的,然而有一些模型,如家庭数据,通常假设家庭成员之间相互关联,从而违反了独立假设的条件,这时需要采用多元生存估计技术,本书中未涉及这种情况.

I 型右删失 若观测对象的寿命只有在小于或等于事先给定的时间范围内才能被观测到,所获得的数据被称为 I 型（或"定时"）右删失,见图 1 - 1. 图中研究对象 1 和研究对象 4

在研究过程中失效,因此所记录的是精确死亡时间 T_1 和 T_4,也可以记为 $(T_1,1)$ 和 $(T_4,1)$;研究对象 2 和研究对象 3 在研究结束时仍存活,所记录的数据是删失时间 $C_{r2}+$ 和 $C_{r3}+$,也可以记为 $(C_{r2},0)$ 和 $(C_{r3},0)$.

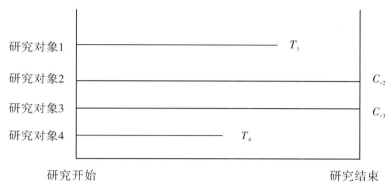

图 1 - 1　Ⅰ型右删失

递增Ⅰ型右删失　研究者在实验中设置了多个固定的右删失时间,实验获得的数据被称为递增Ⅰ型右删失.这种数据的优点是提供了事件发展的自然历史信息,同时节约了实验成本,见图 1 - 2.

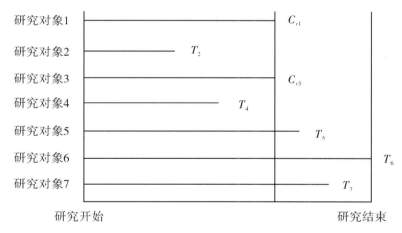

图 1 - 2　递增Ⅰ型右删失

广义Ⅰ型右删失　研究者预先指定实验终止时间,研究对象在不同时间点进入研究,每个研究对象有其各自的右删失时间,见图 1 - 3,这种数据被称为广义Ⅰ型右删失.为了进行统计分析,通常先要将该数据的开始时间重新调节为 0,见图 1 - 4.

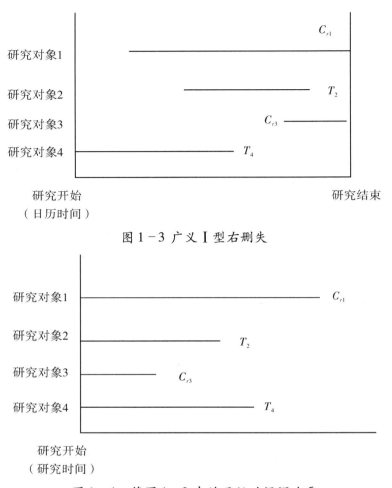

图1-3 广义Ⅰ型右删失

图1-4 将图1-3中的开始时间调为零

Ⅱ型右删失 研究者预先指定实验中要获得的精确数据的个数r,若观测对象共n个,则剩余的$(n-r)$个为右删失数据.在Ⅱ型右删失数据的实验中,研究结束时间是第r个失效个体的死亡时间,它是一个随机变量.图1-5展示的实验中,预先设定的精确数据个数r等于5,研究结束时间T_5是第5个失效个体的死亡时间,在这个时间点上,研究对象6和研究对象7仍然存活,由于研究结束,因此记录的是删失时间$(C_{r6},0)$,$(C_{r7},0)$且$C_{r6}=C_{r7}=T_5$.Ⅱ型右删失数据的优点是省时省钱;统计上处理简单;可直接应用序贯检验分析理论来推导似然函数.

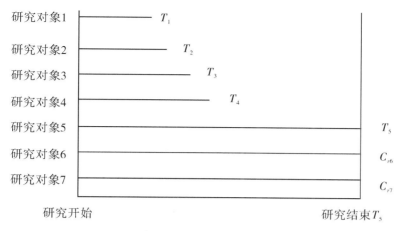

图 1－5　Ⅱ型右删失

递增Ⅱ型右删失　研究者将实验分成多个阶段,每个阶段设置了精确数据的个数 $r_i, i = 1, 2, ..$ 和删失个数 $(n_i - r_i), i = 1, 2, ..$,在这种实验设计下,获得的数据被称为递增Ⅱ型右删失,如图 1－6. 图中所展示的实验进程中原有 n 个观测对象,随实验推进记录了 r_1 个精确失效时间 $T_1, \cdots, T_{r_1}$,在第 r_1 个失效个体的失效时间点 T_{r_1} 处取走 $(n_1 - r_1)$ 个观测对象,获得了 $(n_1 - r_1)$ 个删失数据 $T_{r_1} +$,这时实验中还剩余 $(n - n_1)$ 个观测对象,开始第二阶段的实验观察,并按照这种方式依次完成多个实验阶段.

Ⅰ型删失和Ⅱ型删失又统称为单式删失.

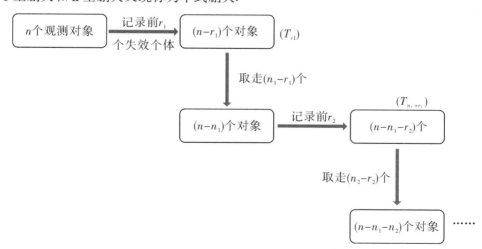

图 1－6　递增Ⅱ型右删失数据

Ⅲ型右删失(随机删失)　实验个体受到其它因素的影响而撤离实验观察,使我们无法在实验中观察到终点事件,此时获得的删失数据称为随机删失. 如:在鼻癌原因而导致死亡的研究中,若患者退出或由于其它病因而死亡,则发生了随机删失.

2. 左删失

令 C_l 是一非负随机变量,研究对象在时刻 C_l 开始接受观察,如果在此之前我们感兴趣的失效事件已经发生,我们仅知道失效事件发生在时间 C_l 之前,但不知道其确切的发生时间,该数据就是左删失数据. 在一组数据中,如果有部分数据是左删失数据,则这个数据集是左删失数据集. 在左删失数据模型中,我们不能完全观察到个体存活的时间 T,而仅能观察到 $(\tilde{T}, \varepsilon)$:$\tilde{T} = \max(T, C_l)$,$\varepsilon = I_{\{T \geq C_l\}}$,其中 $I_{\{\cdot\}}$ 表示某事件的示性函数.

例 1.2 早教中心有一项研究关注儿童完成特定任务的年龄,有些儿童在进入研究前就已经可以完成该特定任务,但其父母不能提供确切的首次完成该任务的年龄,对这些儿童记录的数据是他们进入早教中心时的年龄,是左删失数据.

3. 双删失

一组数据集中既有左删失又有右删失,该数据集是双删失数据集. 在双删失数据模型中,只有当 $C_l \leq T \leq C_r$ 时可知道 T 的确切值,记录的数据可表示为 $(\tilde{T}, \delta)$,其中

$$\tilde{T} = \max\left[\min(T, C_r), C_l\right], \delta = \begin{cases} 1, & \text{右删失} \\ 0, & \text{非删失} \\ -1, & \text{左删失} \end{cases}$$

例 1.3 有一项研究关注某大学男生第一次进入网吧的时间分布,在调查问卷中有这样的问题,"你初次进入网吧是在什么时候",有一种回答是"我去过,但记不起初次进入网吧的具体时间",还有一些回答是"从没去过网吧",这两种回答分别是左删失和右删失数据,因此这一数据集是双删失数据集.

4. 区间删失

当我们仅知道研究对象的失效时间处于某时间区间内,记录的数据是区间形式,这种数据就是区间删失数据. 区间删失是左删失和右删失概念的扩展,在一些极端情况下区间删失可退化为单侧删失.

例 1.4 在心脏病的研究中通常需要记录研究对象第一次患冠心病的精确年龄,但是只知道第一次发生心绞痛的年龄是在两次临床检查之间(大约相隔两年),这样的观测即为区间删失观测.

截尾是生存现象的研究中经常会遇到的另一类不完全信息的数据,有时容易和删失相混淆. 它是指在研究(观测)中淘汰了一些对象,使得研究者意识不到它们的存在.

5. 左截尾

在左截尾数据模型中,只有经历了截尾事件的个体才能被观测到. 截尾事件是先于失效事件而发生的另一件事. 记左截尾事件发生的时间为 Y,只有当 $T \geq Y$ 时才能观察到该个体.

左截尾与左删失的区别在于左截尾数据的研究中根本没有考虑那些在进入研究之前已经经历了失效事件的个体,而在左删失的研究中,我们能够获得这些个体的部分信息.

例 1.5　在退休中心居民的死亡率研究中,由于只有达到一定年龄的个体才有资格进入退休中心,因此截尾事件是"活到允许加入退休中心的年龄",在达到允许年龄之前死亡的个体就被截尾掉了,因此所获得的数据是一个左截尾数据.

6. 右截尾

只有经历了失效事件的个体才包含于实验样本中,而将要经历失效事件的个体不包含在实验样本中,具有此特点的数据集称为右截尾数据. 被截尾掉的数据同样没有提供任何信息. 基于死亡记录进行的死亡率研究是右截尾的一个例子.

例 1.6　右截尾数据与艾滋病的研究关系尤为密切. 在针对感染艾滋病毒个体发病情况的研究中,我们只能对在研究阶段发病的个体进行观测,研究之后才发病的个体不在研究范围之内,因此就形成了右截尾.

例 1.7　从人口中随机抽样大量个体并进行跟踪观察 30 年,评估其首次出现某疾病症状的年龄,请问:

(1)这项研究的"失效事件"是什么?

(2)判断如下描述的数据的类型,并写出记录的具体数值:A 在 45 岁进入研究,进入时已经出现疾病症状;B 在 30 岁进入研究,进入时健康且在跟踪观测期内从未出现过疾病症状;C 在 35 岁进入研究,进入时健康并在 6 年后的第二次检查时发现已出现症状;D 在 50 岁时进入研究,进入时健康,在 61 岁时由于其他原因死亡,未出现疾病症状.

答:(1)失效事件是"出现疾病症状";

(2)A:左删失 45 − ;B:右删失 60 + ;C:区间删失(35,41];D:右删失 61 + .

1.2　基本函数

生存时间是一非负随机变量,其分布通常用三个函数来刻画:生存函数、概率密度函数和危险率函数. 这三个函数在数学上是等价的,给出其中一个,可以推导出另两个. 在实践中,这三个函数可用来阐明数据的不同方面,生存分析的基本问题是根据样本数据,估计这三个函数,并对总体的生存模式进行推断.

1. 生存函数

生存函数用 $S(t)$ 表示,是个体生存时间长于 t 的概率,也称为累积生存率. 假设观测个体的生存时间用随机变量 T 表示,则

$$S(t) = P(T > t) = 1 - F(t) \tag{1.1}$$

其中 $F(t)$ 为 T 的分布函数. 生存函数具有如下性质:(1) 单调不增;(2) $S(0)=1$;(3) $\lim_{t\to\infty}S(t)=0$.

生存曲线是生存函数的图像,通过生存曲线可以粗略判断研究对象的生存状况. 平缓的生存曲线表示高生存率或较长生存期,陡峭的生存曲线表示低生存率或较短生存期. 生存曲线常用来比较两个或多个生存分布.

例1.8 某医师收集了 20 例脑瘤患者的生存数据,该数据集可分为两组,两组病人分别经过甲,乙两种疗法治疗后的生存时间(单位:周)如下:

甲疗法组(group 1):1,3,3,7,10,15,15,23,30

乙疗法组(group 2):5,7 + ,13,13,23,30,30 + ,38,42,42,45 +

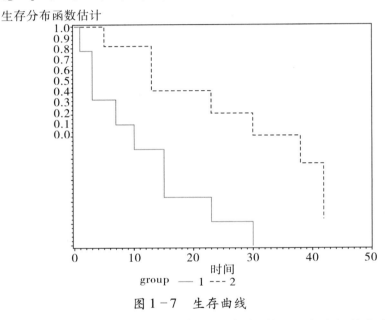

图 1 - 7　生存曲线

在图 1 - 7 中,甲疗法组的生存曲线比乙疗法组陡峭,所以乙疗法组的生存状态优于甲疗法组的生存状态.

在实践中,如果没有删失观测值,生存函数可用生存时间长于 t 的个体所占的比例来估计:

$$\hat{S}(t)=\frac{\text{生存时间长于 } t \text{ 的病人数}}{\text{病人总数}}$$

这里 $\hat{S}(t)$ 表示 $S(t)$ 的估计.

2. 概率密度函数

生存时间随机变量 T 的**概率密度函数** $f(t)$ 定义为:

$$f(t)=\lim_{\Delta t\to 0}\frac{P(t\leqslant T<t+\Delta t)}{\Delta t}$$

$f(t)$是非负函数且与时间轴之间的面积等于 1. 显然,

$$f(t) = -\frac{\mathrm{d}S(t)}{\mathrm{d}t} \tag{1.2}$$

在实践中,如果没有删失观测值,$f(t)$可用下式来估计:

$$\hat{f}(t) = \frac{\text{在时间 } t \text{ 开始的一个小区间内死亡的病人数}}{\text{病人总数} \times \text{小区间宽度}}$$

3. 危险率函数

危险率函数是研究对象在"活到 t 时刻"的条件下,又在 t 时刻立刻死亡的条件概率密度函数:

$$h(t) = \lim_{\Delta t \to 0} \frac{P(t \leqslant T < t + \Delta t \mid T \geqslant t)}{\Delta t}$$

危险率函数也可用生存函数 $S(t)$ 和概率密度函数 $f(t)$ 来定义:

$$h(t) = f(t)/S(t) = -\frac{\mathrm{d}\ln[S(t)]}{\mathrm{d}t} \tag{1.3}$$

危险率函数也叫做瞬时死亡率、死亡强度、条件死亡率和分年龄死亡率. $h(t)$ 是年龄为 t 的研究对象在 $[t, t + \Delta t)$ 时间区间内经历失效事件的近似概率,因此危险率函数给出了年龄增长过程中单位时间内的死亡风险,这个函数通常用于测量一定年龄的个体是否容易死亡.

危险率函数可以是增函数、减函数、常数值或者较复杂的函数,如图 1-8.

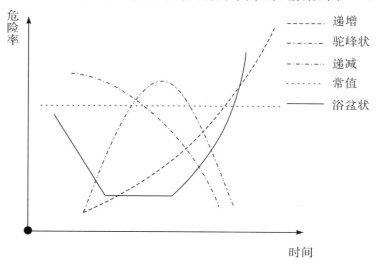

图 1-8 不同形状的危险率函数

递增的危险率适用于描述自然的老化或磨损. 驼峰状的危险率通常用于手术成功后的生存建模,这是因为手术后因感染出血或其他并发症等风险的增加,危险率呈单增的趋势,随着患者的康复,风险稳步下降,危险率呈现单调减的趋势. 适用于递减危险率的现实情况比较少,通常是某些特殊型号的电子设备或某些类型的移植手术患者. 通常情况下,年龄在

18 岁至 40 岁之间的健康人的危险率可以视为常值,因为在这个年龄段的健康人的死亡风险是偶然性的. 浴盆状的危险率描述了人的生存过程,是最常见的一类危险率曲线.

当 T 是连续型随机变量时,**累积危险率函数**的定义为:

$$H(t) = \int_0^t h(u)\,du = -\ln[S(t)] \tag{1.4}$$

生存函数和累积危险率函数可以相互转化:

$$S(t) = \exp[-H(t)] = \exp\left[-\int_0^t h(u)\,du\right] \tag{1.5}$$

当 T 是离散型随机变量时,累积危险率函数可定义为 $H(t) = \sum_{t_j \leq t} h(t_j)$,但在该定义下,$S(t) = \exp[-H(t)]$ 的关系式不再成立. 若对离散型时间随机变量 T 定义累积危险率函数 $H(t) = \sum_{t_j \leq t} \ln[1 - h(t_j)]$,$H(t)$ 与 $S(t)$ 的指数关系成立.

与生存函数相比,危险率函数通常可以提供关于失效机制更为详细的信息. 在描述生存数据时,分析危险率函数通常占主导地位.

4. 平均剩余寿命函数

平均剩余寿命是研究对象预期还能存活的期望时间长度,该函数定义为

$$mrl(t) = E(T - t \mid T > t) \tag{1.6}$$

对连续型随机变量 T 我们有

$$mrl(t) = \frac{\int_t^\infty (x-t)f(x)\,dx}{S(t)} = \frac{\int_t^\infty S(x)\,dx}{S(t)} \tag{1.7}$$

平均生存时间是研究对象生存时间的平均数:

$$\mu = mrl(0) = E(T) = \frac{\int_0^\infty tf(t)\,dt}{S(0)} = \int_0^\infty S(t)\,dt \tag{1.8}$$

5. 中位数寿命

中位数寿命又称半数生存期,表示恰好有 50% 的个体尚且存活的时间:

$$t_{0.5} = \inf\{t : S(t) \leq 0.5\}$$

中位数寿命越大,表示预后越好,寿命越长;中位数寿命越小,预后越差. 生存函数或生存曲线可用于寻找中位数寿命及其他分位数. 均值通常用来描述一个分布的中心趋势. 对于生存数据的分析,中位数比均值更好,因为少数个体特别长或特别短的生存时间会对均值产生过大的影响.

例 1.9 图 1-9 是某人群的生存曲线,由该人群的数据集还可计算 $S(67) = 0.56, S$

（70）＝0.49,由定义可知该人群的中位数寿命为 70 岁,通过线性插值法还可以计算更精确的中位数寿命.

$$t_{0.5} = 67 + \frac{S(67) - 0.5}{S(67) - S(70)} = 69.57(\text{年})$$

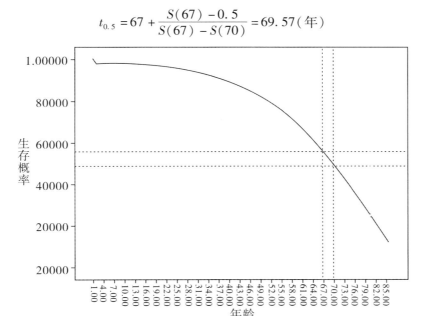

图 1－9　某人群寿命的中位数

应用注释

图 1－7 的 SAS 程序代码

```
/ * 可选择 SAS 网页版 https: //welcome. oda. sas. com/login * /
data KM31;
    input 时间 status group @ @ ;
    datalines;
1 1 1 3 1 1 3 1 1 7 1 1 10 1 1 15 1 1 15 1 1 23 1 1 30 1 1 5 1 2 7 0 2 13 1 2 13 1 2
23 1 2 30 1 2 30 0 2 38 1 2 42 1 2 42 1 2 45 0 2
;

proc lifetest data = KM31 method = KM outsurv = outsurv plots = survival noprint;
    time 时间 * status(0);
    strata group;
run;
```

```
goptions targetdevice = winprtc reset = global gunit = pct border cback = white
    colors = ( black red blue)  htitle = 2 htext = 3;


proc gplot data = outsurv;
    plot survival * 时间 = group;
    symbol1  i = steplj  c = blue  line = 1;
    symbol2  i = steplj  c = black  line = 20;
run;
```

1.3　生存分析的研究内容和研究方法

根据研究目的,生存分析的研究内容可以分为以下 4 个部分:

1. 描述生存过程,计算生存时间,计算生存率(或者死亡率),计算死亡速度;

2. 比较生存过程,比较生存时间,比较生存率(或者死亡率),比较死亡速度;

3. 探讨影响生存时间(生存速度)的影响因素;

4. 预测生存概率.

生存分析的研究方法有参数方法,半参数方法和非参数方法.参数法首先要求观察的生存时间 T 服从某一特定的分布,采用估计分布中参数的方法获得生存率的估计值.生存时间的分布可能为指数分布、Weibull 分布、对数正态分布等,这些分布曲线都有相应的生存函数形式,只需求得相应参数的估计值,即可获得生存函数的估计值和曲线.非参数方法不对生存时间 T 的分布加以限定,这类方法的假设检验与以往所学的非参数法一样,假设两组或多组的总体生存率曲线分布相同,而不论总体的分布形式和参数如何.半参数方法只规定了影响因素和生存状况间的关系,但是没有对时间的分布情况加以限定,其典型方法是 Cox 比例危险率模型.

不同的生存分析内容有不同的统计分析策略.实际工作中,非参数法是随访资料的常用分析方法.在描述生存过程时,一般采用经典的寿命表法或者 Kaplan – Meier 法来计算生存率,计算中位生存时间,并且用生存曲线的方式来描述生存过程.比较生存过程时,一般采用对数秩检验或者广义秩和检验的方法分析生存时间分布的组间差异性.探讨影响生存时间的影响因素,预测生存概率时,最常用和最经典的便是 Cox 回归分析.此外,与数据挖掘结合的预测方法通常预测效果较好,如随机生存森林和生存神经网络,这部分内容超出了本书范围.

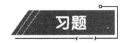

1. 一项研究吸收了大批的研究对象作为观察样本,这些研究对象将被连续跟踪观察30年,用于评估首次出现疾病症状时的年龄,请详细描述下面观察对象的数据类型.

(1)一个健康个体在30岁时进入研究,在整个研究期间没有出现肿瘤;

(2)一个健康个体在40岁时进入研究,在第15次检测时被诊断出肿瘤(肿瘤在研究者进入研究的第12年到第15年之间发生);

(3)一个健康个体在50岁时进入研究,然后在61岁时死于不相关的疾病;

(4)一个健康个体在42岁时进入研究,在55岁时离开研究团体,且在整个研究阶段没有诊断出肿瘤;

(5)一个样本个体在45岁的时候进入研究,进入研究时症状已经出现.

2. 有一研究对每只老鼠进行了连续14周且每周一次的检查,以掌握首次出现可触摸肿块的时间分布(按天计算),观察结果如下:

(1)两只老鼠在首次检查时就发现了肿瘤;

(2)3只老鼠从来没有发现过任何肿瘤;

(3)两只老鼠在第8周期间发现肿瘤,三只老鼠在第10周期间发现肿瘤,4只老鼠在第12周期间发现肿瘤;

(4)两只老鼠分别在首次检查之前的第12天和第16天时在没有发现任何肿瘤的情况下死亡;

(5)3只老鼠分别在第60天,第76天和第89天时,在没有发现任何肿瘤的情况下死亡;

请说明各观测数据的类型.

3. 举例说明现实生活中与生存分析相关的例子以及其对应的数据类型.

4. 假设某总体的生存时间的密度函数为$f(t)=e^{-t}, t>0$,求该总体的生存函数和危险率函数.

5. 给定危险率函数$h(t)\equiv c$,试推导出生存函数和概率密度函数.

6. 给定生存函数$S(t)=\exp\{-t^r\}, r\geqslant 0$,试推导出概率密度函数和危险率函数.

第 2 章　非参数估计

本章将介绍反映生存特征的基本函数在不同数据类型下的估计方法,以及另一种描述生存特征的常用方法——生命表. 最后,本章介绍了光滑估计的方法.

2.1　右删失数据的非参数估计

2.1.1　生存函数的估计

考虑一个样本容量为 10 的生存时间数据集,见表 2 - 1. 这一数据不存在删失,我们如何估计生存概率 $S(10)$？根据概率理论和生存函数的定义,我们可以通过经验分布函数 $\hat{F}(t) = \frac{1}{n}\sum_{i=1}^{n} I(T_i \leq t)$ 给出生存概率 $\hat{S}(t) = 1 - \hat{F}(t)$ 的估计,得到

$$\hat{S}(t) = \frac{\text{生存时间大于 } t \text{ 的个数}}{\text{期初总个数}}$$

$$= \frac{1}{n}\sum_{i=1}^{n} I(T_i > t)$$

估计值见表 2 - 2. 可见 $\hat{S}(10) = \frac{1}{10}\sum_{i=1}^{10} I(X_i > 10) = 0.7$.

表 2 - 1　无删失数据的生存时间数据集

单位:天

i	1	2	3	4	5	6	7	8	9	10
T_i	2	5	8	12	15	21	23	26	30	34

表 2 - 2　数据集的生存概率估计值

t	0	2	5	8	12	15	21	23	26	30	34
$\hat{S}(t)$	1	0.9	0.8	0.7	0.6	0.5	0.4	0.3	0.2	0.1	0

另外,我们也可以用乘法公式给出 $S(10)$ 的估计值

$$\hat{S}(10) = \hat{P}(T > 10)$$

$$= \hat{P}(T > 8)\hat{P}(T > 10 \mid T > 8)$$

$$\cdots$$

$$= \hat{P}(T > 2)\hat{P}(T > 5 \mid T > 2)\hat{P}(T > 8 \mid T > 5) \times \hat{P}(T > 10 \mid T > 8)$$

$$= \frac{9}{10} \times \frac{8}{9} \times \frac{7}{8} \times \frac{7}{7}$$

$$= 7/10$$

当我们掌握的数据集是表 2－3 中存在右删失的数据集时,上面所述的两种求生存概率的方法是否仍适用呢?

表 2－3　右删失生存时间数据集

单位:天

i	1	2	3	4	5	6	7	8	9	10
T_i	2	5 +	8	12 +	15	21 +	23	26	30 +	34

由于数据的信息不全,我们无法确定在第 10 天有多少精确的死亡人数和存活人数,所以经验分布函数不能再用于估计生存函数. 但我们可以观察到 $(0,2]$,$(2,5]$,$\cdots$,$(30,34]$ 这些时间区间上没有删失数据,每一个区间均可以计算条件概率,故

$$\hat{S}(10) = \hat{P}(T > 2)\hat{P}(T > 5 \mid T > 2)\hat{P}(T > 8 \mid T > 5) \times \hat{P}(T > 10 \mid T > 8)$$

$$= \frac{9}{10} \times \frac{9}{9} \times \frac{7}{8} \times \frac{7}{7}$$

$$= 0.788$$

观察该计算过程,我们会发现生存函数只在失效事件发生的时间点发生跳跃,在删失时间点生存函数的值没有发生变化. 利用这种方法得到的生存函数的估计就是著名的 Kaplan－Meier 估计(K－M 估计). Kaplan－Meier 估计也称为乘积限(Product－limit)估计式,是由 Kaplan 和 Meier 于 1958 年提出,通过简缩抽样方法构造的.

假设样本容量为 n,记录的失效时间数据为 $t_1, t_2, \cdots, t_D$,在时刻 t_i 死亡的个体数记为 d_i,在时刻 t_i 面临危险的个体数记为 Y_i,$1 \leq i \leq D$,d_i 和 Y_i 分别称为 t_i 时刻的死亡个数和风险暴露数. 右删失数据的风险暴露数 Y_i 可由下式计算:

$$Y_i = \#\{j : t_j \geq t_i\} + \#\{j : c_j \geq t_i\}$$

$$= n - \#\{j : t_j < t_i\} - \#\{j : c_j < t_i\} \tag{2.1}$$

其中 t_j 表示死亡数据,c_j 表示删失数据,$\#\{.\}$ 表示集合中元素的个数.

我们通过如下 $S(t_i)$ 的变形开始 Kaplan – Meier 估计的推导:

$$S(t_i) = \frac{S(t_i)}{S(t_{i-1})}\frac{S(t_{i-1})}{S(t_{i-2})}\cdots\frac{S(t_2)}{S(t_1)}\frac{S(t_1)}{S(t_0)}S(t_0)$$

因为我们所获得的数据是离散时间点,所以可以把死亡时间看成是具有离散分布的随机变量,因此

$$S(t_{i-1}) = P(T > t_{i-1}) = P(T \geq t_i),$$

$$\frac{S(t_i)}{S(t_{i-1})} = \frac{P(T > t_i)}{P(T > t_{i-1})} = \frac{P(T > t_i, T \geq t_i)}{P(T \geq t_i)} = P(T > t_i | T \geq t_i)$$

又由于 $S(t_0) = S(0) = 1$,故

$$S(t_i) = P(T > t_i | T \geq t_i) \times P(T > t_{i-1} | T \geq t_{i-1})$$
$$\cdots \times P(T > t_2 | T \geq t_2)P(T > t_1 | T \geq t_1)$$

用 $\frac{Y_i - d_i}{Y_i}$ 估计 $P(T > t_i | T \geq t_i)$,于是得到生存函数的乘积限估计式

$$\hat{S}_{KM}(t) = \begin{cases} 1, & t < t_1 \\ \prod_{t_i \leq t}\left(1 - \frac{d_i}{Y_i}\right), & t \geq t_1 \end{cases} \qquad (2.2)$$

注:(1)$d_i > 1$ 称为"打结",即在一个时间点发生多起失效事件.

(2)d_i/Y_i 是对某研究对象刚好在 t_i 前生存,而在 t_i 经历了失效事件(死亡)发生的条件概率的一个估计,即危险率 $h(t_i)$ 的估计.

(3)乘积限估计是一个阶梯函数,在事件发生时间点上发生跳跃.

(4)在没有删失时,乘积限估计式即为经验生存函数.

(5)对超出观测上限的时间,乘积限估计没有给出很好的定义.

乘积限估计式的方差有多种形式,通常采用 Greenwood 公式,其形式如下

$$\hat{\sigma}^2_{KM}(t) = \hat{S}_{KM}(t)^2 \sum_{t_i \leq t} \frac{d_i}{Y_i(Y_i - d_i)} \qquad (2.3)$$

由 $n^{\frac{1}{2}}\{\hat{S}_{KM}(t) - S(t)\}$ 的渐进正态性,乘积限估计的95% 置信区间为

$$\left[\hat{S}_{KM}(t) - 1.96\hat{\sigma}_{KM}(t), \quad \hat{S}_{KM}(t) + 1.96\hat{\sigma}_{KM}(t)\right]$$

例 2.1 仅考虑例1.8中乙种疗法治疗的生存时间(单位:周):

乙疗法组:5,7 + ,13,13,23,30,30 + ,38,42,42,45 +

构造乘极限估计及其方差所需的计算见表 2 - 4. 在表 2 - 5 中,我们给出了乘极限估计,从中我们可以看到它是一个阶梯函数,图 2 - 1 是这一估计的生存函数图像,该生存曲线只能展示病人45 周(观察时间的上限)之前的生存状况.

表 2－4　乙疗法组病人的乘积限估计及其方差的计算

研究时间 t_i	事件数目 d_i	风险暴露数目 Y_i	乘积限估计 $\hat{S}_{KM}(t) = \prod_{t_i \le t}\left(1 - \dfrac{d_i}{Y_i}\right)$	$\sum_{t_i \le t}\dfrac{d_i}{Y_i(Y_i - d_i)}$	Greenwood 方差 $\hat{S}_{KM}(t)^2 \sum_{t_i \le t}\dfrac{d_i}{Y_i(Y_i - d_i)}$
5	1	11	$1 - \dfrac{1}{11} = 0.909$	0.0091	$0.909^2 \times 0.0091 = 0.0075$
13	2	9	$0.909 \times \left(1 - \dfrac{2}{9}\right) = 0.707$	0.0408	$0.707^2 \times 0.0408 = 0.0204$
23	1	7	$0.707 \times \left(1 - \dfrac{1}{7}\right) = 0.606$	0.0646	$0.606^2 \times 0.0646 = 0.0237$
30	1	6	$0.606 \times \left(1 - \dfrac{1}{6}\right) = 0.505$	0.0979	$0.505^2 \times 0.0979 = 0.0250$
38	1	4	$0.505 \times \left(1 - \dfrac{1}{4}\right) = 0.379$	0.1812	$0.379^2 \times 0.1812 = 0.0260$
42	2	3	$0.379 \times \left(1 - \dfrac{2}{3}\right) = 0.126$	0.8479	$0.126^2 \times 0.8479 = 0.0135$

表 2－5　乙疗法组病人的乘积限估计及其方差

研究时间	$\hat{S}_{KM}(t)$	标准差
$0 \le t < 5$	1.000	0.000
$5 \le t < 13$	0.909	0.087
$13 \le t < 23$	0.707	0.143
$23 \le t < 30$	0.606	0.154
$30 \le t < 38$	0.505	0.158
$38 \le t < 42$	0.379	0.161
$42 \le t < 45$	0.126	0.116

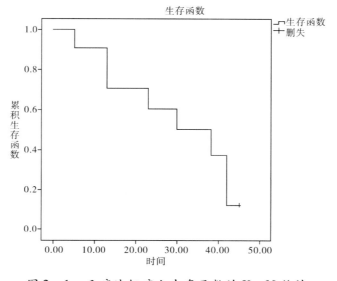

图 2－1　乙疗法组病人生存函数的 K－M 估计

K–M 估计在小于最大观察时间 $t_{\max}$ 的所有时间上得到了很好的定义. 若最大观察时间点 $t_{\max}$ 是一个死亡时间点,即 $t_{\max}=t_D$,则在 t_D 时刻 $Y_D=d_D$,我们可以计算

$$\hat{S}(t_D)=\prod_{i=1}^{t_{D-1}}\left[1-\frac{d_i}{Y_i}\right]\left[1-\frac{d_D}{Y_D}\right]=0$$

由于生存函数非负单调不减,故大于最大观测时间 $t_{\max}$ 的任意时间 t 处的生存函数值为 0. 可见在这种情况下 K–M 估计在所有时间上得到了很好的定义.

若最大观测时间 $t_{\max}$ 是删失时间,大于 $t_{\max}$ 的时间点上的生存函数值由我们掌握的数据资料无法确定,如表 2–5 中 45 周以后的生存函数. 这种情况通常有三种非参数处理方案. Efron(1967)假设 $t>t_{\max}$ 时生存函数为 0,等价于假定最大观察时间点上的生存者马上死亡,于是得到一个负偏估计式. Gill(1980)假设 $t>t_{\max}$ 时,$\hat{S}(t)\equiv\hat{S}(t_{\max})$,等价于假定最大观察时间点的生存者获得永生,于是得到一个正偏估计. 这两种解决方法均具有同样的大样本性质,并一致收敛到真实的生存函数,而 Gill 的方法小样本性质更好. Brown 等(1974)则采用了一种折中的方法,在最大观察时间点 $t_{\max}$ 外构造一条指数曲线,即假设 $t>t_{\max}$ 时,$\hat{S}(t)=\exp\{t\ln[\hat{S}(t_{\max})]/t_{\max}\}$,使得生存函数按照一定的速度缓慢下降接近于 0.

2.1.2 累积危险率函数的估计

由于累积危险率函数与生存函数存在相互转换关系 $H(t)=\int_0^t h(u)\mathrm{d}u=-\ln[S(t)]$,我们可以给出累积危险力函数的乘积限估计 $\hat{H}_{KM}(t)=-\ln[\hat{S}_{KM}(t)]$,累积危险率函数的另一个估计是 Nelson–Aalen 估计(N–A 估计):

$$\hat{H}_{NA}(t)=\sum_{t_i\leqslant t}\hat{h}(t_i)=\sum_{t_i\leqslant t}\frac{d_i}{Y_i} \tag{2.4}$$

N–A 估计有比 K–M 估计更好的小样本性质,它也是一个阶梯函数

$$\hat{H}_{NA}(t)=\begin{cases}0,t<t_1\\\sum_{i=1}^{j-1}d_i/Y_i,t_{j-1}\leqslant t<t_j,j=2,\cdots,D\\\sum_{i=1}^{D}d_i/Y_i,t\geqslant t_D\end{cases}$$

同样,基于累积危险率函数与生存函数存在相互转换关系,可以给出生存函数的 N–A 估计 $\hat{S}_{NA}(t)=\exp[-\hat{H}_{NA}(t)]$. N–A 估计在数据分析中有两个主要用途:一是在选择参数模型时用于判断数据是否适合用指数参数模型进行拟合,若累积危险率函数近似线性,则数据可以用指数分布进行拟合;第二个用途是为危险率函数的光滑估计提供了一个粗估计. 通过

泊松近似可以给出 N - A 估计的方差：

$$\hat{\sigma}_{NA}^2(t) = \sum_{t_i \leq t} \frac{d_i}{Y_i^2} \tag{2.5}$$

注：(1)在一定正则条件下，可以证明 $\hat{H}_{NA}(t)$ 和 $\hat{S}_{KM}(t)$ 是非参数极大似然估计；$\hat{S}_{KM}(t)$，$\hat{H}_{KM}(t)$，$\hat{H}_{NA}(t)$ 和 $\hat{S}_{NA}(t)$ 是一致估计，$\hat{S}_{KM}(t)$ 和 $\hat{S}_{NA}(t)$ 渐进相等，$\hat{H}_{KM}(t)$ 和 $\hat{H}_{NA}(t)$ 渐进相等.

(2)K - M 估计和 N - A 估计的方差估计式均有多种形式.

例 2.2　续例 2.1. 乙疗法组病人累积危险率的 N - A 估计式及其方差估计见表 2 - 6，图 2 - 2 是 N - A 估计的图像.

表 2 - 6　乙疗法组病人累积危险率函数的 N - A 估计式及其方差估计

研究时间	$\hat{H}_{NA}(t) = \sum_{t_i \leq t} \frac{d_i}{Y_i}$	$\hat{\sigma}_{NA}^2(t) = \sum_{t_i \leq t} \frac{d_i}{Y_i^2}$	标准差
$0 \leq t < 5$	0	0	0.000
$5 \leq t < 13$	$\frac{1}{11} = 0.0909$	$\frac{1}{11^2} = 0.0083$	0.2872
$13 \leq t < 23$	$0.0909 + \frac{2}{9} = 0.3131$	$0.0083 + \frac{2}{9^2} = 0.0330$	0.1817
$23 \leq t < 30$	$0.3131 + \frac{1}{7} = 0.4560$	$0.0330 + \frac{1}{7^2} = 0.0534$	0.2311
$30 \leq t < 38$	$0.4560 + \frac{1}{6} = 0.6227$	$0.0534 + \frac{1}{6^2} = 0.0812$	0.2850
$38 \leq t < 42$	$0.6227 + \frac{1}{4} = 0.8727$	$0.0812 + \frac{1}{4^2} = 0.1437$	0.3791
$42 \leq t < 45$	$0.8727 + \frac{2}{3} = 1.5394$	$0.1437 + \frac{2}{3^2} = 0.3659$	0.6049

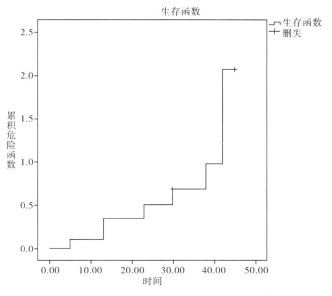

图 2 - 2　乙疗法组病人累积危险率函数的 N - A 估计

应用注释

本节的内容大多数统计软件都提供了程序,SPSS 可以简单实现 K‑M 估计,并可输出 K‑M估计导出的累积危险率函数的估计,但没有 N‑A 估计的直接程序.

例2.1 K‑M 估计 SPSS 步骤

打开数据编辑器,输入数据"时间(time)"和"示性变量(delta)"→分析→生存函数→Kaplan‑Meier→"时间"选择"time","状态"选择"delta"→定义事件,选择单值输入"1"→继续→选项,"统计量"选择"生存分析表","均值和中位数生存时间","图"选择"生存函数"→继续→确定.

例2.1 K‑M 估计 SAS 程序代码

```
data KM31;
    input survtime status @ @;
    datalines;
5 1 7 0 13 1 13 1 23 1 30 1 30 0 38 1 42 1 42 1 45 0
;

ods graphics on; /* 给出生存曲线 */
proc lifetest data = KM31 method = KM plots = (s, ls, lls, h, p);
    /* method 的选项有 KM, PL 均指 Kaplan‑Meier 估计;ACT、LIFE 和 LT 均指生命表估
       计;Breslow 是 N‑A 估计的导出估计;FH 是 Fleming‑Harrington 估计,是对 Breslow
       估计存在结时的修正,当不存在结时即为 Breslow 估计;method 的缺省值为 K‑M 估
       计.plot 选项:s 是生存函数;ls 是负对数生存函数;lls 是负对数生存函数的对数;h 是
       危险率函数;p 是概率密度函数 */
    time survtime * status (0);   /* 指定 0 表示删失数据 */
run;
ods graphics off;
```

例2.1 N‑A 估计 SAS 程序代码

```
data NA31;
    input survtime status @ @;
    datalines;
```

5 1 7 0 13 1 13 1 23 1 30 1 30 0 38 1 42 1 42 1 45 0

;

proc lifetest data = NA31 NELSON;

/∗ 选项"NELSON"或"AALEN"要求 SAS 运用 N－A 估计,计算生存概率和累积危险率
　　函数 ∗ /

　　time survtime ∗ status(0)　　 /∗ 指定 0 表示删失数据 ∗ /

run;

例 2.1 K－M 估计 R 程序代码

#R 软件可从 www. r－project. org/下载,Rstudio 可从 https://www. rstudio. com 下载,也可
#用以下程序更新 R 和 Rstudio

install. packages("installr")

library("installr")

installr( ) #选择更新 R 或 Rstudio

install. packages("survival") #安装生存分析包

library(survival) #加载生存分析包

#构造 K－M 估计;

survtime <－c(5, 7, 13, 13, 23, 30, 30, 38, 42, 42, 45)

status <－c(1, 0, 1, 1, 1, 1, 0, 1, 1, 1, 0)

library(survival)

fit <－ survfit(Surv(survtime, status)　 ~ 1, conf. type = "plain")

cat("乙组病人的 K－M 估计: ", "\n")

print(fit)

#print(fit) 给出了中位数和中位数置信区间, summary(fit) 给出每一时间点的置信区间

data_km <－ data. frame(time = fit $ time, n. risk = fit $ n. event,

　　　　　　　　　　　 n. censor = fit $ n. censor, surv = fit $ surv,

　　　　　　　　　　　 upper = fit $ upper, lower = fit $ lower)

head(data_km)　　 #获得 survfit( ) 的统计结果

plot(fit, xlab = "周", ylab = "生存概率", main = "乙组病人的生存曲线")

2.1.3　生存函数和累积危险率函数的置信区间

K－M 估计和 N－A 估计给出了死亡经验的概括性估计,其标准差刻画了该估计的精确

性. 本节将使用这些估计给出生存函数和累计危险率函数的置信区间.

生存函数 $S_{KM}(t_0)$ 的 $100 \times (1-\alpha)\%$ 线性置信区间为:

$$\left[\hat{S}_{KM}(t_0) - z_{1-\frac{\alpha}{2}}\hat{\sigma}_{KM}(t_0), \hat{S}_{KM}(t_0) + z_{1-\frac{\alpha}{2}}\hat{\sigma}_{KM}(t_0)\right] \tag{2.6}$$

$$= \left[\hat{S}_{KM}(t_0) - z_{1-\frac{\alpha}{2}}\sigma_S(t_0)\hat{S}_{KM}(t_0), \hat{S}_{KM}(t_0) + z_{1-\frac{\alpha}{2}}\sigma_S(t_0)\hat{S}_{KM}(t_0)\right]$$

其中 $\sigma_S^2(t)$ 是 Greenwood 公式中的和式, 即 $\sigma_S^2(t) = \hat{\sigma}_{KM}^2(t)/\hat{S}_{KM}^2(t) = \sum_{t_i \leqslant t} \dfrac{d_i}{Y_i(Y_i - d_i)} \cdot z_{1-\frac{\alpha}{2}}$

是标准正态分布的 $1 - \dfrac{\alpha}{2}$ 分位点. 该置信区间是关于 $\hat{S}_{KM}(t_0)$ 的对称置信区间, 但不一定保持在 $[0,1]$ 内, 通过对 $\hat{S}_{KM}(t_0)$ 的不同变换可以得到可靠性更好的置信区间. 生存函数 $S_{KM}(t_0)$ 的 $100 \times (1-\alpha)\%$ 对数变换置信区间为:

$$\left[\hat{S}_{KM}(t_0)^{\frac{1}{\theta}}, \hat{S}_{KM}(t_0)^{\theta}\right], 其中 \theta = \exp\left[\frac{z_{1-\frac{\alpha}{2}}\sigma_S(t_0)}{\ln[\hat{S}_{KM}(t_0)]}\right] \tag{2.7}$$

生存函数 $S_{KM}(t_0)$ 的 $100 \times (1-\alpha)\%$ 反正弦平方根变换置信区间为:

$$\sin^2\left\{\max\left[0, \arcsin(\hat{S}_{KM}(t_0)^{\frac{1}{2}}) - 0.5z_{1-\frac{\alpha}{2}}\sigma_S(t_0)\left(\frac{\hat{S}_{KM}(t_0)}{1-\hat{S}_{KM}(t_0)}\right)^{\frac{1}{2}}\right]\right\} \leqslant S(t_0) \leqslant$$

$$\sin^2\left\{\min\left[\frac{\pi}{2}, \arcsin(\hat{S}_{KM}(t_0)^{\frac{1}{2}}) + 0.5z_{1-\frac{\alpha}{2}}\sigma_S(t_0)\left(\frac{\hat{S}_{KM}(t_0)}{1-\hat{S}_{KM}(t_0)}\right)^{\frac{1}{2}}\right]\right\} \tag{2.8}$$

类似地, 累积危险率函数 $H_{NA}(t_0)$ 的 $100 \times (1-\alpha)\%$ 线性置信区间为:

$$\left[\hat{H}_{NA}(t_0) - z_{1-\frac{\alpha}{2}}\hat{\sigma}_{NA}(t_0), \hat{H}_{NA}(t_0) + z_{1-\frac{\alpha}{2}}\hat{\sigma}_{NA}(t_0)\right] \tag{2.9}$$

累积危险率函数 $H_{NA}(t_0)$ 的 $100 \times (1-\alpha)\%$ 对数变换置信区间为:

$$\left[\hat{H}_{NA}(t_0)/\varphi, \varphi\hat{H}_{NA}(t_0)\right], 其中 \varphi = \exp\left[\frac{z_{1-\frac{\alpha}{2}}\hat{\sigma}_{NA}(t_0)}{\hat{H}_{NA}(t_0)}\right] \tag{2.10}$$

累积危险率函数 $H_{NA}(t_0)$ 的 $100 \times (1-\alpha)\%$ 反正弦平方根变换置信区间为:

$$-2\ln\left\{\sin\left[\min\left(\frac{\pi}{2}, \arcsin\left\{\exp\left[\frac{-\hat{H}_{NA}(t_0)}{2}\right]\right\} + 0.5Z_{1-\frac{\alpha}{2}}\sigma_{NA}(t_0)\{\exp[\hat{H}_{NA}(t_0)] - 1\}^{-\frac{1}{2}}\right)\right]\right\}$$

$$\leqslant H(t_0) \leqslant$$

$$-2\ln\left\{\sin\left[\max\left(0, \arcsin\left\{\exp\left[\frac{-\hat{H}_{NA}(t_0)}{2}\right]\right\} - 0.5Z_{1-\frac{\alpha}{2}}\sigma_{NA}(t_0)\{\exp[\hat{H}_{NA}(t_0)] - 1\}^{-\frac{1}{2}}\right)\right]\right\} \tag{2.11}$$

注: (1) $S_{KM}(t)$ 和 $H_{NA}(t)$ 的对数变换置信区间和反正弦平方根变换置信区间均是不对称区间. 这比较符合小样本的情况, 因为此时点估计是有偏的, 并且其分布也是偏态的(非正态).

（2）对小样本,对数变换和反正弦平方根变换的置信区间比线性区间好.对大样本,三种置信区间均表现良好.

（3）对生存函数的置信区间上下限取负自然对数可以得到累积危险率函数的另一类置信区间,类似地,对累积危险率函数置信区间上下限的负数取指数可以得到生存函数的另一类置信区间.

例 2.3　为了发现某特定品牌的刹车片的使用寿命是如何依赖于驾驶类型的,一研究团体选择了 63 辆同型号同年份的汽车作为研究对象,将驾驶类型分为三类:以城市为主的驾驶;混合驾驶和主要以高速公路为主的驾驶.刹车片损坏时的车程(单位:1000 km)被记录如下:

以城市为主的驾驶(26 个数据):22.7,24,24,25.2,35 + ,36,37,39,40,41.2,41.3 + ,42,42.3 + ,46.3,47,48,48 + ,55,57 + ,63,64,66,67 + ,68,69,87 +

混合驾驶(21 个数据):36,40,43,45,48,49,50 + ,54,54.3,55,56,56.4,64,67,68 + ,70 + ,76 + ,79,85,87 + ,89

以高速公路为主的驾驶(18 个数据):54.2,55,55 + ,56,56,56 + ,57.2,60,60.4 + ,60.7 + ,65,66,68 + ,69,70,74 + ,82 + ,84 +

表 2-7 给出了三组数据的生存函数在 65 这一时间点的 95% 置信区间。

表 2-7　三个风险组车程为 6.5×10^4 km 时生存函数的 95% 置信区间

	城市为主的驾驶	混合驾驶	高速公路为主的驾驶
$\hat{S}_{KM}(65)$	0.3056	0.3879	0.5617
$\sigma^2_{KM}(65)$	0.1055^2	0.1065^2	0.1278^2
$\hat{S}_{KM}(65)$ 的线性置信区间	(0.1561,0.5774)	(0.1792,0.5966)	(0.3113,0.8121)
$\hat{S}_{KM}(65)$ 的对数变换置信区间	(0.1554,0.6013)	(0.2265,0.6644)	(0.3597,0.8772)
$\hat{S}_{KM}(65)$ 的反正弦平方根变换置信区间	(0.1250,0.5248)	(0.1956,0.6004)	(0.3141,0.7939)

应用注释

例 2.3 K - M 估计置信区间 SAS 程序代码

```
/ * SAS 程序中可实现多种变换置信区间 * /
data KM23;
    infile"/home/u61137936/mylib/EX23. dat"DLM = '09'X firstobs = 2;
    / * 需将以制表符分隔的 EX33. date 文件上传至 SAS 网页新建文件夹 mylib 中,DLM
      = '09'X 表示该文件以制表符分隔;firstobs = 2 指定从数据第二行开始读取 * /
    input survtime status group;
```

```
run;


proc lifetest data = KM23 OUTSURV = out1 Conftype = loglog;
    / * OUTSURV = out1 输出结果中包含生存函数的置信区间; Conftype 可选项有 line-
    ar 线性置信区间, loglog 对数变换置信区间, asinsqrt 反正弦平方根变换置信区间;
    Conftype 可换为 Confband 表示输出置信带. 若将该语句调换为 proc lifetest data =
    KM33 NELSON OUTCIF = out1 Conftype = log, 输出结果中将包含累积危险率函数的
    置信区间 * /
    time survtime * status (0);
    strata group;
run;


proc print data = out1;
    title2"生存函数";
    title3"对数变换置信区间";
run;
```

例 2.3 K－M 估计置信区间和图形的 R 程序代码

```
install. packages( c( "survival", "survminer") )
library ( "survival")
library ( "survminer")
#用 import 导入数据 EX23. xlsx
fit < - survfit( Surv( survtime, status)  ~ group, data = EX23)
summary( fit)
#ggsurvplot 命令给出生存函数图形
ggsurvplot(
    fit,
    pval = TRUE,    #给出对数秩检验的值
    conf. int = TRUE,   #给出点估计置信区间
    conf. int. style = "step",    #指定置信区间类型
    xlab = "时间",
    break. time. by = 5,    #x 轴时间区间间隔为 5
```

```
surv. median. line = "hv",
risk. table = TRUE,      #风险暴露数的选项: TRUE, FALSE, 'absolute'. 'percentage',
                         #'nrisk_cumcensor', 'nrisk_cumevents'
risk. table. text. col = T,
risk. table. y. text = FALSE,
ncensor. plot = TRUE,    #画出删失时间点的删失个数
ggtheme = theme_light( ),
legend. labs = c( "城市", "混合", "高速"),
)
res. sum < - surv_summary( fit)    #surv_summary
head( res. sum)
```

2.1.4　平均生存时间和中位数寿命的点估计与区间估计

由平均生存时间的定义及 K - M 估计可以得到平均生存时间的点估计

$$\hat{\mu} = \int_0^\infty \hat{S}_{KM}(t)\,\mathrm{d}t \tag{2.12}$$

该估计在实际计算时存在一定问题,当最大观察时间 t_{max} 为一删失时间时,$t > t_{max}$ 时的乘积限估计式 $\hat{S}_{KM}(t)$ 无法确定,$\int_0^\infty \hat{S}_{KM}(t)\,\mathrm{d}t$ 也就无法求解. 可以有两个途径解决这个问题.

方法一,使用 Efron 的尾部修正,即当 $t > t_{max}$ 时令 $\hat{S}_{KM}(t) = 0$,则

$$\hat{\mu} = \int_0^{t_{max}} \hat{S}_{KM}(t)\,\mathrm{d}t + \int_{t_{max}}^\infty 0\mathrm{d}t = \int_0^{t_{max}} \hat{S}_{KM}(t)\,\mathrm{d}t$$

方法二,预先设定一个时间,该时间是研究对象的最大可能生存时间.

这两种方法可以有统一的表示:

$$\hat{\mu}_\tau = \int_0^\tau \hat{S}_{KM}(t)\,\mathrm{d}t \tag{2.13}$$

其中 $\tau = t_{max}$ 或 τ 是预先设定的最大可能生存时间. $\hat{\mu}$ 的方差估计为

$$\hat{Var}[\hat{\mu}_\tau] = \sum_{i=1}^D \left[\int_{t_i}^\tau \hat{S}_{KM}(t)\,\mathrm{d}t \right]^2 \frac{d_i}{Y_i(Y_i - d_i)} \tag{2.14}$$

μ 的 $100(1 - \alpha)\%$ 置信区间为

$$\left[\hat{\mu}_\tau - z_{1-\frac{\alpha}{2}}\sqrt{\hat{Var}(\hat{\mu}_\tau)} , \hat{\mu}_\tau + z_{1-\frac{\alpha}{2}}\sqrt{\hat{Var}(\hat{\mu}_\tau)} \right] \tag{2.15}$$

例 2.4　由表 2 - 5 中乙疗法组病人的生存函数乘积限估计 $\hat{S}_{KM}(t)$ 估计病人的平均生

存时间及其方差. 为计算方差,需要计算 K-M 估计在各个死亡时间点到 t_{max} 上的积分

$$\int_{42}^{45}\hat{S}_{KM}(t)dt = 0.378, \int_{38}^{45}\hat{S}_{KM}(t)dt = 1.894, \int_{30}^{45}\hat{S}_{KM}(t)dt = 5.934,$$

$$\int_{23}^{45}\hat{S}_{KM}(t)dt = 10.176, \int_{13}^{45}\hat{S}_{KM}(t)dt = 17.246, \int_{5}^{45}\hat{S}_{KM}(t)dt = 24.518$$

由(2.13)式

$$\hat{\mu}_\tau = \int_0^{45}\hat{S}_{KM}(t)dt = 29.518$$

由(2.14)式可计算方差估计

$$\hat{Var}[\hat{\mu}_\tau] = \frac{24.518^2}{11\times10} + \frac{2\times17.246^2}{9\times7} + \frac{10.176^2}{7\times6} + \frac{5.934^2}{6\times5} + \frac{1.894^2}{4\times3} + \frac{2\times0.378^2}{3\times1}$$

$$= 18.94$$

生存时间 T 的 p 分位点定义为 $t_p = \inf\{t:S(t)\leq1-p\}$,将生存函数的 K-M 估计代入可以得到 p 分位点 t_p 的估计

$$\hat{t}_p = \inf\{t:\hat{S}(t)\leq1-p\}$$

该估计的方差估计

$$\hat{Var}(\hat{t}_p) = \frac{(1-p)^2\hat{Var}[\hat{S}(t_p)]}{\hat{S}(t_p)\hat{f}(t_p)^2}$$

其中 $\hat{f}(t) = \frac{\hat{S}(t-b)-\hat{S}(t+b)}{2b}$ 是密度函数的粗估计,b 是某一个很小的数值.

$\hat{t}_p$ 的 $100(1-\alpha)\%$ 线性置信区间是满足(2.16)的所有时间集

$$-z_{1-\frac{\alpha}{2}} \leq \frac{\hat{S}_{KM}(t)-(1-p)}{\hat{\sigma}_{KM}(t)} \leq z_{1-\frac{\alpha}{2}} \quad (2.16)$$

$\hat{t}_p$ 的 $100(1-\alpha)\%$ 对数变换置信区间是满足(2.17)的所有时间集:

$$-z_{1-\frac{\alpha}{2}} \leq \frac{[\ln\{-\ln[\hat{S}_{KM}(t)]\}-\ln\{-\ln[1-p]\}][\hat{S}_{KM}(t)]\ln[\hat{S}_{KM}(t)]}{\hat{\sigma}_{KM}(t)} \leq z_{1-\frac{\alpha}{2}} \quad (2.17)$$

$\hat{t}_p$ 的 $100(1-\alpha)\%$ 反正弦平方根变换置信区间是满足(2.18)的所有时间集:

$$-z_{1-\frac{\alpha}{2}} \leq \frac{2\{\arcsin[\sqrt{\hat{S}_{KM}(t)}]-\arcsin[\sqrt{1-p}]\}[\hat{S}_{KM}(t)(1-\hat{S}_{KM}(t))]^{\frac{1}{2}}}{\hat{\sigma}_{KM}(t)} \leq z_{1-\frac{\alpha}{2}} \quad (2.18)$$

中位数寿命置信区间的构造可参见 Brookmeye 和 Crowley(1982).

例 2.5 续例 2.3,为计算以城市驾驶为主的车辆刹车片使用时间的中位数寿命 $\hat{t}_{0.5}$ 及其 95% 的置信区间,表 2-8 给出了该组车辆刹车片生存函数的 K-M 估计,由表 2-8 我们

可以看到 $\hat{S}_{KM}(47)=0.5091>0.5$，$\hat{S}_{KM}(48)=0.4629<0.5$，故 $\hat{t}_{0.5}=48$. 为求中位数寿命的 95% 置信区间，我们首先需要计算 (2.16)，(2.17) 和 (2.18) 式中间部分的值. $t_{0.5}$ 的 95% 线性置信区间为表 2–8 中第七列取值在 $-1.96\sim1.96$ 之间的值所对应的时间范围 [41.2, 63]，$t_{0.5}$ 的 95% 对数变换置信区间为表 2–8 中第八列取值在 $-1.96\sim1.96$ 之间的值所对应的时间范围 [40,63]，$t_{0.5}$ 的 95% 反正弦平方根变换置信区间为表 2–8 中第九列取值在 $-1.96\sim1.96$ 之间的值所对应的时间范围 [40,64].

表 2–8　城市驾驶为主的车辆车刹片中位数寿命置信区间的构造

i	t_i	d_i	Y_i	乘积限估计		线性置信区间	对数变换置信区间	反正弦平方根变换置信
				$\hat{S}_{KM}(t_i)$	$\hat{\sigma}_{KM}(t_i)$	(2.16) 中间的式子	(2.17) 中间的式子	区间 (2.18) 中间的式子
1	22.7	1	26	0.9615	0.0377	12.2376	2.8719	5.9965
2	24	2	25	0.8847	0.0627	6.1385	2.9985	4.4751
3	25.2	1	23	0.8462	0.0708	4.8920	2.8425	3.8991
4	36	1	21	0.8059	0.0780	3.9201	2.6001	3.3369
5	37	1	20	0.7656	0.0839	3.1659	2.3246	2.8279
6	39	1	19	0.7253	0.0886	2.5421	2.0220	2.3542
7	40	1	18	0.6850	0.0924	2.0019	1.6980	1.9051
8	41.2	1	17	0.6447	0.0953	1.5175	1.3558	1.4736
9	42	1	15	0.6017	0.0982	1.0357	0.9674	1.0212
10	46.3	1	13	0.5554	0.1010	0.5489	0.5320	0.5467
11	47	1	12	0.5091	0.1026	0.0891	0.0887	0.0890
12	48	1	11	0.4629	0.1032	-0.3599	-0.3648	-0.3538
13	55	1	9	0.4114	0.1038	-0.8537	-0.8729	-0.8446
14	63	1	7	0.3527	0.1043	-1.4133	-1.4381	-1.3709
15	64	1	6	0.2939	0.1021	-2.0185	-2.0057	-1.8955
16	66	1	5	0.2351	0.0971	-2.7268	-2.5805	-2.4374
17	68	1	3	0.1567	0.0910	-3.770	-3.1375	-3.0217
18	69	1	2	0.0783	0.0717	-5.8794	-3.6206	-3.7603
19	87	0	1	0.0783	0.0717	-5.8794	-3.6206	-3.7603

应用注释

例 2.5 表 2–8 计算的 R 程序代码

```
library("survival")
```

```
library( "readxl")
options( digits = 4)
EX33 <- read_xlsx( "D:\\EX23.xlsx")
survtime1 <- EX33 $ survtime[ EX33 $ group = = 1]
status1 <- EX33 $ status[ EX33 $ group = = 1]
#另一处理方式
#survtime1 <- EX33[ ,1] $ survtime[ EX33 $ group = = 1]
#status1 <- EX33[ ,2] $ status[ EX33 $ group = = 1]
#survtime1 <- apply( survtime1,1, as. numeric)    #处理数据表头
#status1 <- apply( status1,1, as. numeric)
fit <- survfit( Surv( survtime1, status1) ~1, conf. type = "plain")
sum_fit <- summary( fit)
data <- data. frame( time = fit $ time, surv = fit $ surv, std. err = fit $ std. err)
#std. err = fit $ std. err 与 summary 中的 std. err = fit $ std. err 不同
head( data)    #输出 data 的前六行
surv <- sum_fit $ surv
err <- sum_fit $ std. err
p <- 0.5
linear <- ( surv -( 1 - p) ) /err    #计算( 2.16) 式
logg <- ( log( -log( surv) ) - log( -log( 1 - p) ) ) * surv * log( surv) /err    #计算( 2.17) 式
arcsin <- 2 * ( asin( surv^( 1/2) ) - asin( ( 1 - p) ^( 1/2) ) ) * ( surv * ( 1 - surv) ) ^( 1/2) /err
#计算( 2.18) 式
data2 <- data. frame( surv, err, linear, logg, arcsin)
setwd( "D:\\")    #将 data2 数据集保存 D 盘
write. table( data2, "data2. csv", sep = ",")
```

2.2　左截尾右删失数据生存函数的估计

2.1 节中的数据在零时刻风险暴露数是最大的,随着时间的推移,风险暴露数逐渐减小,但是当数据是右删失左截尾类型时,风险暴露数并不一定是单调减小的,如下例.

例 2.6　有一个癌症药物的研究数据集,该数据集包括的信息有:研究个体进入研究时的年龄、研究结束或死亡时的年龄以及事件指示性变量,具体数据见表 2-9.

表 2-9　癌症病人群体研究的进入,死亡或删失年龄

单位:月

病人	进入研究的时间	死亡年龄或删失时间	死亡指示变量
1	220	230	1
2	210	240	1
3	241	464	0
4	421	668	0
5	375	717	0
6	290	515	1
7	500	871	1
8	486	677	1
9	326	593	1
10	293	977	0
11	296	298	1
12	259	844	0
13	465	973	0
14	349	762	1
15	255	730	0
16	392	451	1
17	462	543	1
18	518	925	0
19	333	468	1
20	463	494	1
21	337	404	1
22	224	873	0
23	288	968	0
24	390	948	0
25	256	391	1
26	298	690	0
27	279	925	0
28	356	549	1
29	334	689	0
30	394	645	0

续表

病人	进入研究的时间	死亡年龄或删失时间	死亡指示变量
31	409	513	1
32	333	683	0
33	316	346	1
34	309	563	0
35	277	777	0
36	496	851	1
37	482	754	1
38	312	807	0
39	426	612	0
40	470	966	0
41	248	293	1
42	469	676	1
43	444	772	0
44	267	918	0
45	422	773	1
46	308	973	0
47	396	816	0

为给出例 2.6 的生存函数,我们需要确定各死亡年龄的死亡个数和风险暴露数. 该例题考察癌症病人的生存状况,是一个存在左截尾的数据集,截尾事件是"进入研究",不同病人进入研究的年龄是不一样的,以年龄为时间轴,从数据集表 2-9 我们可以看到第一个病人处于研究群体中的年龄区间是 $[220,230]$,第二个病人处于研究群体中的年龄区间是 $[210, 240]$,则在年龄 215(月)时,风险暴露数为 1,在 225(月)时风险暴露数为 2,可见,存在左截尾时风险暴露数不是递减的. 图 2-3 给出了各死亡年龄的风险暴露数变化趋势.

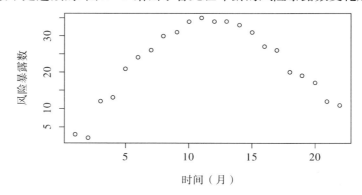

图 2-3　癌症病人的风险暴露数关于年龄的变化

当存在左截尾时,风险暴露数的计算不仅要考虑研究对象死亡或删失的时间,还要考虑研究对象进入研究的时间. 设第 j 个观察个体的进入时间为 L_j,死亡时间为 T_j,右删失时间为 C_j, $t_1 < t_2 < \cdots < t_i < \cdots < t_D$ 为不同的死亡时间,在死亡时间点 t_i 的风险暴露数为

$$
\begin{aligned}
Y_i &= \#\{j: L_j \leqslant t_i \leqslant T_j\} + \#\{j: L_j \leqslant t_i \leqslant C_j\} \\
&= \#\{j: T_j \geqslant t_i\} + \#\{j: C_j \geqslant t_i\} - \#\{j: L_j > t_i\} \\
&= n - \#\{j: T_j < t_i\} - \#\{j: C_j < t_i\} - \#\{j: L_j > t_i\} \\
&= \#\{j: L_j \leqslant t_i\} - \#\{j: T_j < t_i\} - \#\{j: C_j < t_i\}
\end{aligned}
\tag{2.19}
$$

将死亡个数 d_i 和按 (2.19) 式计算的风险暴露数 Y_i 代入 2.1 节中的 K-M 估计 (2.2) 式,便得到左截尾右删失数据结构下的生存函数的估计.

对左截尾右删失数据,K-M 估计在处理实际数据时会遇到两个问题. 一是当 Y_i 很小时,由 $\hat{S}_{KM}(t)$ 的方差估计式 $\hat{\sigma}_{KM}^2(t) = \hat{S}_{KM}(t)^2 \sum_{t_i \leqslant t} \dfrac{d_i}{Y_i(Y_i - d_i)}$ 可知方差会很大,这样的估计没有效率. 风险集很小主要发生在研究时段的两端,当 t 很小时进入研究的研究对象很少,当 t 很大时,大部分研究对象死亡,如图 2-3. Lai 和 Ying(1991) 提出的解决办法是忽略风险暴露数很小的死亡点,修改后的乘积限估计式为 $\hat{S}_{KM}(t) = \prod_{t_i \leqslant t} \left[1 - \dfrac{d_i}{Y_i} I_{\{Y_i \geqslant cn^\alpha\}} \right]$,其中 $I_{\{\cdot\}}$ 为集合指示函数,n 为样本容量,$0 < \alpha < 1$ 为常数. 在方差的计算公式中也只考虑了满足 $Y_i \geqslant cn^\alpha$ 的数据.

第二个问题是当风险集很小时,有可能出现风险暴露数和死亡数相等的情况,如:假设 $Y_k = d_k$,此时,由生存函数的单调不增性和乘极限估计的形式 $\hat{S}_{KM}(t) = \prod_{t_i \leqslant t} \left[1 - \dfrac{d_i}{Y_i} \right]$,在时间 t_k 以后,乘积限估计恒为零. 若 t_k 在数据集中是一个比较小的时间点,这一估计就不符合实际情况. 解决的办法是只考虑 t_k 时间点以后生存函数的估计. 基于以上讨论,我们来构建例 2.6 的乘积限估计. 考察数据集中比较小的几个时间,见表 2-10.

表 2-10　例 2.6 数据集

时间单位:月

死亡时间	时间	时间属性	风险暴露数	死亡个数
	210	第一个对象进入	1	0
	220	第二个对象进入	2	0
t_1	230	第一个对象死亡	2	1
t_2	240	第二个对象死亡	1	1
	241	第三个对象进入	1	0
⋮	⋮	⋮	⋮	⋮

若直接将以上数据代入乘积限估计式可得

$$\hat{S}(t) = \begin{cases} 1, & 0 \leqslant t < 220 \\ 0.5, & 220 \leqslant t < 230 \\ 0, & t \geqslant 230 \end{cases}$$

上述估计与实际情况显然是不符合的,因为有大量病人的生存时间是大于 230 个月的. 因此我们应当估计条件生存概率 $S_a(t) = P[T > t \mid T \geqslant a]$,其估计式为 $\hat{S}_{KM}(t) = \prod\limits_{a \leqslant t_i \leqslant t} \left[1 - \dfrac{d_i}{Y_i} \right], t > a.$ 在例 2.6 中,我们可以选取 $a \geqslant 230$,图 2-4 给出了在 $a = 230$ 的条件下,癌症病人的条件生存函数估计.

生存时间大于230个月的病人的条件生存概率

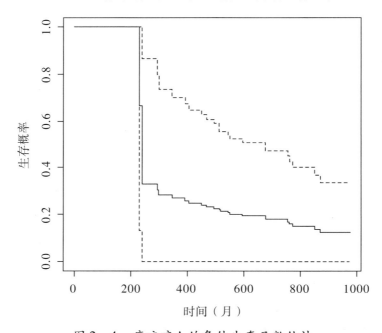

图 2-4 癌症病人的条件生存函数估计

需注意,对于左截尾右删失数据,K-M 估计式所估计的不再是生存函数 $S(t)$,而是条件生存函数 $\dfrac{S(t)}{S(L)} = P[T > t \mid T \geqslant L]$,其中 $L = \min\{L_i, i = 1, \cdots, n\}$. 同理,N-A 估计式所估计的也不再是 $\exp\left\{\int_0^t h(u)\,du\right\}$,而是 $\exp\left\{\int_L^t h(u)\,du\right\}$.

应用注释

例 2.6 R 程序代码

```
library("survival")
library(readxl)
EX37 <- read_xlsx("D:\\EX26.xlsx")    #读取数据
EX37 <- EX37[order(EX37 $ survtime),]
workdata <- data.frame(EX37 $ entertime, EX37 $ survtime, EX37 $ status)
entertime <- EX37 $ entertime
survtime <- EX37 $ survtime + 0.0001
# +0.0001 以确保进入时间小于研究结束时间,若两个时间相等,survfit()不工作
status <- EX37 $ status
cat("癌症病人的左截尾右删失数据")
print(workdata)
fit <- survfit(Surv(entertime, survtime, status) ~ 1, conf.type = "plain")
sum_fit <- summary(fit)
rime <- sum_fit $ time
n.risk <- sum_fit $ n.risk
data <- data.frame(fit $ time, fit $ n.risk, surv = fit $ surv, std.err = fit $ std.err)
plot(n.risk, pch = 21, xlab = "时间(月)", ylab = "风险暴露数")
# 下面给出 K - M 估计;
all.data <- subset(workdata, workdata $ entertime >= 230)
attach(all.data)
fit <- survfit(Surv(entertime, survtime, status) ~ 1, conf.type = "plain")
cat("\n\n")
cat("Kaplan - Meier 估计:", "\n")
print(summary(fit))
#画出生存时间大于 230 个月的病人的生存概率
dev.new()
plot(fit, xlab = "时间(月)", ylab = "生存概率", main = "生存时间大于 230
个月的病人的条件生存概率")
```

2.3　左删失数据生存函数的估计

左删失数据集中,我们只对部分研究对象观察到了确切的失效事件发生时间,对剩余的

研究对象,我们只知道其在进入研究前就已经发生了失效事件. 构造左删失数据生存函数的方法是颠倒测量的时间尺度,将左删失数据集转化为右删失数据集.

设定一个充分大的时间 τ,从与时间轴相反的方向倒向测量. 对 $T > C_l$ 的研究对象,我们能够确定该研究对象具体的失效事件发生时间 T,记录 $\tau - T$;对 $T < C_l$ 的研究对象,我们不能够确定该研究对象具体的失效事件发生时间,只能记录 $\tau - C_l$. 按照这种方式记录的数据可以看成来自一个新的生存过程 $E = \tau - \tilde{T}, \tilde{T} = \max(T, C_l)$,其是一个右删失时间为 $\tau - C_l$ 的右删失数据集. 将上述得到的右删失数据应用于 2.1 节中的 K-M 估计 (2.2) 式就可以得到生存过程 E 的生存函数 $S_e(t) = P[\tau - T > t]$ 的估计,它是原左删失数据集的概率函数 $P[T < \tau - t]$ 的估计.

2.4 双删失数据生存函数的估计

一组数据集中既有左删失数据又有右删失数据则称为双删失数据集. Turnbull(1974)基于迭代程序提出了一种修正的乘积限估计,称为 Turnbull 算法. 设 $t_1 < t_2 < \cdots < t_i < \cdots < t_m$ 为 m 个不同的观测时间,t_i 时刻的死亡人数为 d_i,右删失数为 r_i,左删失数为 c_i.

Turnbull 算法的步骤:

步骤 0:给出初始估计 $\hat{S}_0(t)$. 任何合理的估计都是有效的,Turnbull 建议使用忽略左删失数据时得到的 K-M 估计作为初始估计.

步骤 $(K+1)-1$:使用 $S(t)$ 的当前估计值 $\hat{S}_{(K)}(t)$,估计条件概率 $p_{ij} = P[t_{j-1} < T \leqslant t_j \mid T \leqslant t_i]$,其估计式为 $\hat{p}_{ij}^{(K)} = \dfrac{\hat{S}_{(K)}(t_{j-1}) - \hat{S}_{(K)}(t_j)}{1 - \hat{S}_{(K)}(t_i)}, j \leqslant i, K = 0, 1, 2, \cdots$.

步骤 $(K+1)-2$:使用上一步的估计结果 $\hat{p}_{ij}^{(K)}$,估计新一轮的死亡个数 $\hat{d}_j^{(K)} = d_j + \sum\limits_{i=j}^{m} c_i \hat{p}_{ij}^{(K)}$.

步骤 $(K+1)-3$:由修正的死亡个数 $\hat{d}_j^{(K)}$ 得到修正的风险暴露数 $\hat{Y}_j^{(K)} = Y_j + \sum\limits_{i=j}^{m} c_i p_{ij}^{(K)}$.

步骤 $(K+1)-4$:使用 $(K+1)-2, (K+1)-3$ 步骤中修正后的死亡个数和风险暴露数,计算乘积限估计 (2.2) 式,其结果记为 $\hat{S}_{(K+1)}(t), K = 0, 1, 2 \cdots$.

由 $\hat{S}_{(K+1)}(t)$ 又可以进行新一轮的估计,当 $\hat{S}_{(K+1)}(t)$ 和 $\hat{S}_{(K)}(t)$ 在 $t_1, \cdots, t_m$ 各点都非常接近时便停止迭代. 此时,最后得到的 $\hat{S}_{(K+1)}(t)$ 就是双删失数据的生存函数的估计.

条件概率 p_{ij} 在该算法中起到了关键的作用,它给出了在 t_i 左删失的数据会在时间区间

$(t_{j-1}, t_j]$ 上死亡的概率,因此 $c_i p_{ij}$ 是 t_i 时刻左删失的数据中在时间区间 $(t_{j-1}, t_j]$ 上死亡的个数,Turnbull 算法的思想就是将时间点 t_i 处的左删失数据按照条件概率 p_{ij} 转换为死亡数据分配给 t_i 和 t_i 之前的时间点,从而将左删失数据全部变为死亡数据,双删失数据集就转化为了右删失数据集,可以代入 K-M 估计. 通过循环迭代,转移概率 p_{ij} 的估计收敛到真值,最终得到生存函数的估计.

例 2.7 有一项研究,向某医学院的 148 个学生提问:"你第一次吸烟的年龄是多大?"得到的回答或者是他们"开始抽烟的确切年龄",或者是"从不抽烟",或者是"现在抽烟但已记不起什么时候开始抽的了",最终得到的数据被概括在表 2-11 的 1 至 5 列中.

表 2-11 例 2.7 数据集初始生存函数

j	年龄 t_j	左删失数 c_j	事件数 d_j	右删失数 r_j	忽略左删失的风险暴露数 Y_j	初始生存函数 $\hat{S}_0(t_j)$
0	0					1.000
1	14	0	2	0	128	0.9843
2	15	0	3	0	126	0.9609
3	16	0	10	0	123	0.8828
4	17	0	13	0	113	0.7813
5	18	0	5	0	100	0.7422
6	19	0	3	1	95	0.7188
7	20	4	2	13	91	0.7030
8	21	6	1	20	76	0.6937
9	22	8	2	30	55	0.6685
10	23	2	1	10	23	0.6394
11	24	0	0	3	12	0.6394
12	25	0	0	4	9	0.6394
13	26	0	1	4	5	0.5115
累计		20	43	85		

表 2-11 的第 6 列给出了忽略左删失时的风险暴露数,第 7 列给出了初始生存函数 $\hat{S}_0(t)$. 由表 2-11 我们可以看到 t_7、t_8、t_9、t_{10} 时间点上有左删失数据,因此需要基于生成函数 $\hat{S}_0(t)$ 计算条件概率族 $\{p_{7j}, j = 1, \cdots, 7\}$, $\{p_{8j}, j = 1, \cdots, 8\}$, $\{p_{9j}, j = 1, \cdots, 9\}$ 和 $\{p_{10j}, j = 1, \cdots, 10\}$,比如 $p_{71} = \dfrac{\hat{S}(t_0) - \hat{S}(t_1)}{1 - \hat{S}(t_7)} = 0.053$,计算的结果见表 2-12.

表 2 - 12　第一轮运算中的 p_{ij}

$i\backslash j$	1	2	3	4	5	6	7	8	9	10
7	0.053	0.079	0.263	0.3420	0.132	0.079	0.053			
8	0.051	0.077	0.255	0.332	0.128	0.077	0.052	0.030		
9	0.047	0.071	0.236	0.306	0.118	0.071	0.048	0.028	0.076	
10	0.043	0.065	0.217	0.282	0.108	0.065	0.044	0.026	0.070	0.081

基于表 2 - 12 我们可以计算修正死亡个数 $\hat{d}_j^{(1)}, j = 1, \cdots, 10$，例如用第二列计算

$$\hat{d}_1^{(1)} = 2 + 0.053 \times 4 + 0.051 \times 6 + 0.047 \times 8 + 0.043 \times 2 = 2.98$$

由 $\hat{d}_j^{(1)}, j = 1, \cdots, 10$ 又可计算修正的风险暴露数 $\hat{Y}_j^{(1)}, j = 1, \cdots, 10$，并得到新一轮的估计 $\hat{S}_{(1)}(t_j)$，见表 2 - 13.

表 2 - 13　第一轮迭代的结果

j	t_j	$\hat{d}_j^{(1)}$	r_j	Y_j	$\hat{S}_{(1)}(t_j)$	最终 $\hat{S}(t_j)$
0	0				1	1
1	14	2.980	0	148	0.980	0.980
2	15	4.470	0	145.020	0.950	0.950
3	16	14.901	0	140.550	0.849	0.849
4	17	19.371	0	125.650	0.718	0.717
5	18	7.450	0	106.279	0.668	0.667
6	19	4.470	1	98.829	0.638	0.637
7	20	2.991	13	93.359	0.617	0.616
8	21	1.456	20	77.368	0.606	0.605
9	22	2.749	30	55.912	0.576	0.576
10	23	1.161	10	23.163	0.547	0.548
11	24	0.000	3	12.002	0.547	0.548
12	25	0.000	4	9.002	0.547	0.548
13	26	1.000	4	5.002	0.437	0.438
累计		63	85			

用 $\hat{S}_{(1)}(t_j)$ 替换表 2 - 11 中的 $\hat{S}_0(t_j)$ 进行新一轮的运算，即可得到第二轮估计 $\hat{S}_{(2)}(t_j)$，经过多轮迭代，当 $\hat{S}_{(n-1)}(t_j)$ 与 $\hat{S}_{(n)}(t_j)$ 在所有时间点 t_j 上的差别均非常小（如：不到 0.0001）时停止迭代.

应用注释

例 2.7 R 程序代码

方法一：迭代过程的实现

```
tauvec < - c( 14 : 26) #时间点

nLvec < - c( 0, 0, 0, 0, 0, 0, 4, 6, 8, 2, 0, 0, 0)    #左删失数据个数

nDvec < - c( 2, 3, 10, 13, 5, 3, 2, 1, 2, 1, 0, 0, 1)    #死亡数据个数

nRvec < - c( 0, 0, 0, 0, 0, 1, 13, 20, 30, 10, 3, 4, 4)    #右删失数据个数

Yvec < - rev( cumsum( rev( nDvec + nRvec) ) )    #忽略左删失计算风险暴露数

sstart < - cumprod( 1 - nDvec/Yvec)   #估计初始生存函数 $\hat{S}_0(t_j)$

fstart < - 1 - sstart   #初始分布函数

cat( "Initial estimate of the survival function: ", "\n\n")

print( round( sstart, 3) )    #打印 $\hat{S}_0(t_j)$

n < - length( tauvec)    #时间点个数

dl = p_ij < - array( 0, dim = c( n, n) )   #定义 $p_{ij}$

for ( i in 2 : n) {

   p_ij[ i, 1 : i] = diff( c( 0, fstart[ 1 : i] ) ) /fstart[ i]

   dl[ i, 1 : i] = nLvec[ i] * p_ij[ i, 1 : i]

}

cat( "\n\n")

cat( "条件概率 p_{ ij}", "\n\n")

print( round( p_ij, 3) )    #打印 $p_{ij}$，保留三位小数

first. step. events = c( round( nDvec + t( dl) % * % rep( 1, n), 3) )   #修正死亡个数

cat( "\n\n")

cat( "第一轮修正死亡个数", "\n\n")

print( first. step. events)   #打印表 2 - 13 中的数据


#下面开始以 fstart 为初始分布迭代估计生存函数

dmat = cbind( nD = nDvec, nL = nLvec, nR = nRvec)

        #合并三列数据：死亡数据、左删失、右删失

gfunc = function( fvec, dmat) {
```

```
nr = nrow( dmat)
dl = array( 0, dim = rep( nr, 2) )
for ( i in 2 : nr)  if ( dmat[ i, "nL"]  > 0)
dl[ i, 1 : i] = dmat[ i, "nL"] * diff( c( 0, fvec[ 1 : i] ) ) /fvec[ i]
newdth = dmat[  , "nD"] + t( dl) % * % rep( 1, nr)
newY = rev( cumsum( rev( newdth + dmat[  , "nR"] ) ) )
1 – cumprod( 1 – newdth/newY)
}
niter = 10    #迭代次数
dblCns = array( 0, dim = c( n, niter) )
newf = fstart
for( i in 1 : niter) {
   dblCns[  , i] = newf = gfunc( newf, dmat)
}
est. sfun = 1 – dblCns    #生存函数估计
cat( "\n\n")
cat( "打印 10 次迭代产生的生存函数", "\n\n")
print( round( est. sfun, 3) )
```

方法二: R 软件中 survreg 和 survfit 函数可以直接对区间删失数据进行处理, 将左删失数据表示为 $(-\infty, t_2]$ 的形式, 右删失数据表示为 $[t_1, +\infty)$ 的形式, 则可以用处理区间删失数据的方式处理双删失数据.

```
library( "survival")
l_censor < – c( 20, 20, 20, 20, 21, 21, 21, 21, 21, 21, 22, 22,
             22, 22, 22, 22, 22, 22, 23, 23)        #左删失数据
death < – c( 14, 14, 15, 15, 15, 16, 16, 16, 16, 16, 16, 16, 16, 16, 16, 17,
           17, 17, 17, 17, 17, 17, 17, 17, 17, 17, 17, 17, 18, 18, 18, 18,
           18, 19, 19, 19, 20, 20, 21, 22, 22, 23, 26)    #死亡数据
r_censor1 < – c( 19, 20, 20, 20, 20, 20, 20, 20, 20, 20, 20, 20, 20, 20)
r_censor2 < – rep( 21, 20)
r_censor3 < – rep( 22, 30)
r_censor4 < – rep( 23, 10)
```

r_censor < − c(r_censor1, r_censor2, r_censor3, r_censor4,

     24, 24, 24, 25, 25, 25, 25, 26, 26, 26, 26)   #右删失数据

left < − rep(− Inf, length(l_censor))

right < − rep(Inf, length(r_censor))

start < − c(left, death, r_censor)

stop < − c(l_censor, death, right)

fit < − survfit(Surv(start, stop, type = "interval2") ~ 1, conf. type = "plain")

summary(fit)

2.5　区间删失数据生存函数的估计

从区间删失数据$\{(L_i, R_i], i = 1, \cdots, n\}$能够得到的唯一信息是研究对象发生失效事件的时间在$(L_i, R_i]$时间区间内,但并不知道确切的失效事件发生时间点. 本节将介绍用修正的 Turnbull(1976) 迭代过程构造生存函数 K − M 估计的方法.

在 2.1 节中介绍的 K − M 估计给出了一列具体死亡时间点上的生存概率估计值,但是区间删失数据没有具体死亡时间点,只有时间范围,为了计算 K − M 估计,我们要先从这些区间中选择一些点作为死亡时间点,不妨将所有区间的端点作为死亡时间点. 令 $0 = \tau_0 < \tau_1 < \tau_2 < \cdots < \tau_m$ 是所有删失区间端点的排序,$m \leqslant 2n$,我们会发现任意一个事件发生区间$(L_i, R_i]$都可以表示成若干个小区间$(\tau_{j-1}, \tau_j]$的并,为了刻画事件发生时间点和区间删失数据的关系,我们定义函数

$$\alpha_{ij} = \begin{cases} 1, & (\tau_{j-1}, \tau_j] \subseteq (L_i, R_i] \\ 0, & (\tau_{j-1}, \tau_j] \not\subseteq (L_i, R_i] \end{cases} \quad (2.20)$$

其中 α_{ij} 是第 j 个小区间 $(\tau_{j-1}, \tau_j]$ 是否在第 i 个事件发生区间$(L_i, R_i]$内的示性变量. 将 $\tau_1, \tau_2, \cdots, \tau_m$ 作为死亡时间点,在采用 Efron 尾部修正的假定下,我们将给出每一死亡时间点上生存概率的估计.

修正 Turnbull 算法的步骤:

步骤 0:给出初始估计 $\hat{S}_0(t)$. 初始估计的选择不是唯一的,任意一个合理的初始估计都是可行的,我们可以采用每个死亡时间点 $\tau_1, \cdots, \tau_m$ 上等死亡概率时对应的初始生存函数,也可以采用如下的构造方法.

从一个研究对象的角度出发,因为共有 n 个失效事件发生区间,他在这 n 个区间的某一个区间$(L_i, R_i]$失效的概率是 $\frac{1}{n}$,对一个给定的失效事件发生区间$(L_i, R_i]$,其中会有多个 τ_j,

将 $\frac{1}{n}$ 的概率平均地分配到所含的 τ_j 上,则一个给定的事件在每个 τ_j 上发生的概率为 $\frac{1}{n} \times$

$\dfrac{1}{\sum\limits_{j=0}^{m} I_{\{\tau_j \in (L_i, R_i]\}}}$. 而每一个端点 τ_j 可能会属于多个失效事件发生区间,τ_j 上的总死亡概率 $p_j^{(0)}$

是所有包含 τ_j 的失效事件发生区间所分配给 τ_j 的死亡概率之和

$$p_j^{(0)} = \sum_{\substack{i=1 \\ \tau_j \in (L_i, R_i]}}^{n} \frac{1}{n} \times \frac{1}{\sum\limits_{j=0}^{m} I_{\{\tau_j \in (L_i, R_i]\}}}$$

步骤$(K+1)-1$:估计发生在时间 τ_j 上的事件数

$$\hat{d}_j^{(K+1)} = \sum_{i=1}^{n} \frac{\alpha_{ij} p_j^{(K)}}{\sum_k \alpha_{ik} p_k^{(K)}}, K = 0, 1, \cdots$$

由于分子中有 α_{ij},$\sum_k \alpha_{ik} p_k^{(K)}$ 是包含 τ_j 的一个失效事件发生区间中所有端点的死亡概率之和.

步骤$(K+1)-2$:估计 τ_j 处的风险暴露数 $\hat{Y}_j^{(K+1)} = \sum\limits_{k=j}^{m} \hat{d}_k^{(K+1)}$.

步骤$(K+1)-3$:使用$(K+1)-1$,$(K+1)-2$ 步骤中得到的死亡个数和风险暴露数,计算乘积限估计(2.2)式,其结果记为 $\hat{S}_{(K+1)}(t)$ 并计算各点的死亡概率 $p_j^{(K+1)} = \hat{S}_{(K+1)}(t_{j-1}) - \hat{S}_{(K+1)}(t_j)$. 基于 $p_j^{(K+1)}$ 进行新一轮的估计.

当 $\hat{S}_{(K+1)}(t)$ 和 $\hat{S}_{(K)}(t)$ 在 $t = t_1, \cdots, t_m$ 各点都非常接近时停止迭代. 此时,最后得到的 $\hat{S}_{(K+1)}(t)$ 就是区间删失数据生存函数的估计.

例 2.8 有 15 位妇女为了治疗乳腺癌已经做了乳房肿瘤切除手术,手术后她们被定期追踪观察以检查癌细胞是否转移. 当发现有转移时,只能知道癌细胞转移发生的时间位于最后两次检查的时间区间之内,所以这是一个区间删失的数据,最终得到的数据如下(单位:月):

$(8,10]$, $(10,15]$, $(12,16]$, $(12,14]$, $(9,15]$, $(12,18]$, $(20,24]$, $(10,13]$, $(14,15]$, $(25,33]$, $(33,44]$, $(18,22]$, $(19,25]$, $(13,22]$, $(11,15]$

以所有区间的端点作为死亡时间点,其排序见表 2-13 的第一列. 包含 $\tau_4 = 11$ 的区间有:$(10,15]$,$(9,15]$ 和 $(10,13]$,研究对象在 $\tau_4 = 11$ 上死亡的概率为:

$$p_4 = \frac{1}{15} \times \frac{1}{5} + \frac{1}{15} \times \frac{1}{6} + \frac{1}{15} \times \frac{1}{3} \approx 0.0467$$

类似可计算其它死亡时间点上的初始死亡概率. 表 2-14 的第 1~6 列给出了第一轮迭代的计算过程和结果. 表 2-14 的第 7 列给出了生存函数的最终估计.

表 2 - 14　区间删失数据生存函数估计的计算过程

τ_i	死亡概率	初始 $\hat{S}_0(\tau_i)$	死亡数目 $\hat{d}_i^{(1)}$	风险暴露数 $\hat{Y}_i^{(1)}$	更新 $\hat{S}_{(1)}(\tau_i)$	最终 $\hat{S}(\tau_i)$
0	0	1	0	15	1.0000	1.0000
8	0	1	0	15	1.000	1.000
9	0.0333	0.9667	0.4286	15	0.9714	1.000
10	0.0444	0.9223	0.6486	14.5714	0.9282	0.9255
11	0.0467	08756	0.3663	13.9229	0.9038	0.9255
12	0.0633	0.8123	0.6271	13.5566	0.8620	0.9225
13	0.1267	0.6856	2.3186	12.9294	0.7074	0.6066
14	0.1140	0.5716	1.8341	10.6109	0.5851	0.6065
15	0.1806	0.3910	3.1553	8.7768	0.3748	0.3661
16	0.0395	0.3515	0.2469	5.6215	0.3583	0.3661
18	0.0229	0.3286	0.0935	5.3746	0.3521	0.3661
19	0.0095	0.3191	0.0872	5.2811	0.3463	0.3661
20	0.0484	0.2707	0.6901	5.1939	0.3003	0.3661
22	0.0817	0.1890	1.7852	4.5038	0.1812	0.1333
24	0.0500	0.1390	0.6337	2.7156	0.1390	0.1333
25	0.0167	0.1223	0.0849	2.0849	0.1333	0.1333
33	0.0667	0.0556	1	2	0.0667	0.0667
34	0.0667	0	1	1	0.0000	0.0000

应用注释

例 2.8 R 程序代码

方法一: 迭代过程的实现

```
rm( list = ls( ) )
#Svec 为生存函数, alpha 为死亡点的死亡概率
Hfunc <- function( Svec, alpha) {
    pvec <-- diff( c( 1, Svec) )
    qvec <- 1/c( alpha% * % pvec)    #alpha% * % pvec 是各死亡区间的总死亡概率
    dvec <- pvec * c( qvec% * % alpha)    #死亡个数
    Yvec <- rev( cumsum( rev( dvec) ) )    #风险暴露数
    cumprod( 1 - dvec/Yvec)
```

```
}
left <- c(8, 10, 12, 12, 9, 12, 20, 10, 14, 25, 33, 18, 19, 13, 11)
right <- c(10, 15, 16, 14, 15, 18, 24, 13, 15, 33, 44, 22, 25, 22, 15)
times <- c(0, sort(unique(c(left, right))))   #死亡时间点排序
nobs <- length(left)   #事件发生区间个数
ntim <- length(times)    #死亡时间点个数
alpha <- t(outer(times, left, function(x, y) x > y)  *
                outer(times, right, function(x, y) x <= y))
nTimes <- length(times)
sinit <-((nTimes - 2) : 0) /nTimes
sold <- c(1, sinit)    #等死亡概率时的生存函数初始分布
cat("Show the history of interations: ", "\n\n")
for(i in 1 : 100) {
    snew <- Hfunc(sold, alpha)
    cat(i, "th iteration change = ", round(sum(abs(snew - sold)), 4), "\n")
    sold <- snew
}
results <- cbind(times = times[1 : ntim - 1], surv = round(sold, 5))
cat("Produce results", "\n")
print(results)
```

方法二: R 软件中 survreg 和 survfit 函数可以直接处理区间删失数据,下面是直接对区间删失数据估计生存函数的程序. 将程序代码中的 survfit 换为 survreg, 可以对区间删失数据进行参数模型的拟合.

```
left <- c(8, 10, 12, 12, 9, 12, 20, 10, 14, 25, 33, 18, 19, 13, 11)
right <- c(10, 15, 16, 14, 15, 18, 24, 13, 15, 33, 44, 22, 25, 22, 15)
fit <- survfit(Surv(left, right, type = "interval2") ~1, conf. type = "plain")
summary(fit)
```

2.6 右截尾数据生存函数的估计

右截尾数据的特点是只有在截尾事件之前发生失效事件的研究对象才被包含在研究之

内. 这类数据常出现在艾滋病的相关研究中,如图 $2-5$. T_i 为个体 i 被传染的时间,X_i 是从感染到发病的时间,τ 为研究结束时间,只有在 τ 之前发病的个体 i 才被包含在研究之中,即要求 $T_i + X_i \leqslant \tau$ 或者 $T_i \leqslant \tau - X_i$.

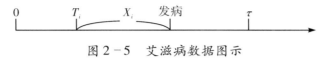

图 $2-5$　艾滋病数据图示

类似于左删失数据的处理方法,我们可以通过颠倒时间轴将右截尾数据转化为左截尾数据. 定义 $R_i = \tau - X_i$,则满足 $R_i \geqslant T_i$ 的个体被包含在研究之中,故 $\{R_i, \quad i = 1, \cdots, n\}$ 是左截尾数据集,且截尾时间为 T_i,由 2.2 节中对左截尾数据构造生存函数的方法,我们可以构造 $P[R > t | R \geqslant 0]$ 的乘积限估计式,即条件概率 $P[X < \tau - t | X < \tau]$ 的估计.

例 2.9　Lagakos 等(1988)报告了 258 名成人和 37 名儿童的艾滋病病毒感染和发病时间,观察期为 1978 年 4 月 1 日至 1986 年 6 月 30 日,这些患者都感染了艾滋病病毒并发病. 数据由两部分构成,表 $2-15$ 列出了该数据集.

表 $2-15$　成人和儿童的艾滋病发病时间

单位:年

病毒感染时间	成人发病时间	儿童发病时间
0.00	5	
0.25	6.75	
0.75	5,5,7.25	
1.00	4.25,5.75,6.25,6.5	5.5
1.25	4,4.25,4.75,5.75	
1.5	2.75,3.75,5,5.5,6.5	2.25
1.75	2.75,3,5.25,5.25	
2.00	2.25,3,4,4.5,4.75,5,5.25,5.25,5.5,5.5,6	
2.25	3,5.5	3
2.50	2.25,2.25,2.25,2.5,2.75,3,3.25,3.25,4,4,4	
2.75	1.25,1.5,2.5,3,3,3.25,3.75, 4.5,4.5,5,5.25,5.25,5.25,5.25	1
3.00	2,3.25,3.5,3.75,4,4,4.25,4.25,4.25,4.75,4.75,4.75,5	1.75
3.25	1.25,1.75,2,2,2.75,3,3,3.5,3.5,4.25,4.5	
3.50	1.25,2.25,2.25,2.5,2.75,2.75,3, 3.25,3.5,3.5,4,4,4.25,4.5,4.5	0.75

病毒感染时间	成人发病时间	儿童发病时间
3.75	1.25,1.75,1.75,2,2.75,3,3,3,4,4.25,4.25	0.75,1,2.75,3,3.5,4.25
4.00	1,1.5,1.5,2,2.25,2.75,3.5,3.75,3.75,4	1
4.25	1.25,1.5,1.5,2,2,2.25,2.5,2.5,2.5,3,3.5,3.5	1.75
4.50	1,1.5,1.5,1.5,1.75,2.25,2.25,2.5,2.5, 2.5,2.5,2.75,2.75,2.75,2.75,3,3,3,3.25,3.25	3.25
4.75	1,1.5,1.5,1.5,1.75,1.75,2,2.25,2.75, 3,3,3.25,3.25,3.25,3.25,3.25,3.25	1,2.25
5.00	0.5,1.5,1.5,1.75,2,2.25,2.25,2.25,2.5,2.5,3,3,3	0.5,0.75,1.5,2.5
5.25	0.25,0.25,0.75,0.75,0.75,1,1,1.25,1.25, 1.5,1.5,1.5,1.5,2.25,2.25,2.5,2.5,2.75	0.25,1,1.5
5.50	1,1,1,1.25,1.25,1.75,2,2.25,2.25,2.5	0.5,1.5,2.5
5.75	0.25,0.75,1,1.5,1.5,1.5,2,2,2.25	1.75
6.00	0.5,0.75,0.75,0.75,1,1,1,1.25, 1.25,1.5,1.5,1.75,1.75,1.75,2	0.5,1.25
6.25	0.75,1,1.25,1.75,1.75	0.5,1.25
6.50	0.25,0.25,0.75,1,1.25,1.5	0.75
6.75	0.75,0.75,0.75,1,1.25,1.25,1.25	0.5,0.75
7.00	0.75	0.75
7.25	0.25	0.25

由于该数据集建立在 8 年的观察期上,因此 $\tau=8$, $R=8-X$, R 为实际考察的生存时间随机变量,事件发生时间 $R_1,\cdots,R_D$ 与前面章节中的 $t_1,\cdots,t_D$ 表示的意义相同. 第 i 个死亡时间点 R_i 上的风险暴露数为

$$Y_i=\#\{j:T_j\leqslant R_i\leqslant R_j\}=\#\{j:R_j\geqslant R_i\}-\#\{j:T_j>R_i\}$$

如 $R_{12}=7$, $d_{12}=5$, $Y_{12}=\#\{j:R_j\geqslant7\}-\#\{j:T_j>7\}=18-1=17$. 表 2-16 列出了各死亡时间点上的 d_i, Y_i 和乘积限估计式.

表 2 - 16　右截尾 AIDS 发病时间分布的估计

T_i	X_i	$R_i = 8 - X_i$		d_i	Y_i	$P[X < x_i | X \leqslant 8]$
5. 25	0. 25		7. 75			
7. 25	0. 25	R_{15}	7. 75	2	2	0. 0000
5. 00	0. 50.		7. 50			
5. 50	0. 50		7. 50			
6. 00	0. 50		7. 50			
6. 25	0. 50		7. 50			
6. 75	0. 50	R_{14}	7. 50	5	7	0. 0243
3. 50	0. 75		7. 25			
3. 75	0. 75		7. 25			
5. 00	0. 75		7. 25			
6. 50	0. 75		7. 25			
6. 75	0. 75		7. 25			
7. 00	0. 75	R_{13}	7. 25	6	13	0. 0850
2. 75	1. 00		7. 00			
3. 75	1. 00		7. 00			
4. 00	1. 00		7. 00			
4. 75	1. 00		7. 00			
5. 50	1. 00	R_{12}	7. 00	5	17	0. 1579
6. 00	1. 25		6. 75			
6. 25	1. 25	R_{11}	6. 75	2	18	0. 2237
5. 00	1. 50		6. 50			
5. 25	1. 50		6. 50			
5. 50	1. 50	R_{10}	6. 50	3	19	0. 2516
3. 00	1. 75		6. 25			
4. 25	1. 75		6. 25			
5. 75	1. 75	R_9	6. 25	3	21	0. 2988
1. 50	2. 25		5. 75			
4. 75	2. 25	R_8	5. 75	2	19	0. 3486
5. 00	2. 50		5. 50			
5. 50	2. 50	R_7	5. 50	2	20	0. 3896
3. 75	2. 75	R_6	5. 25	1	18	0. 4329

T_i	X_i	$R_i = 8 - X_i$		d_i	Y_i	$P[X < x_i \mid X \leqslant 8]$
2. 25	3. 00		5. 00			
3. 75	3. 00	R_5	5. 00	2	17	0. 4584
4. 50	3. 25	R_4	4. 75	1	14	0. 5195
3. 75	3. 50	R_3	4. 50	1	13	0. 5594
3. 75	4. 25	R_2	3. 75	1	11	0. 6061
1. 00	5. 50	R_1	2. 50	1	3	0. 6667

应用注释

例 2.9 R 程序代码

```
library( survival)
library( KMsurv)    #可从 KMsurv 包中读取例 2.9 的数据 aids. txt
data( aids)
time_infect < − aids $ infect[ aids $ adult = =0]    #儿童的感染时间
time_induct < − aids $ induct[ aids $ adult = =0]    #儿童的发病时间
aidschildren. dat < − data. frame( time_infect, time_induct)
first. obs < − aidschildren. dat $ time_infect
last. obs < −8 − aidschildren. dat $ time_induct +0. 001    #定义 R_i = 8 − X_i
work. dat < − data. frame( first. obs, last. obs)
status < − rep( 1, 37)    #状态示性变量
surv. data < − Surv( first. obs, last. obs, status)
surv. result < − survfit( surv. data ~ 1, conf. type = "plain")
print( summary( surv. result) )
```

2.7 基于截尾和双区间删失数据的自一致估计

本节所讨论的数据是一类非常复杂的数据类型,每一个事件的起始时间和终点时间的观测都是区间删失的,终点时间还存在截尾. 假设 X 表示起始事件发生的时间随机变量,其分布函数为 $H(x)$,密度函数为 $h(x)$,T 是终点事件发生的时间随机变量,则 $S = T - X$ 为研究对象的生存时间,其分布函数为 $F(s)$,密度函数为 $f(s)$. X 的观测为区间删失数据 $[E_i, R_i]$,$i = 1, \cdots, n$,T 的观测为区间删失数据 $A_i = [L_i, U_i]$,$i = 1, \cdots, n$,且有截尾区间 $B_i = [B_i^1,$

$B_i^2]$, $i = 1, \cdots, n$. 每一个观察对象对应一个数据 $\{[E_i, R_i], A_i, B_i\}$, $i = 1, \cdots, n$, 如图 $2-6$. 我们的目的是在 X 和 S 独立的条件下估计 $H(x)$ 和 $F(s)$.

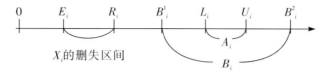

图 $2-6$　双区间删失截尾数据

令 $v_0 = 0 < v_1 < \cdots < v_k$ 是 $\{0, E_i, E_i + 1, \cdots, R_i; i = 1, \cdots, n\}$ 的有序可分元素, 即 $0, v_1, \cdots, v_k$ 是所有 $[E_i, R_i]$ 的端点及其间间隔为 1 的点的总排序. 令 $u_0 = 0 < u_1 < \cdots < u_m$ 是 $\{0, L_i - R_i, L_i - R_i + 1, \cdots, U_i - E_i; i = 1, \cdots, n\}$ 的有序元素, 即所有可测量的可能生命长度的总排序. 定义

$$\varphi_{il} = \begin{cases} 1, & v_l \in [E_i, R_i] \\ 0, & v_l \notin [E_i, R_i] \end{cases}$$

$$\alpha_{ij} = \begin{cases} 1, & u_j \in [L_i - R_i, U_i - E_i] \\ 0, & u_j \notin [L_i - R_i, U_i - E_i] \end{cases}$$

$$\beta_{ij} = \begin{cases} 1, & u_j \in [B_i^1 - R_i, B_i^2 - E_i] \\ 0, & u_j \notin [B_i^1 - R_i, B_i^2 - E_i] \end{cases}$$

α_{ij} 为事件"生命长度 u_j 是第 i 个数据的可记录生命长度"的示性函数, β_{ij} 为事件"生命长度 u_j 对第 i 个数据未截尾"的示性函数.

如果 f_j 已知, 令 $h_l = H(v_l) - H(v_{l-1}) = P(X = v_l)$, 条件似然函数

$$
\begin{aligned}
L &= \prod_{i=1}^{n} \frac{P(X_i \in [E_i, R_i], T_i \in A_i)}{P(X_i \in [E_i, R_i], T_i \in B_i)} \\
&= \prod_{i=1}^{n} \frac{\sum_{v_l \in [E_i, R_i]} P(X_i = v_l, T_i \in A_i)}{\sum_{v_l \in [E_i, R_i]} P(X_i = v_l, T_i \in B_i)} \\
&= \prod_{i=1}^{n} \frac{\sum_{v_l \in [E_i, R_i]} P(X = v_l) P(T_i \in A_i \mid X = v_l)}{\sum_{v_l \in [E_i, R_i]} P(X = v_l) P(T_i \in B_i \mid X = v_l)} \\
&= \prod_{i=1}^{n} \frac{\sum_{l=1}^{k} \varphi_{il} h_l {\varphi_{il}}^{*}}{\sum_{l=1}^{k} \varphi_{il} h_l {\eta_{il}}^{*}}
\end{aligned}
\tag{2.21}
$$

其中 $\varphi_{il}^* = \begin{cases} \sum\limits_{u_j = L_i - v_l}^{U_i - v_l} f_j, & v_l \in [E_i, R_i] \\ 0, & v_l \notin [E_i, R_i] \end{cases}$, $\eta_{il}^* = \begin{cases} \sum\limits_{u_j = B_i^1 - v_l}^{B_i^2 - v_l} f_j, & v_l \in [E_i, R_i] \\ 0, & v_l \notin [E_i, R_i] \end{cases}$, 对 $H(x)$ 的估计问题退

化为在 $\sum\limits_{l=1}^{k} h_l = 1$ 的条件下,根据(2.21)式求条件似然函数 L 关于 $\{h_l\}$ 的极值.

如果 h_j 已知,令 $f_j = F(u_j) - F(u_{j-1})$,条件似然函数

$$
\begin{aligned}
L &= \prod_{i=1}^{n} \frac{P(S_i \in [L_i - R_i, U_i - E_i], X_i + S_i \in A_i)}{P(S_i \in [L_i - R_i, U_i - E_i], X_i + S_i \in B_i)} \\
&= \prod_{i=1}^{n} \frac{\sum\limits_{u_j \in [L_i - R_i, U_i - E_i]} P(S_i = u_j, X_i + S_i \in A_i)}{\sum\limits_{u_j \in [L_i - R_i, U_i - E_i]} P(S_i = u_j, X_i + S_i \in B_i)} \\
&= \prod_{i=1}^{n} \frac{\sum\limits_{u_j \in [L_i - R_i, U_i - E_i]} P(S_i = u_j) P(X_i + S_i \in A_i \mid S_i = u_j)}{\sum\limits_{u_j \in [L_i - R_i, U_i - E_i]} P(S_i = u_j) P(X_i + S_i \in B_i \mid S_i = u_j)} \\
&= \prod_{i=1}^{n} \frac{\sum\limits_{j=1}^{m} \alpha_{ij} f_j \alpha_{ij}^*}{\sum\limits_{j=1}^{m} \alpha_{ij} f_j \beta_{ij}^*}
\end{aligned} \tag{2.22}
$$

其中

$$
\alpha_{ij}^* = \begin{cases} \sum\limits_{\{v_l : v_l + u_j \in A_i\}} h(v_l), & u_j \in [L_i - R_i, U_i - E_i] \\ 0, & else \end{cases}
$$

$$
\beta_{ij}^* = \begin{cases} \sum\limits_{\{v_l : v_l + u_j \in B_i\}} h(v_l), & u_j \in [B_i^1 - R_i, B_i^2 - E_i] \\ 0, & else \end{cases}
$$

对 $F(s)$ 的估计问题退化为在 $\sum\limits_{j=1}^{m} f_j = 1$ 的条件下,根据(2.22)式求条件似然函数 L 关于 $\{f_j\}$ 的极值.

估计步骤: 令 $h = (h_1, h_2, \cdots, h_k)$,$f = (f_1, f_2, \cdots, f_m)$,

步骤 0: 记 h^0 为基于区间删失数据 $\{[E_i, R_i]; i = 1, \cdots, n\}$ 的极大似然估计,由 2.5 节中的方法得到.

步骤 $(K+1)$-1: 我们记经过 K 次迭代后的起始时间的概率密度函数为 h^K,生存时间的概率密度函数为 f^K,求(2.22)式中 $\{f_j\}$ 的极大似然估计并记为 f^{K+1},其可通过下面的自一致性方程迭代得到.

$$f_j^{K+1} = \frac{1}{M(f^K,h^K)} \sum_{i=1}^{n} \left[\mu_{ij}(f^K,h^K) - v_{ij}(f^K,h^K) \right], j = 1,\cdots,m \qquad (2.23)$$

其中

$$\mu_{ij}(f,h) = \frac{\alpha_{ij}\alpha_{ij}^* f_j}{\sum\limits_{j=1}^{m} \alpha_{ij}\alpha_{ij}^* f_j}, v_{ij}(f,h) = \frac{(1-\beta_{ij}\beta_{ij}^*) f_j}{\sum\limits_{j=1}^{m} \beta_{ij}\beta_{ij}^* f_j}, M(f,h) = \sum_{i=1}^{n}\sum_{j=1}^{m} \left[\mu_{ij}(f,h) + v_{ij}(f,h) \right].$$

步骤 $(K+1)$ -2:在步骤 $(K+1)$ -1 中确定了 f^{K+1} 的条件下,求 (2.21) 式中的 $\{h_j\}$ 的极大似然估计并记为 h^{K+1},其可通过下面的自一致性方程迭代得到, $K = 0,1,2,\cdots$.

$$h_l^{K+1} = \frac{1}{M^*(h^K,f^{K+1})} \sum_{i=1}^{n} \left[\mu_{il}^*(h^K,f^{K+1}) - v_{il}^*(h^K,f^{K+1}) \right], l = 1,\cdots,k \qquad (2.24)$$

其中

$$\mu_{il}^*(h,f) = \frac{\varphi_{il}\varphi_{il}^* h_l}{\sum\limits_{l=1}^{k} \varphi_{il}\varphi_{il}^* h_l}, v_{il}^*(h,f) = \frac{(1-\varphi_{il}\eta_{il}^*) h_l}{\sum\limits_{l=1}^{k} \varphi_{il}\eta_{il}^* h_l}, M^*(h,f) = \sum_{i=1}^{n}\sum_{l=1}^{k} \left[\mu_{il}^*(h,f) + v_{il}^*(h,f) \right].$$

完成步骤 $(K+1)$ -2 后,再回到步骤 $(K+1)$ -1 进行循环直至收敛,即满足

$$\forall \varepsilon > 0, \sum_{j=1}^{m} | f_j^{t+1} - f_j^t | \leqslant \varepsilon, \sum_{i=1}^{k} | h_l^{t+1} - h_l^t | \leqslant \varepsilon$$

2.8 生命表分析

生命表是分析种群生存与死亡的统计工具,又被称为死亡表、死亡率表,它描述了某群体死亡规律的概率分布. 生命表方法是测定死亡率和描述群体生存现象的最古老的技巧之一,这个技巧已被保险精算师、人口学家、政府机构及医学研究者广泛应用于研究生存现象、人口增长、生育率、人口迁移、婚姻持续时间长度及人的工作年限等各种问题. 概括在特定时期内,特定人口死亡情况的生命表统称为人口生命表,如全国人口生命表、寿险生命表、中国企业家生命表等. 生命表方法被应用到患有某种疾病且在一定时期受到跟踪研究的病人身上时,对病人构造出的生命表叫做临床生命表. 人口生命表和临床生命表在计算方法上是相似的,但数据来源不同.

当数据中存在随机删失时,构造生存函数的估计主要有两种方法:第一种方法是生命表分析法,这种方法适合于样本量很大(例如:数以千计)或数据按区间分组等情形;第二种方法便是乘积限估计. 由于计算机使用越来越广泛,乘积限估计可用于小样本、中样本以及大样本等各种情形. 生命表估计与乘积限估计实质上是一样的,很多作者也把乘积限估计称作寿命表估计,二者的差别在于乘积限估计基于时间点,而生命表估计是基于按区间的分组时

间数据,因而乘积限估计是寿命表估计在各个区间只含一个观察值时的一种特殊情形.

构造生命表有三个基本假设:删失时间与死亡时间独立;删失时间和死亡时间在每个区间上均匀分布;死亡力在区间内是常数. 基于这三条假设,下面描述团体生命表的基本构造方法.

1. 第一列给出时间区间的划分,$I_j = [a_{j-1}, a_j)$,$(j = 1, \cdots, k+1)$各区间相邻但不重叠,$a_0 = 0, a_{k+1} = \infty$.

2. 第二列给出进入第 j 个区间的研究对象数 Y'_j,这些研究对象还没有发生失效事件.

3. 第三列给出第 j 个区间的删失个数 W_j.

4. 第四列给出在第 j 个区间中,风险暴露数的估计值 $Y_j = Y'_j - \dfrac{W_j}{2}$.

5. 第五列给出第 j 个区间中的事件发生数 d_j.

6. 第六列给出第 j 个区间起点处生存函数的估计 $\hat{S}(a_{j-1})$,这是生命表的主要任务,所用的方法是乘积限估计. $\hat{S}(a_0) = 1, \hat{S}(a_j) = \hat{S}(a_{j-1})\left[1 - \dfrac{d_j}{Y_j}\right] = \prod\limits_{i=1}^{j}\left[1 - \dfrac{d_j}{Y_j}\right]$,定义 $\hat{q}_j = \dfrac{d_j}{Y_j}, \hat{p}_j = 1 - \hat{q}_j$,则 $\hat{S}(a_j) = \hat{S}(a_{j-1})\hat{p}_j$.

7. 第七列给出第 j 个区间中点 $a_{mj} = (a_j + a_{j-1})/2$ 处的概率密度函数的估计 $\hat{f}(a_{mj})$

$$\hat{f}(a_{mj}) = \frac{\hat{S}(a_{j-1}) - \hat{S}(a_j)}{a_j - a_{j-1}} = \frac{\hat{S}(a_{j-1})\hat{q}_j}{a_j - a_{j-1}} \tag{2.25}$$

8. 第八列给出第 j 个区间中点处危险率的估计 $\hat{h}(a_{mj})$,

$$\hat{h}(a_{mj}) = \frac{\hat{f}(a_{mj})}{\hat{S}(a_{mj})} = \frac{2\hat{f}(a_{mj})}{\hat{S}(a_{j-1}) + \hat{S}(a_j)} = \frac{2\hat{q}_j}{(a_j - a_{j-1})(1 + \hat{p}_j)} \tag{2.26}$$

$\hat{h}(a_{mj})$ 也可以定义为每个单位时间的事件发生数 $\hat{h}(a_{mj}) = \dfrac{d_j}{(a_j - a_{j-1})\left(Y_j - \dfrac{d_j}{2}\right)}$.

9. 第九列是第 j 个区间起点处生存函数 $\hat{S}(a_{j-1})$ 的标准差的估计,Greenwood(1926)将其定义为:

$$\hat{SE}(\hat{S}(0)) = \hat{SE}(1) = 0$$

$$\hat{SE}(\hat{S}(a_{j-1})) = \hat{S}(a_{j-1})\sqrt{\sum_{i=1}^{j-1}(\hat{q}_i/Y_i\hat{p}_i)}$$

$$= \hat{S}(a_{j-1})\sqrt{\sum_{i=1}^{j-1}\left[d_i/(Y_i + d_i)\right]} \tag{2.27}$$

10. 第十列是第 j 个区间中点处概率密度函数的标准差的估计

$$\frac{\hat{S}(a_{j-1})\hat{q}_j}{a_j - a_{j-1}} \sqrt{\sum_{i=1}^{j-1}\left(\frac{\hat{q}_i}{Y_i\hat{p}_i} + \frac{\hat{p}_j}{Y_j\hat{q}_j}\right)}$$

11. 生命表最后一列给出了第 j 个区间中点处死亡力函数标准差的估计

$$\left\{\frac{1 - \left[\hat{h}(a_{m_j})(a_j - a_{j-1})/2\right]^2}{Y_j\hat{q}_j}\right\}^{\frac{1}{2}}\hat{h}(a_{m_j}) \qquad (2.28)$$

在估计生命表的中位数时间时,我们可以先确定满足 $S(a_{j-1}) \geqslant 0.5$ 且 $S(a_j) \leqslant 0.5$ 的区间,然后用线性插值法得到中位数生存时间 $t_{0.5}$ 的估计,即 $t_{0.5}$ 满足

$$\frac{t_{0.5} - a_{j-1}}{a_j - a_{j-1}} = \frac{0.5 - \hat{S}(a_{j-1})}{\hat{S}(a_j) - \hat{S}(a_{j-1})} \qquad (2.29)$$

a_{i-1} 时间点的中位数剩余寿命 $mdrl(a_{i-1})$ 是一个加到 a_{i-1} 上的时间量,满足 $\frac{S(a_{i-1})}{2} = S(a_{i-1} + mdrl(a_{i-1}))$. 中位数剩余寿命的估计值也可以由插值法得到. 假设第 j 个区间中包含了生存概率 $\hat{S}(a_{i-1} + mdrl(a_{i-1}))$,则从下式中可以求得 $mdrl(a_{i-1})$.

$$\frac{a_{i-1} + mdrl(a_{i-1}) - a_{j-1}}{a_j - a_{j-1}} = \frac{\frac{\hat{S}(a_{i-1})}{2} - \hat{S}(a_{j-1})}{\hat{S}(a_j) - \hat{S}(a_{j-1})} \qquad (2.30)$$

我们用一个简单的例子来说明生命表的构造.

例 2.10 某临床试验对 20 名第 Ⅲ 或第 Ⅳ 期黑色素瘤患者进行随访研究,截至研究结束,记录的生存资料(单位:周)如下:

12.8,15.6,24.0 +,26.4,29.2,30.8 +,39.2,42.0,58.4 +,72.0,77.2,82.4,87.2 +,94.4,97.2 +,106.0 +,114.8,117.2 +,140.0,168.0 +

构造该数据的生命表,见表 2-17.

表 2-17 黑色素瘤患者的生命表

单位:周

$I_j = [a_{j-1}, a_j)$	Y'_j	W_j	Y_j	d_j	$\hat{S}(a_{j-1})$	$\hat{f}(a_{mj})$	$\hat{h}(a_{mj})$	$\hat{SE}(\hat{S}(a_{j-1}))$	区间中点概率密度函数的标准差的估计	区间中点死亡力函数标准差的估计
$[0,20)$	20	0	20	2	1	0.005	0.01	0.07	0.003	0.00
$[20,40)$	18	2	17	3	0.9	0.008	0.01	0.10	0.004	0.01
$[40,60)$	13	1	12.5	1	0.74	0.003	0.00	0.11	0.003	0.00
$[60,80)$	11	0	11	1	0.68	0.006	0.01	0.12	0.004	0.01

续表

$I_j = [a_{j-1}, a_j)$	Y'_j	W_j	Y_j	d_j	$\hat{S}(a_{j-1})$	$\hat{f}(a_{mj})$	$\hat{h}(a_{mj})$	$\hat{SE}(\hat{S}(a_{j-1}))$	区间中点概率密度函数的标准差的估计	区间中点死亡力函数标准差的估计
$[80, 100)$	9	2	8	1	0.56	0.007	0.01	0.12	0.005	0.01
$[100, 120)$	5	2	4	0	0.42	0.005	0.01	0.13	0.005	0.01
$[120, 140)$	2	0	2	0	0.31	0.000	0.00	0.13	0.000	0.00
$[140, 160)$	2	0	2	0	0.31	0.008	0.03	0.13	0.006	0.03
$[160, 180)$	1	1	0.5	0	016	0.000	0.00	0.13	0.000	0.00

基于表 2 – 17,由(2.29)式可计算患者的中位数寿命是 88.3 周;由(2.30)式可计算 20 周时的中位数剩余寿命为 75 周.

应用注释

例 2.10 SPSS 操作：

打开数据编辑器,输入数据"时间(time)"和"示性变量(delta)"→分析→生存函数→寿命表→"时间"选择"time","显示时间间隔"填写 0 到 200,间隔 20,"状态"选择"delta"→定义事件,选择单值输入"1"→继续→选项,"统计量"选择"寿命表","图"选择"生存函数"和"危险函数"→继续→确定.

例 2.10 SAS 程序代码

```
TITLE'表 2.17: 黑色素瘤的生命表';
data weaning;
    input week censor number;
    /*censor =0 表示删失, censor =1 表示事件发生; number 为对应删失或失效事件发生
    的个数*/
    cards;
12.8 1 1
15.6 1 1
24.0 0 1
26.4 1 1
29.2 1 1
30.8 0 1
```

39. 2 1 1

40. 2 1 1

58. 4 0 1

72. 0 1 1

77. 2 1 1

82. 4 1 1

87. 2 0 1

94. 4 1 1

97. 2 0 1

106. 0 0 1

114. 8 1 1

117. 2 0 1

140. 0 1 1

168. 0 0 1

;

```
proc lifetest method = life
    intervals = 0, 20, 40, 60, 80, 100, 120, 140, 160, 180;
    /∗ 可用代码 intervals = (0 to 180 by 20) ∗/
    time week ∗ censor (0);
    freq number;
run;
```

2.9　危险率函数的光滑估计

K－M 估计和 N－A 估计为生存数据的分析提供了重要的工具,但这两类估计提供的内容都十分有限. N－A 估计虽然给出了累积危险率函数 $H(t)$ 十分有效的估计,但是在大多数的应用中,研究者更感兴趣的是 $H(t)$ 的导数 $h(t)$,而 $\hat{H}_{NA}(t)$ 的斜率只是危险率函数的一个粗估计,在这一节中我们将讨论如何对粗估计进行核光滑.

$h(t)$ 的核光滑估计以 N－A 估计式 $\hat{H}(t)$ 及其方差 $Var[\hat{H}(t)]$ 为基础. 令

$$\Delta\hat{H}_{NA}(t_i) = \hat{H}_{NA}(t_i) - \hat{H}_{NA}(t_{i-1}) \qquad (2.31)$$

$$\Delta \hat{Var}[\hat{H}_{NA}(t_i)] = \hat{Var}[\hat{H}_{NA}(t_i)] - \hat{Var}[\hat{H}_{NA}(t_{i-1})] \tag{2.32}$$

$\Delta \hat{H}_{NA}(t_i)$ 表示时间点 t_i 处 $\hat{H}_{NA}(t_i)$ 的变化大小,它提供了死亡时间 t_i 处 $h(t)$ 的粗估计.
$\Delta \hat{Var}[\hat{H}_{NA}(t_i)]$ 表示在时间 t_i 处 $\hat{Var}[\hat{H}_{NA}(t_i)]$ 的变化大小. $h(t)$ 的核光滑估计就是将 t 附近
各死亡时间点上危险率粗估计的加权平均作为时间点 t 处 $h(t)$ 的估计,附近由带宽 b 决定,
加权的范围是时间区间 $[t-b, t+b]$,加权的方式由核函数 $K(.)$ 的选择来控制.

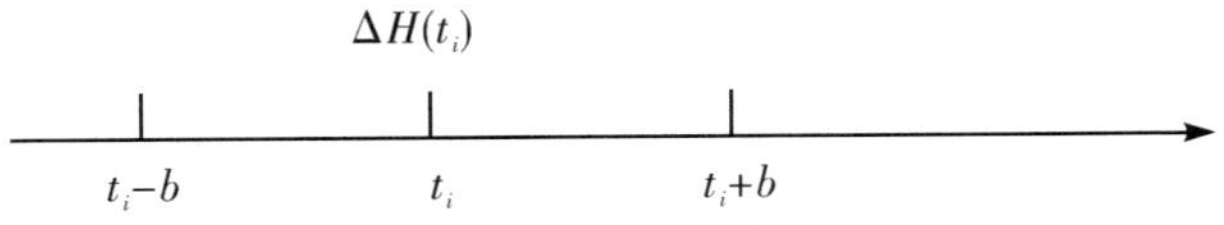

图 2-7 带宽

核函数 $K(.)$ 是定义在 $[-1,1]$ 上的对称函数,它确定时间区间 $[t_i-b, t_i+b]$ 中失效时
间点上的权重. $h(t)$ 的核光滑估计式及其方差为

$$\hat{h}(t) = b^{-1} \sum_{i=1}^{D} K\left(\frac{t-t_i}{b}\right) \Delta \hat{H}_{NA}(t_i) \tag{2.33}$$

$$\hat{\sigma}^2[\hat{h}(t)] = b^{-2} \sum_{i=1}^{D} K\left(\frac{t-t_i}{b}\right)^2 \Delta \hat{Var}[\hat{H}_{NA}(t_i)] \tag{2.34}$$

令 t_D 是最大的失效事件发生时间点,当 $b \leqslant t \leqslant t_D - b$ 时,可以使用对称核函数,常见的核
函数有赋予加权点相同权重的均匀核:

$$K(x) = \frac{1}{2}, \ -1 \leqslant x \leqslant 1 \tag{2.35}$$

赋予 t 点附近加权点更大权重的 Epanechnikov 核:

$$K(x) = 0.75(1-x^2), \ -1 \leqslant x \leqslant 1 \tag{2.36}$$

赋予 t 点附近加权点更大权重的二权重核:

$$K(x) = \frac{15}{16}(1-x^2)^2, \ -1 \leqslant x \leqslant 1 \tag{2.37}$$

当 $t < b$ 时,可以使用非对称核函数,定义 $q = \frac{t}{b}$,此时均匀核的形式为:

$$K_q(x) = \frac{4(1+q^3)}{(1+q)^4} + \frac{6(1-q)}{(1+q)^3}x, \ -1 \leqslant x \leqslant q \tag{2.38}$$

非对称的 Epanechnikov 核形式为:

$$K_q(x) = K(x)(\alpha_E + \beta_E x), \ -1 \leqslant x \leqslant q \tag{2.39}$$

其中 $\alpha_E = \dfrac{64(2-4q+6q^2-3q^3)}{(1+q)^4(19-18q+3q^2)}, \beta_E = \dfrac{240(1-q)^2}{(1+q)^4(19-18q+3q^2)}$.

非对称的二权重核形式为:

$$K_q(x) = K(x)(\alpha_{BW} + \beta_{BW}x), \ -1 \leqslant x \leqslant q \tag{2.40}$$

其中
$$\alpha_{BW} = \frac{64(8 - 24q + 48q^2 - 45q^3 + 15q^4)}{(1+q)^5(81 - 168q + 126q^2 - 40q^3 + 5q^4)} \tag{2.41}$$

$$\beta_{BW} = \frac{1120(1-q)^3}{(1+q)^5(81 - 168q + 126q^2 - 40q^3 + 5q^4)} \tag{2.42}$$

当 $t_D - b < t < t_D$ 时,定义 $q = \dfrac{t_D - t}{b}$,仍使用非对称核(2.38),(2.39)和(2.40),只需将其中的 x 换为 $-x$.

以危险率的平滑估计值为基础的置信区间的构造方法同 2.1.3 节中的方法相同,但是该置信区间估计的不再是 $h(t)$,而是比 $h(t)$ 光滑的一个危险率,我们将其记为 $h^*(t)$.

例2.11 一项研究为了评定乐吉林(6 – MP)对白血病维持缓解的能力,随机地对 42 位急性白血病患者使用 6 – MP 治疗或安慰剂,研究跟踪记录了 42 位患者的缓解时间,一年后停止研究,数据如下(单位:周):

使用 6 – MP 的患者(21 人):6,6,6,7,10,13,16,22,23,6 + ,9 + ,10 + ,11 + ,17 + ,19 + ,20 + ,25 + ,32 + ,32 + ,34 + ,35 +

使用安慰剂的患者(21 人):1,1,2,2,3,4,4,5,5,8,8,8,8,11,11,12,12,15,17,22,23

选取带宽 $b = 4$ 和 Epanechnikov 核,表 2 – 18 给出了使用 6 – MP 药物的病人在第 3 周、第 15 周和第 22 周时危险率的光滑估计所需要的计算.

表 2 – 18   6 – MP 病人 N – A 光滑估计所使用的权重

t_i	$\Delta \hat{H}_{NA}(t_i)$	$\Delta \hat{Var}[\hat{H}_{NA}(t_i)]$	$\dfrac{3-t_i}{4}$	$K\left(\dfrac{3-t_i}{4}\right)$	$\dfrac{15-t_i}{4}$	$K\left(\dfrac{15-t_i}{4}\right)$	$\dfrac{22-t_i}{4}$	$K\left(\dfrac{22-t_i}{4}\right)$
6	0.1429	0.0068	– 0.75	0.7031	2.25	0.0000	4.0	0.000
7	0.0588	0.0035	– 1.00	0.2908	2.00	0.0000	3.75	0.000
10	0.0667	0.0044	– 1.75	0.0000	1.25	0.0000	3.00	0.000
13	0.0833	0.0069	– 2.50	0.0000	0.50	0.5625	2.25	0.000
16	0.0909	0.0083	– 3.25	0.0000	– 0.25	0.7031	1.50	0.000
22	0.1429	0.0204	– 4.75	0.0000	– 1.75	0.0000	0.00	1.778
23	0.1667	0.0278	– 5.00	0.0000	– 2.00	0.0000	– 0.25	2.329

考虑 $t = 3$ 处的光滑估计,此时 t 处于时间区间 $(0, b)$ 即 $(0, 4)$ 中,使用非对称 Epanechnikov 核(2.39)式,$q = 0.75$,$\alpha_E = 1.0532$,$\beta_E = 0.2225$,危险率的光滑估计值由(2.33)式计算得 $\hat{h}(3) = 0.010387$,方差由(2.34)式计算得 $\hat{\sigma}[\hat{h}(3)] = 0.005997$. 当 $t = 15$ 时,t 处于时间区间 $(b, t_D - b)$ 即 $(4, 19)$ 中,使用对称 Epanechnikov 核(2.36)式,危险率的光滑估计值为 $\hat{h}(15) = 0.02770$,光滑估计的方差为 $\hat{\sigma}[\hat{h}(15)] = 0.01982$. 当 $t = 22$ 时,t 处于时间区间

$(t_D - b, t_D)$ 即 $(19, 23)$ 中,使用非对称 Epanechnikov 核 (2.39) 的形式,$q = 0.25$,$\alpha_E = 2.370$,$\beta_E = 3.765$,危险率的光滑估计值为 $\hat{h}(22) = 0.1605$,光滑估计的方差为 $\hat{\sigma}[\hat{h}(22)] = 0.1160$.

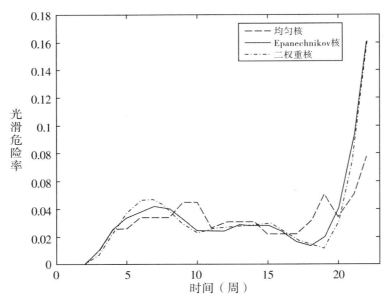

图 2-8   带宽为 4,选择不同核函数时对病人危险率的光滑估计

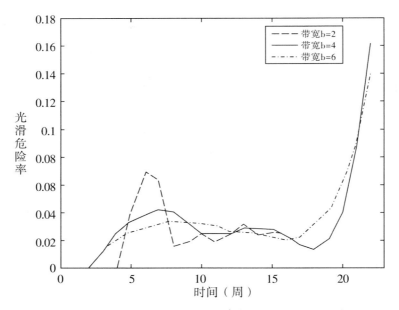

图 2-9   Epanechnikov 核和不同带宽时危险率的光滑估计

我们可以给出该数据的危险率在选择不同带宽和核函数时的平滑效果,见图 2-8 和图 2-9.

图 2 - 8 是带宽为 4,选择不同核函数时对危险率的光滑估计,图形说明不同的核函数产生了不同的平滑度,二权重核是最平滑的,均匀核则呈现出相当多的曲折. 图 2 - 9 展示了改变带宽对光滑危险率估计的影响,可见带宽的增加可以提供对危险率更为平滑的估计,但是要以估计值偏度的增加为代价. 所以,如何选择带宽是一个值得考虑的问题. 交叉校验法是选择带宽的一种方法,该方法通过最小化误差平方积分的期望(MISE)来决定带宽.

$$\mathrm{MISE}(h) = E\int_{\tau_L}^{\tau_U} [\hat{h}(u) - h(u)]^2 \mathrm{d}u \tag{2.43}$$

设 $h(t)$ 对应的平滑危险率为 $h^*(t)$,则

$$\mathrm{MISE}(h) = E\int_{\tau_L}^{\tau_U} [\hat{h}(u) - h^*(u) + h^*(u) - h(u)]^2 \mathrm{d}u$$

$$\approx E\int_{\tau_L}^{\tau_U} [\hat{h}(u) - h^*(u)]^2 \mathrm{d}u + \int_{\tau_L}^{\tau_U} [h^*(u) - h(u)]^2 \mathrm{d}u$$

MISE 的第一项是核光滑估计的方差,第二项是危险率相对光滑危险率的“偏项”. 小的带宽平滑度低,$h^*(u)$ 和 $h(u)$ 比较接近,会产生小的偏项,但是有一个大的方差项,当带宽较大时,情况相反,所以,最优的带宽是这两项折中的结果.

$$\mathrm{MISE}(h) = E\int_{\tau_L}^{\tau_U} [\hat{h}(u) - h(u)]^2 \mathrm{d}u$$

$$= E\int_{\tau_L}^{\tau_U} [\hat{h}(u)]^2 \mathrm{d}u - 2E\int_{\tau_L}^{\tau_U} [\hat{h}(u)h(u)] \mathrm{d}u + E\int_{\tau_L}^{\tau_U} [h(u)]^2 \mathrm{d}u$$

由上面的展开式可见只有核平滑估计式 $\hat{h}(u)$ 中含有核函数和带宽 b,上式最后一个积分与寻找 b 的最优值无关,可忽略,第一项积分由梯形法则可近似估计为 $\sum_{i=1}^{M-1} \left(\frac{u_{i+1} - u_i}{2}\right) [\hat{h}^2(u_i) + \hat{h}^2(u_{i+1})]$,第二项积分可用交叉检验估计值 $b^{-1}\sum_{i\neq j} K\left(\frac{t_i - t_j}{2}\right) \Delta\hat{H}_{NA}(t_i)\Delta\hat{H}_{NA}(t_j)$ 来近似. 因此,寻找最小化 MISE 的 b 值只需最小化下式:

$$g(b) = \sum_{i=1}^{M-1} \left(\frac{u_{i+1} - u_i}{2}\right) [\hat{h}^2(u_i) + \hat{h}^2(u_{i+1})] - 2b^{-1}\sum_{i\neq j} K\left(\frac{t_i - t_j}{2}\right)\Delta\hat{H}_{NA}(t_i)\Delta\hat{H}_{NA}(t_j)$$

应用注释

例 2.11 SAS 程序代码

Data EX312;

　input survtime status @ @ ;

```
datalines;
10 1 7 1 32 0 23 1 22 1 6 1 16 1 34 0 32 0 25 0 11 0 20 0 19
0 6 1 17 0 35 0 6 1 13 1 9 0 6 0 10 0
;


ods graphics on;
proc lifetest plots = H( BANDWIDTH = 4 KERNEL = BW)    METHOD = FH;
```
    / * BANDWIDTH 指定带宽的取值; KERNEL 指定所采用的核的形式, BW 为二权重
    核, E 为 E 核, U 为均匀核 * /
```
    time survtime * status (0);
run;
ods graphics off;
```

例 2. 11 R 程序代码

```
rm( list = ls( ) )
survtime < - c( 10, 7, 32, 23, 22, 6, 16, 34, 32, 25, 11, 20, 19, 6, 17, 35, 6, 13, 9, 6, 10)
status < - c( 1, 1, 0, 1, 1, 1, 1, 0, 0, 0, 0, 0, 0, 1, 0, 0, 1, 1, 0, 0, 0)
#均匀核
unifkern < - function( u) {
    kern < -( 1/2)  * ( abs( u)  < = 1)
    kern
}
#Epanechnikov 核
EPkern < - function( u) {
    kern < -( 0. 75)  * ( 1 - u^2)  * ( abs( u)  < = 1)
    kern
}
BWkern < - function( u) {                #二权重核;
    kern < -( 15/16)  * ( ( 1 - u^2) ^2)  * ( abs( u)  < = 1)
    kern
}
```

58

```
hazardsmooth <- function (Z, delta, bw, t0) {

    #Z 为时间, delta 为示性变量, bw 为带宽, t0 为求平滑时间点

    UZ <- unique( Z[ delta = = 1 ] )

    N <- length( UZ)

    UZ. order <- order( UZ)

    UZ <- UZ[ UZ. order]                     #死亡时间排序

    NA. est <- rep( 0, N)

    Y <- rep( 0, N)

    D <- rep( 0, N)

    D[ 1 ] <- sum( Z[ delta = = 1 ] = = UZ[ 1 ] )    #第一个死亡时间点上的死亡个数

    Y[ 1 ] <- sum( Z  > = UZ[ 1 ] )    #第一个死亡时间点上的风险暴露数

    NA. est[ 1 ] <- D[ 1 ] /Y[ 1 ]                  #第一个死亡时间点上危险率的估计

    for ( i in 2: N) {                        #N - A 估计

        D[ i ] <- sum( Z[ delta = = 1 ] = = UZ[ i ] )

        Y[ i ] <- sum( Z  > = UZ[ i ] )

        NA. est[ i ] <- NA. est[ i - 1 ] + D[ i ] /Y[ i ]

    }

    sigma2. h <- rep( 0, N)

    for ( i in 1: N) {

        sigma2. h[ i ] <- sum( ( UZ < = UZ[ i ] ) * ( D/Y^2) )

    }

    NA. var <- sigma2. h      #N - A 估计方差

    NA. se <- sqrt( NA. var)        #N - A 估计标准差

    DNA. est <- diff( c( 0, NA. est) )

    DNA. var <- diff( c( 0, NA. var) )

    normt0 <-( t0 - UZ) /bw

    tD <- max( UZ)                   #最大死亡时间点

    cat( "The largest event time tD = ", tD, "\n")

    #非对称 EP 核中的函数

    a. E <- function( q) {

        a. E <-( 64 * ( 2 - 4 * q + 6 * q^2 - 3 * q^3) ) /
```

```
        ( ( 1 + q)^4 * ( 19 - 18 * q + 3 * q^2) )
}
#非对称 EP 核中的函数
b. E < - function( q) {
    b. E < -( 240 * ( 1 - q)^2) /( ( 1 + q)^4 * ( 19 - 18 * q + 3 * q^2) )
}
#非对称二权重核中的函数
a. BW < - function( q) {
    a. BW < -( 64 * ( 8 - 24 * q + 48 * q^2 - 45 * q^3 + 15 * q^4) ) /
        ( ( 1 + q)^5 * ( 81 - 168 * q + 126 * q^2 - 40 * q^3 + 5 * q^4) )
}
#非对称二权重核中的函数
b. BW < - function( q) {
    b. BW < -( 1120 * ( 1 - q)^3) /( ( 1 + q)^5 *
        ( 81 - 168 * q + 126 * q^2 - 40 * q^3 + 5 * q^4) )
}
#非对称均匀核中的函数
a. U < - function( q) {
    a. U < -( 4 * ( 1 + q^3) ) /( 1 + q)^4
}
#非对称均匀核中的函数
b. U < - function( q) {
    b. U < -( 6 * ( 1 - q) ) /( 1 + q)^3
}
if ( t0 <  bw) {
    q < - t0/bw
    aE < - a. E( q = q)        # 或 aU < - a. U( q = q), 或 aBW < - a. BW( q = q)
    bE < - b. E( q = q)        #或 bU < - b. U( q = q), 或 bBW < - b. BW( q = q)
    kern. val < -( aE + bE * normt0) * ( - 1 < = normt0) * ( normt0 < = q) * EPkern
    ( normt0)
```

```
#或 kern. val <－( aU + bU * normt0) * (－1 < = normt0) * ( normt0 < = q ) * unifkern
#( normt0)
#或 kern. val <－( aBW + bBW * normt0) * (－1 < = normt0) * ( normt0 < = q) *
#BWkern( normt0)
}
if ( ( tD－bw <  t0)  & ( t0 < = tD) ) {
    q <－( tD－t0) /bw
    aE <－a. E( q = q)
    #或均匀核 aU <－a. U( q = q) , 或二权重核 aBW <－a. BW( q = q)
    bE <－b. E( q = q)
    #或均匀核 bU <－b. U( q = q) , 或二权重核 bBW <－b. BW( q = q)
    kern. val <－( aE + bE * (－normt0) ) * (－1 < =－normt0) * (－normt0 < = q) * EPkern
    (－normt0)
    #或 kern. val <－( aU + bU * (－normt0) ) * (－1 < =－normt0) * (－normt0 < = q) *
    #unifkern(－normt0)
    #kern. val <－( a. BW( q = q) + b. BW( q = q) * (－normt0) ) *
    #(－1 < =－normt0) * (－normt0 < = q) * BWkern(－normt)
}
if ( ( bw < = t0)  & ( t0 < = tD－bw) ) {
    aE <－1   #或均匀核 aU <－1, 或二权重核 aBW <－1
    bE <－0   #或均匀核 bU <－0, 或二权重核 bBW <－0
    kern. val <－EPkern( normt0)    #或均匀核 kern. val <－unifkern( normt0) ,
                                   #或二权重核 kern. val <－BWkern( normt0)
}
if( ( t0 < 0)  | ( t0  >  tD) ) {
    cat( "Error: please check your t value to see if it is in the range of 0 and tD. ")
    break
}
h. est <－( 1/bw) * sum( kern. val * DNA. est)          #( 2. 33) 式
h. var <－( 1/bw^2) * sum( kern. val^2 * DNA. var)      #( 2. 34) 式
h. se <－sqrt( h. var)
hsmooth <－matrix( c( h. est, h. se) , 2, 1)
```

```
Full <- data.frame( UZ, D, Y, NA.est, DNA.est, DNA.var, normt0, kern.val)
Reduced <- subset( Full, ( Full $ D > 0) )    #从上面的数据集 full 中选择死亡个数大
                                              #于 0 的数据组成子集
list( Reduced, hsmooth, c( aE, bE) )    #或均匀核( aU, bU) ,二权重核( aBW, bBW)
}
bw = 4                          #带宽的取值
tv = c( 3, 15, 22)              #求平滑危险率的三个时间点;
for ( j in 1:3) {
    t0 = tv[ j]
    hsmooth.est <- hazardsmooth( Z = survtime, delta = status, bw = bw, t0 = t0)
    cat( "Obtain the kernel smoothed estimator of h( t) at t = ",
        t0, "with a bandwidth b = ", bw, "\n")
    cat( "Show calculations like those in Table 2 - 17", "\n")
    print( hsmooth.est[ [ 1 ] ] )
    cat( "Show estimates of h( t) at t = ", t0, "and standard error: ", "\n")
    print( hsmooth.est[ [ 2 ] ] )
    cat( "Show values of two parameters alpha and beta in modified kernels: ", "\n")
    print( hsmooth.est[ [ 3 ] ] )
}
```

习题

1. 使用附录 A1 中案例题目一的数据,计算非浸润型和浸润型病人的生存函数估计值及其标准差.

2. 使用附录 A1 中案例题目一的数据,画出非浸润型病人累积死亡率的图形.

3. 使用附录 A1 中案例题目一的数据,找出浸润型病人手术后至少生存 60 个月的概率的 95% 线性置信区间.

4. 使用附录 A1 中案例题目二的数据,比较三个组的生存曲线.

5. 使用附录 A1 中案例题目三的数据,给出妇女进行人工流产的危险率的光滑估计.

6. 使用附录 A1 中案例题目四或五的数据,结合本章的内容,提出恰当的统计问题,并进行统计分析.

第 3 章　非参数估计的假设检验

本章将讨论危险率和生存函数估计的假设检验问题. 由于死亡率比生存函数包含更丰富的信息, 因此我们将重点放在对危险率的假设检验上.

3.1　单样本的检验

本节讨论单个样本的检验问题. 令 τ 表示最大观察时间, t_D 为最大的死亡时间点, 假设样本容量为 n, 时刻 t_i 的风险暴露数为 $Y(t_i)$, t_i 时刻的死亡个数为 d_i, 真实危险率为 $h(t)$, 期望危险率为 $h_0(t)$. 本节讨论的检验问题是:

$$H_0: \forall t \leqslant \tau, h(t) = h_0(t); \quad H_1: \exists t \leqslant \tau, h(t) \neq h_0(t) \tag{3.1}$$

由 N－A 估计, 危险率 $h(t)$ 在 t_i 时刻的粗估计为 $d_i / Y(t_i)$. 令 $W(t)$ 为权函数, 满足 $Y(t) = 0$ 时 $W(t) = 0$. 构造检验统计量:

$$Z(\tau) = O(\tau) - E(\tau)$$

其中 $O(\tau) = \sum_{i=1}^{D} W(t_i) \dfrac{d_i}{Y(t_i)}, E(\tau) = \int_0^{\tau} W(s) h_0(s) \mathrm{d}s$. 因此, $Z(\tau)$ 是危险率的估计与期望危险率之差的加权和. 零假设为真时 $Z(\tau)$ 的样本方差为

$$Var[Z(\tau)] = \int_0^{\tau} W^2(s) \dfrac{h_0(s)}{Y(s)} \mathrm{d}s \tag{3.2}$$

大样本情况下, 统计量 $A_1 = Z(\tau)^2 / Var[Z(\tau)]$ 服从自由度为 1 的卡方分布, 可用于检验双边问题 (3.1); 统计量 $A_2 = Z(\tau) / [Var(Z(\tau))]^{\frac{1}{2}}$ 服从标准正态分布, 可用来检验单边问题

$$H_0: \forall t \leqslant \tau, h(t) = h_0(t); \quad H_1: \exists t \leqslant \tau, h(t) > h_0(t) \tag{3.3}$$

当统计量 A_2 取值较大时, 拒绝 H_0.

$Z(\tau)$ 方差的另一估计为 $\hat{Var}[Z(\tau)] = \sum_{i=1}^{D} W(t_i)^2 \dfrac{d_i}{Y(t_i)^2}$, 若对某些 $t_i, h(t) > h_0(t)$ 为

真,则 $h(t)$ 在这些时间点上的估计值 $\dfrac{d_i}{Y(t_i)}$ 必定大于 $h_0(t_i)$,则

$$\sum_{i=1}^{D} W(t_i)^2 \frac{d_i}{Y(t_i)^2} > \int_0^{\tau} W^2(s) \frac{h_0(s)}{Y(s)} \mathrm{d}s$$

若将方差估计 $\hat{Var}[Z(\tau)] = \sum_{i=1}^{D} W(t_i)^2 \dfrac{d_i}{Y(t_i)^2}$ 用于检验统计量 A_1 和 A_2,由于方差变大,检验统计量的值变小,则有可能存在如下的情况:使用原估计量时零假设被拒绝,而使用方差估计量 $\hat{Var}[Z(\tau)]$ 后不能拒绝零假设. 所以,检验统计量的功效降低了. 若对某些 t_i,$h(t) < h_0(t)$ 为真,$h(t)$ 在这些时间点上的估计值 $\dfrac{d_i}{Y(t_i)}$ 必定小于 $h_0(t_i)$,则

$$\sum_{i=1}^{D} W(t_i)^2 \frac{d_i}{Y(t_i)^2} < \int_0^{\tau} W^2(s) \frac{h_0(s)}{Y(s)} \mathrm{d}s.$$

若将该方差估计 $\hat{Var}[Z(\tau)]$ 用于检验统计量 A_1 和 A_2,由于方差变小,检验统计量的值变大,则有可能存在如下的情况:使用原估计量不能拒绝零假设,而使用方差估计量 $\hat{Var}[Z(\tau)]$ 后零假设被拒绝. 所以,检验统计量变得更有效了.

若选择对数秩检验 $W(t) = Y(t)$,则

$$O(\tau) = \sum_{i=1}^{D} W(t_i) \frac{d_i}{Y(t_i)} = \sum_{i=1}^{D} d_i \tag{3.4}$$

$$E(\tau) = \int_0^{\tau} Y(s) h_0(s) \mathrm{d}s = Var[Z(\tau)] = \sum_{j=1}^{n} [H_0(T_j) - H_0(L_j)] \tag{3.5}$$

其中 $H_0(t)$ 是零假设为真时的累积危险率函数,T_j 是第 j 个研究对象退出研究的时间,L_j 是第 j 个研究对象进入研究的时间.

例3.1 有 20 个住院患者的生存数据,见表 3-3. 用单样本对数秩统计量来检验该组患者的危险率与表 3-1、表 3-2 中的标准生存概率反映的危险率是否相同. 表 3-4 给出了计算检验统计量的过程.

表 3-1　某地区男性标准生存率

年龄	生存率	年龄	生存率	年龄	生存率
20~21	0.96088	36~37	0.93646	52~53	0.86833
21~22	0.95919	37~38	0.93461	53~54	0.86007
22~23	0.95739	38~39	0.93260	54~55	0.85107
23~24	0.95557	39~40	0.93041	55~56	0.84126
24~25	0.95380	40~41	0.92801	56~57	0.83058

年龄	生存率	年龄	生存率	年龄	生存率
25 ~ 26	0.95215	41 ~ 42	0.92538	57 ~ 58	0.81902
26 ~ 27	0.95065	42 ~ 43	0.92250	58 ~ 59	0.80654
27 ~ 28	0.94927	43 ~ 44	0.91928	59 ~ 60	0.79308
28 ~ 29	0.94797	44 ~ 45	0.91564	60 ~ 61	0.77859
29 ~ 30	0.94670	45 ~ 46	0.91153	61 ~ 62	0.76307
30 ~ 31	0.94541	46 ~ 47	0.90688	62 ~ 63	0.74650
31 ~ 32	0.94408	47 ~ 48	0.90168	63 ~ 64	0.72890
32 ~ 33	0.94270	48 ~ 49	0.89596	64 ~ 65	0.71029
33 ~ 34	0.94126	49 ~ 50	0.88976	65 ~ 66	0.69071
34 ~ 35	0.93976	50 ~ 51	0.88310	66 ~ 67	0.67016
35 ~ 36	0.93816	51 ~ 52	0.87598	67 ~ 68	0.64865

表 3－2　某地区女性标准生存率

年龄	生存率	年龄	生存率	年龄	生存率
20 ~ 21	0.97263	36 ~ 37	0.96123	52 ~ 53	0.92341
21 ~ 22	0.97210	37 ~ 38	0.96007	53 ~ 54	0.91898
22 ~ 23	0.97158	38 ~ 39	0.95882	54 ~ 55	0.91431
23 ~ 24	0.97106	39 ~ 40	0.95748	55 ~ 56	0.90942
24 ~ 25	0.97052	40 ~ 41	0.95603	56 ~ 57	0.90430
25 ~ 26	0.96995	41 ~ 42	0.95448	57 ~ 58	0.89889
26 ~ 27	0.96935	42 ~ 43	0.95280	58 ~ 59	0.89304
27 ~ 28	0.96872	43 ~ 44	0.95096	59 ~ 60	0.88660
28 ~ 29	0.96805	44 ~ 45	0.94891	60 ~ 61	0.87943
29 ~ 30	0.96735	45 ~ 46	0.94664	61 ~ 62	0.87145
30 ~ 31	0.96662	46 ~ 47	0.94411	62 ~ 63	0.86261
31 ~ 32	0.96586	47 ~ 48	0.94132	63 ~ 64	0.85290
32 ~ 33	0.96505	48 ~ 49	0.93827	64 ~ 65	0.84230
33 ~ 34	0.96420	49 ~ 50	0.93497	65 ~ 66	0.83079
34 ~ 35	0.96328	50 ~ 51	0.93141	66 ~ 67	0.81830
35 ~ 36	0.96229	51 ~ 52	0.92756	67 ~ 68	0.80474

表 3－3　20 个住院患者的生存数据

性别	住院时年龄	跟踪期	性别	住院时年龄	跟踪期
男	53	1	男	31	31 +
男	57	1	男	23	32 +
男	55	1	女	25	33 +
男	22	22	男	30	35 +
女	25	35 +	女	32	34 +
女	20	26	女	37	26
女	25	33	女	34	31 +
女	48	10	男	41	22
女	47	15	男	44	20
女	25	36 +	女	45	20

表 3－4　单样本对数秩检验的计算

对象 j	性别	状态 d_i	进入年龄 L_i	退入年龄 T_i	$H_0(T_j)$ $= -\ln[S(T_j)]$	$H_0(L_j)$ $= -\ln[S(L_j)]$	$H_0(T_j) -$ $H_0(L_j)$
1	男	1	53	54	0.1613	0.1507	0.0106
2	男	1	57	58	0.2150	0.1996	0.0537
3	男	1	55	56	0.1856	0.1729	0.0127
4	男	1	22	44	0.0881	0.0435	0.0446
5	女	0	25	60	0.1284	0.0305	0.0979
6	女	1	20	46	0.0575	0.0278	0.0297
7	女	1	25	58	0.1131	0.0305	0.0826
8	女	1	48	58	0.1131	0.0637	0.0494
9	女	1	47	62	0.1478	0.0605	0.0873
10	男	0	25	61	0.2704	0.0490	0.2214
11	男	0	31	62	0.2924	0.0575	0.2349
12	女	0	23	55	0.0949	0.0294	0.0655
13	男	0	25	58	0.2150	0.0490	0. 166
14	女	0	30	65	0.1854	0.0339	0.1515
15	女	0	32	66	0.2005	0.0356	0.1649
16	女	1	37	63	0.1591	0.0407	0.1184
17	男	0	34	65	0.3700	0.0621	0.3079

对象 j	性别	状态 d_i	进入年龄 L_i	退入年龄 T_i	$H_0(T_j)$ $= -\ln[S(T_j)]$	$H_0(L_j)$ $= -\ln[S(L_j)]$	$H_0(T_j) -$ $H_0(L_j)$
18	男	1	41	63	0.3162	0.0776	0.2386
19	女	1	44	64	0.1716	0.0524	0.1192
20	男	1	45	65	0.3700	0.0926	0.2774
累计		12					2.5342

本例中 $A_1 = \dfrac{Z(\tau)^2}{Var[Z(\tau)]} = \dfrac{(O-E)^2}{E} = \dfrac{(12-2.5342)^2}{2.5342} = 35.3569$, A_1 服从自由度为 1 的卡方分布,本例中的 p 值接近于 0,故该组病人的危险率不同于普通民众的标准危险率.

3.2　两个或多个总体的检验

本节讨论两个或多个总体的检验问题. 假设有 K 个独立总体 $h_j(t)$, $j = 1,\cdots,K$,每个总体的样本都可以是右删失左截尾数据集,我们要考虑的检验问题为

$$H_0: \forall t \leqslant \tau, h_1(t) = h_2(t) = \cdots = h_K(t) \tag{3.6}$$

$$H_1: \exists t \leqslant \tau, \text{至少有一个 } h_j(t) \text{ 是不同的}$$

令 $0 = t_0 < t_1 < t_2 < \cdots < t_D$ 是来自 K 个总体的联合样本中所有死亡时间的总排序,Y_{ij} 是第 j 个样本在 t_i 时刻暴露于风险中的个数,d_{ij} 是第 j 个样本在 t_i 时刻观察的事件发生数. $d_i = \sum_{j=1}^{K} d_{ij}$ 是 t_i 时刻联合样本的死亡数,$Y_i = \sum_{j=1}^{K} Y_{ij}$ 是 t_i 时刻联合样本的风险暴露数.

若 H_0 为真,则各样本的死亡率估计应该非常接近由联合样本得到的危险率的估计 d_i/Y_i. 仅考虑第 j 个样本的数据,第 j 个总体死亡率的估计为 d_{ij}/Y_{ij}. 若第 j 个样本选择权函数 $W_j(t)$($Y_{ij} = 0$ 时 $W_j(t_i) = 0$),我们可以构造统计量

$$Z_j(\tau) = \sum_{i=1}^{D} W_j(t_i) \left(\frac{d_{ij}}{Y_{ij}} - \frac{d_i}{Y_i} \right) \tag{3.7}$$

$Z_j(\tau)$ 刻画了第 j 个总体的危险率偏离联合样本平均危险率的程度. 若 $Z_j(\tau) \to 0$ 对 $j = 1,\cdots,K$ 均成立,则 H_0 为真;若有一个 $Z_j(\tau) \to 0$ 不成立,则拒绝 H_0.

从(3.7)式可见,不同的总体,可选择不同的权函数. 实际中,经常使用的权函数为 $W_j(t_i) = Y_{ij}W(t_i)$,$W(t_i)$ 与 j 无关,是各组共享的权数. 此时,(3.7)式简化为:

$$Z_j(\tau) = \sum_{i=1}^{D} W(t_i) \left(d_{ij} - Y_{ij} \frac{d_i}{Y_i} \right)$$

$$= \sum_{i=1}^{D} W(t_i) \left(d_{ij} - \frac{Y_{ij}}{Y_i} d_i \right) \tag{3.8}$$

(3.8)式中$Z_j(\tau)$的方差为

$$\hat{\sigma}_{jj} = \sum_{i=1}^{D} W(t_i)^2 \frac{Y_{ij}}{Y_i}\left(1 - \frac{Y_{ij}}{Y_i}\right)\left(\frac{Y_i - d_i}{Y_i - 1}\right)d_i, j = 1, \cdots, K \qquad (3.9)$$

$Z_j(\tau)$和$Z_g(\tau)$的协方差为

$$\hat{\sigma}_{jg} = -\sum_{i=1}^{D} W(t_i)^2 \frac{Y_{ij}}{Y_i}\frac{Y_{ig}}{Y_i}\left(\frac{Y_i - d_i}{Y_i - 1}\right)d_i, g, j = 1, \cdots, K, j \neq g \qquad (3.10)$$

其中$\dfrac{Y_i - d_i}{Y_i - 1}$是结的校正项,当不存在结时该项为 1. 因为

$$
\begin{aligned}
\sum_{j=1}^{K} Z_j(\tau) &= \sum_{j=1}^{K}\sum_{i=1}^{D} W(t_i)\left\{ d_{ij} - Y_{ij}\frac{d_i}{Y_i}\right\} \\
&= \sum_{i=1}^{D}\sum_{j=1}^{K} W(t_i)d_{ij} - \sum_{i=1}^{D}\sum_{j=1}^{K} W(t_i)\frac{d_i}{Y_i}Y_{ij} \\
&= \sum_{i=1}^{D} W(t_i)d_i - \sum_{i=1}^{D} W(t_i)\frac{d_i}{Y_i}\sum_{j=1}^{K} Y_{ij} \\
&= 0
\end{aligned}
$$

故$Z_1(\tau), \cdots, Z_K(\tau)$是线性相关的. 所以我们可以从$Z_1(\tau), \cdots, Z_K(\tau)$中选择$K-1$个仍记为$Z_1(\tau), \cdots, Z_{K-1}(\tau)$,然后,构造检验统计量:

$$\mathbb{Z}_1 = (Z_1(\tau), \cdots, Z_{K-1}(\tau)) \sum\nolimits^{-1} (Z_1(\tau), \cdots, Z_{K-1}(\tau))' \qquad (3.11)$$

其中$\sum$是$(Z_1(\tau), \cdots, Z_{K-1}(\tau))$的$(K-1) \times (K-1)$协方差矩阵,其中的元素为$\hat{\sigma}_{jg}, g, j = 1, \cdots, k.\mathbb{Z}_1$服从自由度为$(K-1)$的卡方分布. 当$\mathbb{Z}_1$的值大于自由度为$(K-1)$的卡方分布的上侧$\alpha$分位数时拒绝零假设.

当$K = 2$时,可以对(3.11)式开方,得到如下的检验统计量:

$$\mathbb{Z}_2 = \frac{Z_1(\tau)}{\sqrt{\hat{\sigma}_{11}}} = \frac{\displaystyle\sum_{i=1}^{D} W(t_i)\left[d_{i1} - \frac{Y_{i1}}{Y_i}d_i\right]}{\sqrt{\displaystyle\sum_{i=1}^{D} W(t_i)^2 \frac{Y_{i1}}{Y_i}\left(1 - \frac{Y_{i1}}{Y_i}\right)\left(\frac{Y_i - d_i}{Y_i - 1}\right)d_i}} \qquad (3.12)$$

该检验统计量服从标准正态分布,可用于单边检验:

$$H_0: \forall t \leqslant \tau, h_1(t) = h_2(t); H_1: \exists t \geqslant 0, h_1(t) > h_2(t) \qquad (3.13)$$

若$\mathbb{Z}_2 \geqslant Z_\alpha$,则拒绝$H_0, Z_\alpha$是标准正态分布的上侧$\alpha$分位数.

根据实际问题和研究目的,我们可以选择不同的共享权函数$W(t)$. 对数秩检验$W(t) = 1$是多数统计软件使用的选择,当备择假设为K个总体的死亡率彼此呈比例时该检验有最大功效. 此外,还有 Gehan 检验$W(t) = Y$;Tarone - Ware 检验$W(t) = f(Y)$,其中$f(y) = y^{\frac{1}{2}}$;

Peto - Peto 检验 $W(t) = \tilde{S}(t) = \prod_{t_i \le t} \left[1 - \dfrac{d_i}{Y_i + 1} \right]$，修正的 Peto - Peto 检验 $W(t) = \dfrac{\tilde{S}(t) Y_i}{Y_i + 1}$.

Fleming 和 Harrington(1981)建立了一类非常广义的权函数：

$$W_{p,q} = \hat{S}_{NA}(t)^p (1 - \hat{S}_{NA}(t))^q, p \ge 0, q \ge 0 \tag{3.14}$$

此处定义 $0^0 = 1$，当 $p = q = 0$ 时，$W_{p,q}$ 退化为对数秩检验，当 $p > 0, q = 0$ 时，$W_{p,q}$ 对较早时间点上危险率的偏离赋予了越多的权重；当 $p = 0, q > 0$ 时，$W_{p,q}$ 对较晚时间点上危险率的偏离赋予了越多的权重；当 $p = q > 0$ 时，$W_{p,q}$ 对中间时间点上危险率的偏离赋予了越多的权重. 通过选择 p, q 的值可以构造对于具体问题而言最有效的检验.

例3.2　在例题 1.8 中，设 $h_1(t)$ 是接受甲组疗法病人的危险率，$h_2(t)$ 是接受乙组疗法病人的危险率，我们要检验的问题是

$$H_0: \forall t \le \tau, h_1(t) = h_2(t); H_1: \exists t \ge 0, h_1(t) \ne h_2(t)$$

通过两组病人的生存曲线，见图 1 - 7，我们可以进行粗略的判断，两组病人的危险率是不相同的，为了进行严格的统计检验，表 3 - 5 提供了构造对数秩检验所需要的计算.

表 3 - 5　两个总体对数秩检验的构造

t_i	Y_{i1}	d_{i1}	Y_{i2}	d_{i2}	Y_i	d_i	$d_{i1} - \dfrac{Y_{i1}}{Y_i} d_i$	$\dfrac{Y_{i1}}{Y_i}\left(1 - \dfrac{Y_{i1}}{Y_i}\right)\left(\dfrac{Y_i - d_i}{Y_i - 1}\right)d_i$
1	9	1	11	0	20	1	0.5500	0.2475
3	8	2	11	0	19	2	1.1579	0.4604
5	6	0	11	1	17	1	−0.3529	0.2284
7	6	1	10	0	16	1	0.6250	0.2344
10	5	1	10	0	15	1	0.6667	0.2222
13	4	0	9	2	13	2	−0.6154	0.3905
15	4	2	7	0	11	2	1.2727	0.4165
23	2	1	7	1	9	2	0.5556	0.3025
30	1	1	6	1	7	2	0.7143	0.2041
38	0	0	4	1	4	1	0.0000	0
42	0	0	3	2	3	2	0.0000	0
45	0	0	1	0	1	0	0.0000	0
求和							4.5738	2.7065

用对数秩检验方法及(3.12)式可以计算检验统计量 $\mathbb{Z}_2 = \dfrac{4.5738}{\sqrt{2.7065}} \approx 2.787$，$\mathbb{Z}_2$ 服从标准正态分布 $N(0,1)$，查正态分布表可得 $P(\mathbb{Z}_2 > 2.787) = 0.0027$，$2P(|\mathbb{Z}_2| > 2.787) = 0.0054$，所以 2.787 落在拒绝域中，拒绝零假设.

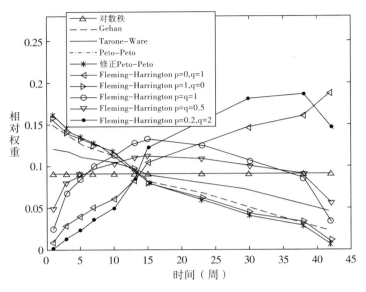

图 3－1　甲乙两组病人检验的相对权重

　　基于例题 3.2 的数据，我们可以给出不同权函数在各时间点上的相对权重，即

$$\frac{W(t_i)}{\sum_{i=1}^{D} W(t_i)}$$，如图 3－1. 由图可见不同的权函数在时间点上权重的分配有显著差异，这些差异

使得在一些问题的检验中，权函数的选择对检验的结果会起到关键性的作用.

　　例3.3　　在一项调查肾功能不全患者初次发生通道部位感染的时间长度的研究中，有 43 名患者采用了外科放置的导尿管设备，76 名患者采用了进入皮肤的导尿管设备，导尿管失效是造成数据删失的主要原因. 数据如下表 3－6. 我们将检验两种导尿方法引起病人皮肤感染的时间有无差别. 图 3－2 提供了两组病人的生存函数.

表 3－6　不同导管插入方式下肾透析患者的感染时间

外科放置方式（第 1 组）
感染时间：1.5,3.5,4.5,4.5,5.5,8.5,8.5,9.5,10.5,11.5,15.5,16.5,18.5,23.5,26.5
删失观测：2.5,2.5,3.5,3.5,3.5,4.5,5.5,6.5,6.5,7.5,7.5,7.5,7.5,8.5,9.5,10.5,11.5,12.5,12.5, 13.5,14.5,14.5,21.5,21.5,22.5,22.5,25.5,27.5
皮下放置方式（第 2 组）
感染时间：0.5,0.5,0.5,0.5,0.5,0.5,2.5,2.5,3.5,6.5,15.5
删失观测：0.5,0.5,0.5,0.5,0.5,0.5,0.5,0.5,0.5,0.5,1.5,1.5,1.5,1.5,2.5,2.5,2.5,2.5,2.5,3.5, 3.5,3.5,3.5,4.5,5.5,5.5,5.5,5.5,5.5,6.5,7.5,7.5,7.5,8.5,8.5,8.5,9.5,9.5,10.5,10.5,10. 5,11.5,11.5,12.5,12.5,12.5,12.5,14.5,14.5,16.5 ,16.5,18.5,19.5,19.5,19.5,20.5,22.5,24.5,25. 5,26.5,26.5,28.5

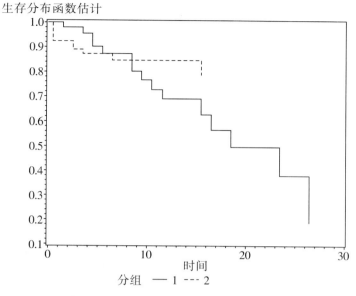

图 3 - 2　采用两种导尿方法的病人感染时间的生存函数

　　表 3 - 7 给出了选择不同权函数时的检验结果,当 p 较小时拒绝零假设.由表 3 - 7 我们可以发现对 Gehan 检验,不能拒绝 H_0,而 Fleming - Harrington 检验当 $q > 0$ 时应拒绝 H_0.造成不同检验结果的原因是不同权函数的权重在时间上的分配不同.例 3.3 数据的生存函数如图 3 - 2,由图可见在 t 较大时两组病人的生存函数差异显著,在 t 较小时两组病人的生存函数差异较小.由于风险暴露数是递减的,Gehan 检验对较晚时间点赋予的权重小,较早时间赋予的权重大,这种权重的选择造成了差异度量偏小,其结果是 p 值很大,不能拒绝零假设. Fleming - Harrington 检验当 $q > 0$ 时,对较晚时间点上危险率的差异赋予了较高的权重,而数据反映的实际差异主要体现在较晚的时间点上,差异大的时间点在统计量中的作用被权函数进一步放大,其结果是 p 值很小,拒绝零假设.

表 3 - 7　两个样本检验的比较

检验方式	$W(t_i)$	$Z_1(\tau)$ (3.8)式	$\hat{\sigma}_{11}^2$ (3.9)式	$\mathbb{Z}_1$ (3.11)式	p 值
对数秩	1.0	3.96	6.21	2.53	0.112
Gehan	Y_i	-9	38862	0.002	0.964
Tarone - Ware	$Y_i^{\frac{1}{2}}$	13.2	432.83	0.40	0.526

检验方式	$W(t_i)$	$Z_1(\tau)$ (3.8)式	$\hat{\sigma}_{11}^2$ (3.9)式	$\mathbb{Z}_1$ (3.11)式	p 值
Peto – Peto	$\tilde{S}(t_i)$	2.47	4.36	1.40	0.237
修正 Peto – Peto	$\tilde{S}(t_i)Y_i/(Y_i+1)$	2.31	4.20	1.28	0.259
Fleming – Harrington $p=0,q=1$	$1-\hat{S}(t_{i-1})$	1.41	0.21	9.67	0.002
Fleming – Harrington $p=1,q=0$	$\hat{S}(t_{i-1})$	2.55	4.69	1.39	0.239
Fleming – Harrington $p=1,q=1$	$\hat{S}(t_{i-1})[1-\hat{S}(t_{i-1})]$	1.02	0.11	9.83	0.002
Fleming – Harrington $p=0.5,q=0.5$	$\hat{S}(t_{i-1})^{0.5}[1-\hat{S}(t_{i-1})]^{0.5}$	2.47	0.66	9.28	0.002
Fleming – Harrington $p=0.5,q=2$	$\hat{S}(t_{i-1})^{0.5}[1-\hat{S}(t_{i-1})]^2$	0.32	0.01	8.18	0.004

应用注释

例 3.2 SPSS 操作

打开数据编辑器,输入数据"时间(time)","示性变量(delta)"和"分组(group)"→分析→生存函数→Kaplan – Meier→"时间"选择"time","状态"选择"delta"→定义事件,选择单值输入"1"→"因子"选择"group"→选择"比较因子"→"检验统计量"选择"对数秩"并选择"在层上比较所有因子水平"→继续→确定.

例 3.2 SAS 程序代码

SAS 程序中的 lifetest 过程可以对右删失数据做对数秩检验和 Wilcoxon 检验,且有两种实现方法,第一种方法是使用 strata 语句,该语句会产生各总体的 $Z_j(\tau)$, $\hat{\sigma}_{jg}$ 矩阵和卡方统计量;第二种方法是使用 test 语句,当不存在节时,其结果与 strata 语句相同,当存在结时,其采用的统计量为 3.7 节所讨论的统计量.

```
Data KM31;
    input survtime status group @ @ ;
    datalines;
1 1 1 3 1 1 3 1 1 7 1 1 10 1 1 15 1 1 15 1 1 23 1 1 30 1 1
5 1 2 7 0 2 13 1 2 13 1 2 23 1 2 30 1 2 30 0 2 38 1 2 42 1 2 42 1 2 45 0 2
;
proc lifetest data = KM31 plots = s;
    time survtime * status (0) ;    / * 指定时间变量和指示性变量,0 表示删失 * /
    strata group/test = all;    / * test = all 会给出对数秩检验,Wilcoxon 检验,Tarone 检验,
    Peto 检验和修正的 Peto 检验 * /
run;
```

例 3.2 R 程序代码

```
library( survival)
survtime < - c( 1, 3, 3, 7, 10, 15, 15, 23, 30, 5, 7, 13, 13, 23, 30, 30, 38, 42, 42, 45)
status < - c( 1, 1, 1, 1, 1, 1, 1, 1, 1, 1, 0, 1, 1, 1, 1, 0, 1, 1, 1, 0)
group < - c( 1, 1, 1, 1, 1, 1, 1, 1, 1, 2, 2, 2, 2, 2, 2, 2, 2, 2, 2, 2)
survdiff( Surv( survtime, status)  ~ group)    #对数秩检验
survdiff( Surv( survtime, status)  ~ group, rho = 1)    #Fleming - Harrington p = 1, q = 0
```

例 3.3 SAS 程序代码

```
data KM33;
    infile "/home/u61137936/mylib/EX33. dat" DLM = '09'X firstobs = 2;
    input time group status;
run;


proc lifetest data = KM33 method = KM outsurv = outsurv plots = survival noprint;
    time time * status(0) ;
    strata group;
run;


goptions targetdevice = winprtc reset = global gunit = pct
```

```
    border cback = white colors = ( black red blue) htitle = 2 htext = 3;


proc gplot data = outsurv;
    plot survival * time = group;
    symbol1  i = steplj  c = blue  line = 1;
    symbol2  i = steplj  c = red  line = 15;
run;
```

3.3 趋势检验

本节讨论备择假设呈递增趋势时两个或多个总体的检验问题：

$$H_0 : \forall t \leq \tau, h_1(t) = h_2(t) = \cdots = h_K(t) \tag{3.15}$$

$$H_1 : \exists t \leq \tau, h_1(t) \leq h_2(t) \leq \cdots \leq h_K(t) \text{且至少有一个取严格不等号}$$

在同 3.2 节相同的数学模型描述下，该检验问题仍基于(3.8)式定义的统计量 $Z_j(\tau)$. 在 3.2 节中讨论的所有权函数都可以在该检验问题中使用. 为了检验趋势性，我们可以选择一得分列 $a_1 < a_2 < \cdots < a_K$，所有呈增加趋势的数列都能作为得分列，且对得分列进行线性变换同样有效. $a_j = j$ 是通常采用的形式，也可以用第 j 个总体的某数量特征值作为得分 a_j. 构造检验统计量

$$\mathbb{Z}_3 = \frac{\sum_{j=1}^{K} a_j Z_j(\tau)}{\sqrt{\sum_{j=1}^{K} \sum_{g=1}^{K} a_j a_g \hat{\sigma}_{jg}}} \tag{3.16}$$

其中 $\hat{\sigma}_{jg}$ 的定义见(3.9)和(3.10)式. $\mathbb{Z}_3$ 服从标准正态分布，当 $\mathbb{Z}_3 > Z_\alpha$ 时拒绝 H_0.

例 3.4　表 3-8 是 30 位脑瘤病人在经过四种不同治疗方式后的生存时间(单位:周)，我们感兴趣的是这四种治疗方式是否有相同的治疗效果？要检验的原假设为四种治疗方式没有差别，备择假设为四种治疗方式的危险率存在单调性.

表 3-8　30 位脑瘤病人的生存时间

单位:周

治疗方案 1	治疗方案 2	治疗方案 3	治疗方案 4
4	1	3	5
5	4	7	15
9	9	14	20

治疗方案 1	治疗方案 2	治疗方案 3	治疗方案 4
12	12	20	31
20 +	15	27	39
25	23	30	47
30 +	30	32 +	55 +
		50 +	67 +

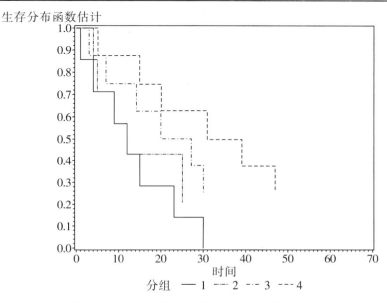

图 3 - 3　四组脑瘤患者的生存函数图形

用 $h_j(t)$ 表示第 j 组脑瘤患者的危险率,图 3 - 3 是四组患者的生存函数图形,我们可以大致判断这四种治疗方案下病人的危险率之间可能存在的单调性为 $h_4(t) \leqslant h_3(t) \leqslant h_2(t) \leqslant h_1(t)$,我们需要检验的问题为:

$$H_0: \forall t \leqslant \tau, h_1(t) = h_2(t) = h_3(t) = h_4(t)$$

$$H_1: \exists t \leqslant \tau, h_4(t) \leqslant h_3(t) \leqslant h_2(t) \leqslant h_1(t) \text{ 且至少有一个取严格不等号}$$

为计算检验统计量(3.16)式,需要先计算四组患者的统计量(3.8)式所构成的向量及协方差矩阵:

$$(Z_4(67), Z_3(67), Z_2(67), Z_1(67)) = (-3.7127, -0.8025, 1.0620, 3.4532)$$

$$\hat{\Sigma} = \begin{pmatrix} 5.0716 & -2.6406 & -1.2807 & -1.1503 \\ -2.6406 & 4.6823 & -1.0766 & -0.9657 \\ -1.2807 & -1.0766 & 3.0371 & -0.6799 \\ -1.1503 & -0.9657 & -0.6799 & 2.7959 \end{pmatrix}$$

当选择得分列$(1,2,3,4)$和对数秩权函数时,可计算检验统计量$Z_3 = 2.398$,查表可知 $p = 0.008$,故拒绝 H_0.

应用注释

例 3.4 SPSS 操作

打开数据编辑器,输入"数据时间(生存时间)","示性变量(delta)"和"分组(治疗方案)"等→ 分析→生存函数→Kaplan - Meier→"时间"选择"生存时间","状态"选择"delta"→定义事件,选择单值输入"1"→"因子"选择"治疗方案"→比较因子→"检验统计量"选择"对数秩"并勾选"因子水平的线性趋势"→继续→确定.

例 3.4 图 3－3 SAS 程序代码

```
data KM34;
    infile "/home/u61137936/mylib/EX34.dat" DLM = '09'X firstobs = 2;
    input 时间 状态 分组;
run;


proc lifetest data = KM34 method = KM outsurv = outsurv plots = survival noprint;
    time 时间 * 状态(0);
    strata 分组;
run;


goptions targetdevice = winprtc reset = global gunit = pct
    border cback = white colors = ( black red blue) htitle = 2 htext = 3;


proc gplot data = outsurv;
    plot survival * 时间 = 分组;
    symbol1  i = steplj  c = blue  line = 1;
    symbol2  i = steplj  c = red  line = 15;
    symbol3  i = steplj  c = orange  line = 10;
    symbol4  i = steplj  c = green  line = 25;
run;
```

3.4 分层检验

在讨论多个总体的检验问题时,有时会遇到其他因素影响生存时间的情况,比如:研究不同治疗方案的效果时还需要考虑患者性别的影响. 这时我们就可以采用分层检验. 用于分组的因素通常是影响生存时间的直接因素,是最重要的因素,用于分层的因素通常是间接因素,直接因素和间接因素都是影响生存状态的相关因素,与相关因素对应的变量,我们称为相关变量、协变量、解释性变量或伴随变量.

用 S 表示分层协变量,本节讨论的 K 个总体的检验问题为

$$H_0: S \in \{1, \cdots, M\}, t \leqslant \tau, h_{1S}(t) = h_{2S}(t) = \cdots = h_{KS}(t) \tag{3.17}$$

$$H_1: 至少存在一个 S \in \{1, \cdots, M\} 和 j, \exists t \leqslant \tau, h_{jS}(t) 不同$$

对任意的 S,每一层数据都是 3.2 节中的一个独立的数据结构. 仅利用 S 层的数据,将 (3.8) 式中的 $Z_j(t)$ 记为 $Z_S(t)$,将 (3.9) 式和 (3.10) 式定义的协方差矩阵 $\hat{\Sigma}$ 记为 $\hat{\Sigma}_S$. 利用 $Z_S, \hat{\Sigma}_S$ 及 (3.11) 式就可以构造统计量

$$\mathbb{Z}_{1S} = (Z_{1S}(\tau), \cdots, Z_{(K-1)S}(\tau)) \Sigma_S^{-1} (Z_{1S}(\tau), \cdots, Z_{(K-1)S}(\tau))'$$

来检验 S 层的危险率是否相等. 定义 $Z_j = \sum_{S=1}^{M} Z_{jS}(\tau), \hat{\sigma}_{jg} = \sum_{S=1}^{M} \hat{\sigma}_{jgS}$,构造检验统计量:

$$\mathbb{Z}_1 = (Z_1(\tau), \cdots, Z_{K-1}(\tau)) \Sigma^{-1} (Z_1(\tau), \cdots, Z_{K-1}(\tau))' \tag{3.18}$$

该检验统计量可对问题 (3.17) 进行检验.

在原假设为真时,(3.18) 式中的检验统计量 $\mathbb{Z}_1$ 服从自由度为 $(K-1)$ 的卡方分布. 对两样本情况 $K = 2$,可定义服从标准正态分布的检验统计量:

$$\mathbb{Z}_2 = \frac{Z_1(\tau)}{\sqrt{\hat{\sigma}_{11}}} = \frac{\sum_{S=1}^{M} Z_{1S}(\tau)}{\sqrt{\sum_{S=1}^{M} \hat{\sigma}_{11S}}} \tag{3.19}$$

例 3.5 淋巴肿瘤患者骨髓移植后的生存状况与淋巴肿瘤类型(HOD 与 NHL)和本异体移植方式有关,表 3 - 9 是 43 例骨髓移植患者的数据,根据患者疾病的状况检验本体移植和异体移植的存活率相同这一假设是否成立.

表 3−9 HOD 与 NHL 淋巴肿瘤患者骨髓移植后的死亡或复发时间

单位：天

异体移植 NHL		本体移植 NHL		异体移植 HOD		本体移植 HOD	
生存时间	示性变量	生存时间	示性变量	生存时间	示性变量	生存时间	示性变量
28	1	42	1	2	1	30	1
32	1	53	1	4	1	36	1
49	1	57	1	72	1	41	1
84	1	63	1	77	1	52	1
357	1	81	1	79	1	62	1
933	0	140	1			108	1
1078	0	176	1			132	1
1183	0	210	0			180	0
1560	0	252	1			307	0
2114	0	476	0			406	0
2114	0	524	1			446	0
		1037	0			484	0
						748	0
						1290	0
						1345	0

令 $j=1$ 表示异体移植，$j=2$ 表示本体移植，疾病类型为分层因素，本题要检验的问题为：

$$H_0: S \in \{\text{NHL}, \text{HOD}\}, t \leqslant \tau, h_{1S}(t) = h_{2S}(t)$$

$$H_1: \text{对 NHL 或 HOD}, \exists t \leqslant \tau, h_{1S}(t) \neq h_{2S}(t)$$

对 NHL 患者

$$Z_{1\text{NHL}} = -2.3056, \sigma_{11\text{NHL}} = 3.3556, \frac{Z_{1\text{NHL}}}{\sqrt{\sigma_{11\text{NHL}}}} = -1.26$$

$2P\left(\frac{Z_{1\text{NHL}}}{\sqrt{\sigma_{11\text{NHL}}}} > 1.62\right) = 0.208$，不能拒绝 H_0. 且 $Z_{1\text{NHL}} < 0$，表明 $h_1(t) < h_2(t)$.

对 HOD 患者

$$Z_{1\text{HOD}} = 3.106, \sigma_{1\text{HOD}} = 1.5177, \frac{Z_{1\text{HOD}}}{\sqrt{\sigma_{11\text{HOD}}}} = 2.52$$

$2P\left(\frac{Z_{1\text{HOD}}}{\sqrt{\sigma_{11\text{HOD}}}} > 2.52\right) = 0.01$，拒绝 H_0. 且 $Z_{1\text{HOD}} > 0$，表明 $h_1(t) > h_2(t)$. 总体考虑，

$$\mathbb{Z}_2 = \frac{Z_1(\tau)}{\sqrt{\hat{\sigma}_{11}}} = \frac{Z_{1\mathrm{NHL}}(\tau) + Z_{1\mathrm{HOD}}(\tau)}{\sqrt{\hat{\sigma}_{11\mathrm{NHL}} + \hat{\sigma}_{11\mathrm{HOD}}}} = \frac{3.1062 + (-2.3056)}{\sqrt{1.5177 + 3.3556}} = 0.363$$

$2P(\mathbb{Z}_2 > 0.363) = 0.72$，不能拒绝 H_0.

在本例中，我们会发现，如果仅对 HOD 患者做检验，检验统计量的值为 2.52（$p = 0.01$）；如果只对 NHL 患者做检验，得到检验统计量的值为 -1.26（$p = 0.2082$）. 联合统计量的值很小的部分原因是 HOD 患者与 NHL 患者的抑制过程与无疾病生存之间的关系相反.

例 3.6　在股票市场中，当一家上市公司出现连续亏损、财务报表被出具非标准审计意见、出现重大违法违规行为等情况时，监管机构可能会对其股票进行特别处理，即公司股票被 ST（Special Treatment）。这是一种风险提示，旨在提醒投资者注意投资风险。被 ST 的公司，其股票简称前会加上"ST"标识，以示区别。有一项研究旨在讨论民营上市公司生存情况的影响因素，该研究将"公司股票被 ST"作为感兴趣的事件，共收集到样本 1910 个，其中在观测期内发生感兴趣事件"公司股票被 ST"的完全数据个数为 192 个. 对数据预处理并筛选得到 10 个变量，见表 3 – 10，具体数据见前言中网址/二维码.

表 3 – 10　民营上市公司生存情况影响因素

变量名称	计算公式	变量表示
民营化方式	0 = 间接上市；1 = 直接上市	X_1
实际控制人控制上市公司方式	1 = 直接控制；2 = 金字塔式；3 = 多重持股；4 = 其它	X_2
实际控制人是否担任董事长或总经理	1 = 担任；0 = 未担任	X_3
实际控制人拥有上市公司所有权比例	实际控制人拥有的上市公司所有权	X_4
已流通股总数	上市公司已流通股数	X_5
股东大会召开次数	本年度内召开的股东大会次数	X_6
经营活动产生的现金流量净额	现金及现金等价物的净增加额 – 筹集活动产生的现金流量净额 – 资产活动产生的现金流量净额	X_7
净资产收益率（%）	净利润/平均股东权益	X_8
每股净资产	净资产/发行在外的普通股股数	X_9
市盈率	每股价格/每股收益	X_{10}

按民营化方式 X_1 进行分层，公司上市方式 X_2 进行分组，考虑如下检验问题：

$$H_0: S \in \{0,1\}, t \leqslant \tau, h_{1S}(t) = h_{2S}(t) = h_{3S}(t) = h_{4S}(t)$$

H_1：至少存在一个 $S \in \{0,1\}$，$\exists t \leqslant \tau$ 有一个 $h_{iS}(t)$ 是不同的，$i = 1,2,3,4$

选择 Wilcoxon 检验，对于直接上市的公司，利用（3.7）~（3.10）式可以计算

$$Z_1 = -551, Z_2 = 1700, Z_3 = -261, Z_4 = -888$$

$$\hat{\Sigma}_1 = \begin{pmatrix} 286850 & -150712 & -5911 & -130226 \\ -150712 & 846302 & -30371 & -665218 \\ -5911 & -30371 & 62725 & -26443 \\ -130226 & -665218 & -26443 & 821888 \end{pmatrix}$$

$\mathbb{Z}_1 = 4.3787$, $\mathbb{Z}_1$ 服从自由度为 3 的卡方分布,此层检验的 p 值为 0.2234. 对于间接上市的公司,相应的计算结果为

$$Z_1 = -70, Z_2 = 1823, Z_3 = 2061, Z_4 = -3814$$

$$\hat{\Sigma}_2 = \begin{pmatrix} 13435797 & -4701644 & -122903 & -8611250 \\ -4701644 & 16267086 & -163474 & -1.14 \times 10^7 \\ -122903 & -163474 & 584723.7 & -298346 \\ -8611250 & -1.14 \times 10^7 & -298346 & 20311563 \end{pmatrix}$$

$\mathbb{Z}_1 = 7.7134$, $\mathbb{Z}_1$ 服从自由度为 3 的卡方分布,此层检验的 p 值为 0.0523. 两层的合并结果为

$$Z_1 = -621, Z_2 = 3523, Z_3 = 1800, Z_4 = -4702$$

$$\hat{\Sigma} = \begin{pmatrix} 13722647 & -4852357 & -128814 & -8741476 \\ -4852357 & 17113388 & -193846 & -1.207 \times 10^7 \\ -128814 & -193846 & 647449.2 & -324789 \\ -8741476 & -1.207 \times 10^7 & -324789 & 21133451 \end{pmatrix}$$

$\mathbb{Z}_1 = 6.0378$, $\mathbb{Z}_1$ 服从自由度为 3 的卡方分布,p 值为 0.1098,这是考虑了分层因素的 Wilcoxon 总体检验,若选择对数秩检验,$\mathbb{Z}_1 = 4.1424$,p 值为 0.2465. 若不考虑分层因素,Wilcoxon 总体检验的统计量 $\mathbb{Z}_1 = 10.6201$,其也是自由度为 3 的卡方分布,p 值为 0.0140,若选择对数秩检验,$\mathbb{Z}_1 = 7.3078$,p 值为 0.0627.

应用注释

例 3.6 SPSS 操作

1. 每一层的多总体检验:输入数据→ 分析→生存函数→Kaplan – Meier→"时间"选择 "time","状态"选择"status"→定义事件,选择单值输入"1"→"因子"选择"X2"→"层"选择 "X1"→比较因子→"检验统计量"选择"Breslow"并勾选"对于每层"→继续→确定.

2. 考虑分层的总体检验:输入数据→ 分析→生存函数→Kaplan – Meier→"时间"选择 "time","状态"选择"status"→定义事件,选择单值输入"1"→"因子"选择"X2"→"层"选择 "X1"→比较因子→检验统计量选择"Breslow"并勾选"在层上比较所有因子水平"→继续→ 确定.

3. 不考虑分层的总体检验:输入数据→ 分析→生存函数→Kaplan – Meier→"时间"选择

"time", "状态"选择"status"→定义事件, 选择单值输入"1"→"因子"选择"X2"→比较因子→
检验统计量选择"Breslow"并勾选"在层上比较所有因子水平"→继续→确定.

例 3.6 SAS 程序代码

```
data EX36;
    infile "/home/u61137936/mylib/EX36. dat" DLM = '09'X firstobs = 2;
    input time status x1 x2 x3 x4 x5 x6 x7 x8 x9 x10;
run;


/ * 产生各层的数据 * /
data EX361;
    set EX36;
    where x1 = 1;
run;


data EX362;
    set EX36;
    where x1 = 0;
run;


/ * 各层上的检验 * /;
proc lifetest data = EX361;
    time time * status (0);
    strata x2;
run;


proc lifetest data = EX362;
    time time * status (0);
    strata x2;
run;


/ * 未分层检验 * /;
```

```
proc lifetest data = EX36;
   time time * status (0);
   strata x2;
run;
```

```
/ * 分层检验 * /;
proc lifetest data = EX36;
   time time * status (0);
   strata x1/group = x2;
run;
quit;
```

例 3.6 R 程序代码

```
rm( list = ls( ) )
options( width = 200, length = 200, digits = 4)
library( survival)
workdata < − read. table( "D: \\EX36. txt", header = T)
attach( workdata)
survdiff( Surv( time, status) ~ x2 + strata( x1), data = workdata)
```

3.5 配对问题

分层检验可以用于讨论配对问题. 假设有两个样本 $j = 1,2$, 每个样本中各有 M 个研究对象, 每个研究对象的记录数据为 $\hat{T}_{jg} = \min(T_{jg}, C_{jg})$, $g = 1, \cdots, M$, $j = 1,2$. 本节要检验的问题是:

$$H_0 : h_{1g}(t) = h_{2g}(t), g = 1, \cdots, M$$
$$H_1 : \exists g \in \{1, \cdots, M\}, t \geqslant 0, h_{1g}(t) \neq h_{2g}(t)$$

(3.20)

在该配对问题中, 一组配对是一个两样本检验问题, 每个样本只有一个研究对象, 所以该两总体的检验问题只有两个观测时间, 对第 g 组配对, 若 $t \neq \hat{T}_{jg}$ 则 $d_{tjg} = 0$, $j = 1,2$. 在第 g 组配对中, 若来自第一个总体的研究对象先死亡即 $\hat{T}_{1g} < \hat{T}_{2g}$, $\delta_{1g} = 1$ 或 $\hat{T}_{1g} = \hat{T}_{2g}$, $\delta_{1g} = 1$, $\delta_{2g} = 0$, 则可以得到表 3 - 11 中的数据.

表 3 - 11　$\widetilde{T}_{1g} < \widetilde{T}_{2g}, \delta_{1g} = 1$ 或 $\widetilde{T}_{1g} = \widetilde{T}_{2g}, \delta_{1g} = 1, \delta_{2g} = 0$ 时的死亡个数和风险暴露数

时间	总体 1	总体 2	合计
$t_1 = \widetilde{T}_{1g}$	$d_{11g} = 1, Y_{11g} = 1$	$d_{12g} = 0, Y_{12g} = 1$	$d_{1g} = 1, Y_{1g} = 2$
$t_2 = \widetilde{T}_{2g}$	$d_{21g} = 0, Y_{21g} = 0$	$d_{22g} = 0\,or\,1, Y_{22g} = 1$	$d_{2g} = 0\,or\,1, Y_{1g} = 1$

将表 3 - 11 中的数据代入(3.8)和(3.9)式可计算

$$Z_{1g} = W(\widetilde{T}_{1g})\left(1 - \frac{1}{2}\right) + W(\widetilde{T}_{2g})(0 - 0) = \frac{W(\widetilde{T}_{1g})}{2}$$

$$\hat{\sigma}_{11g} = W(\widetilde{T}_{1g})^2\left(\frac{1}{2}\right)\left(1 - \frac{1}{2}\right) = \frac{W(\widetilde{T}_{1g})^2}{4}$$

在第 g 组配对中,若来自第二个总体的研究对象先死亡,即 $\widetilde{T}_{1g} > \widetilde{T}_{2g}, \delta_{2g} = 1$ 或 $\widetilde{T}_{1g} = \widetilde{T}_{2g},$ $\delta_{2g} = 1, \delta_{1g} = 0$ 时,则可以得到表 3 - 12 中的数据.

表 3 - 12　$\widetilde{T}_{1g} > \widetilde{T}_{2g}, \delta_{2g} = 1$ 或 $\widetilde{T}_{1g} = \widetilde{T}_{2g}, \delta_{2g} = 1, \delta_{1g} = 0$ 时的死亡个数和风险暴露数

时间	总体 1	总体 2	合计
$t_1 = \widetilde{T}_{2g}$	$d_{11g} = 0, Y_{11g} = 1$	$d_{12g} = 1, Y_{12g} = 1$	$d_{1g} = 1, Y_{1g} = 2$
$t_2 = \widetilde{T}_{1g}$	$d_{21g} = 0\,or\,1, Y_{21g} = 1$	$d_{22g} = 0, Y_{21g} = 1$	$d_{2g} = 0\,or\,1, Y_{21g} = 1$

将表 3 - 12 中的数据代入(3.8)式和(3.9)式可计算

$$Z_{1g} = W(\widetilde{T}_{2g})\left(0 - \frac{1}{2}\right) + W(\widetilde{T}_{1g})(1 - 1) = \frac{-W(\widetilde{T}_{2g})}{2}$$

$$\hat{\sigma}_{11g} = W(\widetilde{T}_{2g})^2\left(\frac{1}{2}\right)\left(1 - \frac{1}{2}\right) = \frac{W(\widetilde{T}_{2g})^2}{4}$$

综上可得

$$Z_{1g}(\tau) = \begin{cases} \dfrac{W(\widetilde{T}_{1g})}{2}, & \widetilde{T}_{1g} < \widetilde{T}_{2g}, \delta_{1g} = 1 \text{ 或 } \widetilde{T}_{1g} = \widetilde{T}_{2g}, \delta_{1g} = 1, \delta_{2g} = 0 \\[3mm] \dfrac{-W(\widetilde{T}_{2g})}{2}, & \widetilde{T}_{1g} > \widetilde{T}_{2g}, \delta_{2g} = 1 \text{ 或 } \widetilde{T}_{1g} = \widetilde{T}_{2g}, \delta_{2g} = 1, \delta_{1g} = 0 \\[3mm] 0 & \text{其他} \end{cases} \quad (3.21)$$

$$\hat{\sigma}_{11g} = \begin{cases} \dfrac{W(\widetilde{T}_{1g})^2}{4}, & \widetilde{T}_{1g} < \widetilde{T}_{2g}, \delta_{1g} = 1 \text{ 或 } \widetilde{T}_{1g} = \widetilde{T}_{2g}, \delta_{1g} = 1, \delta_{2g} = 0 \\[3mm] \dfrac{W(\widetilde{T}_{2g})^2}{4}, & \widetilde{T}_{1g} > \widetilde{T}_{2g}, \delta_{2g} = 1 \text{ 或 } \widetilde{T}_{1g} = \widetilde{T}_{2g}, \delta_{2g} = 1, \delta_{1g} = 0 \\[3mm] 0 & \text{其他} \end{cases} \quad (3.22)$$

构造整体统计量 $Z_1(\tau) = \sum_{g=1}^{M} Z_{1g}$，令

$$A = \{g: \tilde{T}_{1g} < \tilde{T}_{2g}, \delta_{1g} = 1 \text{ 或 } \tilde{T}_{1g} = \tilde{T}_{2g}, \delta_{1g} = 1, \delta_{2g} = 0\}$$

$$B = \{g: \tilde{T}_{1g} > \tilde{T}_{2g}, \delta_{2g} = 1 \text{ 或 } \tilde{T}_{1g} = \tilde{T}_{2g}, \delta_{1g} = 0, \delta_{2g} = 1\}$$

则 $Z_1(\tau) = \sum_{g=1}^{M} Z_{1g} = \sum_{g=1}^{M} \dfrac{[W(\tilde{T}_{1g}) I_A(g) - W(\tilde{T}_{2g}) I_B(g)]}{2}$. 令 D_1 表示来自总体 $j=1$ 的研究对象中首先经历失效事件的配对数，令 D_2 表示来自总体 $j=2$ 的研究对象中首先经历失效事件的配对数，ω 表示配对中先失效的研究对象具有的权函数，设该权函数的值恒定，则

$$Z_1(\tau) = \sum_{g=1}^{M} Z_{1g} = \sum_{g=1}^{M} \left[\frac{W(\tilde{T}_{1g})}{2} I_A(g) - \frac{W(\tilde{T}_{2g})}{2} I_B(g) \right] = \frac{\omega}{2}(D_1 - D_2) \qquad (3.23)$$

$Z_1(\tau)$ 的方差为

$$\hat{\sigma}_{11} = \omega^2 \frac{D_1 + D_2}{4} \qquad (3.24)$$

可定义服从标准正态分布的检验统计量

$$\mathbb{Z}_2 = \frac{D_1 - D_2}{\sqrt{D_1 + D_2}} \qquad (3.25)$$

例 3.7 为了评估化疗对特定癌症的疗效，一研究院进行了临床试验. 通过治疗达到缓解状态(癌症消失)后，患者进入研究，并被随机分为两组. 第一组接受维护化疗，第二组(或对照组)不进行化疗. 在实验过程中完全缓解的时间数据(单位:周)如下:

维护组:9,13,13 + ,23,24 + ,34,45 + ,55,161 +

对照组:5,13,16,16 + ,20,21,46,80,97

检验两组患者病症完全缓解无差异的假设是否成立. 为此，我们首先对两组病人进行配对，在 9 对配对数据中维护组先完全缓解的个数为 $D_1 = 1$，对照组先完全缓解的个数为 $D_2 = 3$，故 $\mathbb{Z}_2 = (1-3)/\sqrt{1+3} = -1, 2P(\mathbb{Z}_2 \geqslant 1) = 0.3174$，不能否定两组完全缓解无差异.

表 3 - 13 　白血病儿童使用安慰剂和 6 - MP 药物的配对

序号	维护组	对照组
1	9	5
2	13	13
3	13 +	16
4	23	16 +
5	24 +	
6	34	21

序号	维护组	对照组
7	45 +	46
8	55	80
9	161 +	97 +

3.6　Renyi 检验

在两个总体的危险率检验中,当生存函数的图形出现交叉情况时,检验统计量(3.8)式可能会失去效力,如下面的例3.8.

例 3.8　某胃肠肿瘤研究小组做了一个对局部不可切除胃癌进行一般化疗和放疗与化疗结合的临床试验,45 位患者被随机分配到两组中,并对此进行了 8 年的跟踪研究,数据如下:

单一化疗法(组 1):1,63,105,129,182,216,250,262,301,301,342,354,356,358,380, 383,383,338,394,408,460,489,499,523,524,535,562,569,675,676,748,778,786,797, 955,1000,1245,1271,1420,1551,1694,2363,2754 + ,2950 +

化疗加放疗法(组 2):17,42,44,48,60,72,74,95,103,108,122,144,167,170,183,185, 193,195,208,234,235,254,307,315,401,445,464,484,528,542,547,577,580,795,855, 1366,1477,2060,2412 + ,2486 + ,2796 + ,2802 + ,2934 + ,2988 +

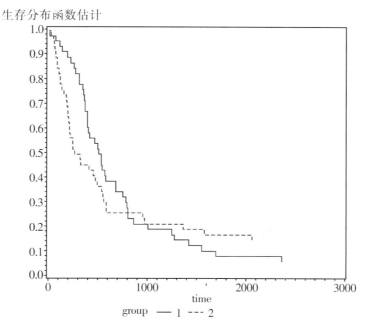

图 3-4　胃肠肿瘤患者两种疗法的生存函数图形

本例中两组患者的生存曲线如图 3 - 4,由图可见在早期 $S_1(t) > S_2(t)$,$h_1(t) < h_2(t)$;在晚期 $S_1(t) < S_2(t)$,$h_1(t) > h_2(t)$. 在 $h_1(t) = h_2(t)$ 假设成立的条件下,样本 1 和样本 2 的联合样本期望死亡率为 $\hat{h}_0(t_i) = d_i/Y_i$,而由图形所反映的情况,在早期 $h_1(t) < h_2(t)$,我们可以推断 $h_1(t) < h_0(t) < h_2(t)$,故在早期,样本 1 的期望死亡人数大于样本 1 的实际死亡人数,从而 $d_{k1} - \dfrac{Y_{k1}}{Y_k}d_k < 0$;在晚期 $h_1(t) > h_2(t)$,我们可以推断 $h_1(t) > h_0(t) > h_2(t)$,故样本 1 的期望死亡人数小于样本 1 的实际死亡人数,从而 $d_{k1} - \dfrac{Y_{k1}}{Y_k}d_k > 0$. 由于期望和实际死亡人数之差先负后正,在 $[0,t]$ 时间区间内,加权和 $Z_1(t_i) = \sum\limits_{k=1}^{i} W(t_k)\left[d_{k1} - \dfrac{Y_{k1}}{Y_k}d_k\right]$ 由于正负项的抵消,其取值会先减后增,若 $i = D$,$\left|\sum\limits_{k=1}^{D} W(t_k)\left[d_{k1} - \dfrac{Y_{k1}}{Y_k}d_k\right]\right|$ 的值可能会比较小,不能真实反映样本 1 的实际死亡人数与期望死亡人数的差异. 为解决这种问题,定义如下统计量:

$$\tilde{Z}_1(t_i) = \sum_{t_k \leqslant t_i} W(t_k)\left[d_{k1} - \frac{Y_{k1}}{Y_k}d_k\right], i = 1,2,\cdots,D \tag{3.26}$$

令 τ 表示使得 $Y_{k1},Y_{k2} > 0$ 的最大时间 t_k,$\sigma(\tau)$ 是 $Z(\tau)$ 的标准误差,由(3.9)式

$$\sigma^2(\tau) = \sum_{t_k \leqslant \tau} W(t_k)^2 \frac{Y_{k1}}{Y_k}\left(1 - \frac{Y_{k1}}{Y_k}\right)\left(\frac{Y_k - d_k}{Y_k - 1}\right)d_k \tag{3.27}$$

构造危险率图形出现交叉情况时两样本的检验统计量:

$$\mathbb{Z}_4 = \frac{\sup\{|\tilde{Z}_1(t)|, t \leqslant \tau\}}{\sigma(\tau)} = \sup\left\{\frac{|\tilde{Z}_1(t)|}{\sigma(\tau)}, t \leqslant \tau\right\} \tag{3.28}$$

$\mathbb{Z}_4$ 的分布近似于 $\sup\{|B(x)|, 0 \leqslant x \leqslant 1\}$,其中 $B(.)$ 是一个标准布朗运动. $\mathbb{Z}_4$ 的分布可查表附录 B.

对例 3.8 中的数据,$\tau = 2363$,$\sigma(\tau) = 4.46$,$\sup\{|\tilde{Z}_1(t)|, t \leqslant \tau\} = |\tilde{Z}_1(315)| = 9.8$,$\mathbb{Z}_4 = 2.2$,$p$ 值介于 0.05 和 0.06 之间,由线性插值求得 p 值为 0.0558,在 0.1 的显著水平下可以拒绝两治疗组存活率无差异的原假设,如果使用检验统计量(3.8)式,$Z_1(2363) = -2.15$,p 值为 0.6295,结果是不显著的. 可见两种检验的结果相距甚远.

3.7 基于生存分布的检验方法

3.1～3.6 节都是基于危险率的估计对多个总体的检验. 本节将基于得分的思想,对两个总体的生存分布进行检验. 我们将介绍 4 种非参数检验,均可用于右删失观测数据.

假设来自总体 1 的数据有 n_1 个,其中 r_1 个为失效时间,$(n_1 - r_1)$ 个为删失时间,来自总

体 2 的数据有 n_2 个,其中 r_2 个为失效时间, $(n_2 - r_2)$ 个为删失时间,总体 1 和总体 2 的生存函数分别为 $S_1(t)$ 和 $S_2(t)$,要考虑的零假设为:

$$H_0 : S_1(t) = S_2(t) \tag{3.29}$$

备择假设为:

$$H_1 : S_1(t) > S_2(t)$$

$$(H_1 : S_1(t) < S_2(t), 或 H_1 : S_1(t) \neq S_2(t))$$

下面结合例 3.9 讨论生存分布的四种非参数检验.

例 3.9 患乳癌的 10 个妇女被随机分成两组,一组是切除乳房后实行 CMF 治疗,另一种是切除乳房后不进行治疗,两年后得到下列复发时间的数据.

CMF(第 1 组) :22,15 + ,17 + ,19 + ,23 +

控制组(第 2 组) :14,17,18,18,19

设第 1 组的生存函数为 $S_1(t)$,第 2 组的生存函数为 $S_2(t)$,我们要检验的问题为:

$$H_0 : S_1(t) = S_2(t) ; \quad H_1 : S_1(t) > S_2(t) \tag{3.30}$$

3.7.1 Gehan 的广义 Wilcoxon 检验

记第 1 组的观测为 x_i 或 x_i^+ ,第 2 组的观测为 y_i 或 y_i^+ . 对两组的观测值进行比较,定义得分

$$U_{ij} = \begin{cases} 1, & x_i > y_j \text{ 或 } x_i^+ \geq y_j \\ 0, & x_i = y_j \text{ 或 } x_i^+ < y_j \text{ 或 } y_j^+ < x_i \text{ 或两者都是删失数据} \\ -1, & x_i < y_j \text{ 或 } x_i \leq y_j^+ \end{cases} \tag{3.31}$$

构造 Gehan 的广义 Wilcoxon 检验统计量

$$W = \sum_{i=1}^{n_1} \sum_{j=1}^{n_2} U_{ij} \tag{3.32}$$

由(3.31)式和(3.32)式的定义我们可以发现,一对观测值进行比较时,当两个观测值是互异的死亡数据时,该对观测数据对 W 有影响;当两个观测值均为删失数据时,该对观测数据对 W 没有影响;当两个观测一个是死亡数据,一个是删失数据时,仅当死亡数据小于删失数据时,该对观测数据对 W 有影响.

当 n_1 和 n_2 较大时,(3.32)式的计算量很大. 我们可以采用另一种计算得分的方法. 将两个样本合并,联合样本中有 $(n_1 + n_2)$ 个研究对象,第 i 个研究对象的得分记为

$$U_i = N_{i1} - N_{i2} \tag{3.33}$$

N_{i1} 是其余 $(n_1 + n_2 - 1)$ 个观测值中肯定比第 i 个观测值小的个数, N_{i2} 是其余 $(n_1 + n_2 - 1)$ 个观测值中肯定比第 i 个观测值大的个数. 由此得分构造统计量:

$$W = \sum_{i=1}^{n_1} U_i \tag{3.34}$$

其中 U_i 选取的是第一组研究对象的得分。在 H_0 成立的假设下，W 近似服从正态分布，其均值为 0，方差为

$$Var(W) = \frac{n_1 n_2 \sum_{i=1}^{n_1+n_2} U_i^2}{(n_1 + n_2)(n_1 + n_2 - 1)} \tag{3.35}$$

构造服从标准正态分布的检验统计量 $\mathbb{Z}_4 = \dfrac{W}{\sqrt{Var(W)}}$.

对备择假设 H_1，零假设的否定域为 $Z > Z_\alpha$，对备择假设 H_2，否定域为 $Z < -Z_\alpha$，对备择假设 H_3，否定域为 $|Z| > Z_{\frac{\alpha}{2}}$，这里 $P[Z > Z_\alpha | H_0] = \alpha$.

例 3.9.1 表 3-14 给出了例 3.9 的数据集得分 U_i 的计算过程。

表 3-14 Gehan 的广义 Wilcoxon 检验中的得分计算过程

	两样本数据从小到大排列	14	15 +	17	17 +	18	18	19	19 +	22	23 +
N_{i1} 的计算	从左到右对非删失数据排序	1		2		3	4	5	6		
	对删失数据给予下一个较高名次		2		3				6		7
	相等的非删失值排在右边的名次减1						3				
	$N_{i1} + 1$	1	2	2	3	3	3	5	6	6	7
N_{i2} 的计算	从右到左排名次	10	9	8	7	6	5	4	3	2	1
	相等的非删失值排在左边的名次减1					5					
	各删失值对应的名次改为1		1		1				1		1
	$N_{i2} + 1$	10	1	8	1	5	5	4	1	2	1
得分	$U_i = N_{i1} - N_{i2}$	-9	1*	-6	2*	-2	-2	1	5*	4*	6*

∗ 表示来自第一组

由表 3-14 可计算

$W = 1 + 2 + 5 + 4 + 6 = 18$，$Var(W) = (5 \times 5 \times 208)/(10 \times 9) = 57.78$，$\mathbb{Z}_4 = 2.368$，选择显著水平 $\alpha = 0.05$，则 $Z_{0.05} = 1.64$，故 $\mathbb{Z}_4$ 落入否定域，拒绝 H_0. 这表明 CMF 治疗更有效.

3.7.2 对数秩检验 (Peto - Peto)

将两个总体联合样本的所有时间排序 $0 < t_1 < t_2 < \cdots < t_i \cdots < t_D$，$t_i$ 时刻的风险暴露数和死亡个数仍记为 Y_i 和 d_i，下面给每一观测值赋予分值.

对非删失数据 t_i 赋予分值 $U_i = 1 - \hat{H}_{NA}(t) = 1 - \sum_{t_i \leqslant t} \dfrac{d_i}{Y_i}$, 对删失数据 $\widetilde{T}$ 赋予分值

$U = -\hat{H}_{NA}(\widetilde{T})$, 在实际运算时, 若 t_i^+ 是删失数据, $U_i = -\hat{H}_{NA}(t_j)$, 其中 t_j 是不大于 t_i^+ 的最大非删失数据. 由此赋分规则我们可以发现非删失数据越大, 对应的分值就越小, 删失数据对应的分值是负的, 两组数据合在一起后, 各数据对应的 U_i 值之和等于 0. 设一个组中的各数据对应的分值 U_i 之和为 W, W 的方差为

$$Var(W) = \frac{n_1 n_2 \sum_{i=1}^{n_1+n_2} U_i^2}{(n_1 + n_2)(n_1 + n_2 + 1)} \tag{3.36}$$

可构造对数秩检验统计量

$$\mathbb{Z}_5 = \frac{W}{\sqrt{Var(W)}} \overset{\text{渐进}}{\sim} N(0,1) \tag{3.37}$$

可以证明在零假设下 $\mathbb{Z}_5$ 渐进服从标准正态分布, 若备择假设是 $H_1 : S_1(t) > S_2(t)$, W 是从第 1 组得到的得分和数, 则否定域为 $\mathbb{Z}_5 < -Z_\alpha$, 若 W 是从第二组得到的得分和数, 则否定域为 $\mathbb{Z}_5 > Z_\alpha$, α 为显著水平.

例 3.9.2　表 3 - 15 给出了例题 3.9 中两样本数据的得分及对数秩检验得分值的计算.

表 3 - 15　对数秩检验的计算

t_i	d_i	Y_i	d_i/Y_i	$\hat{H}_{NA}(t_i)$	U_i
14	1	10	0.100	0.100	0.900　＊
15 +	0	9	0.000	—	−0.100
17	1	8	0.125	0.225	0.775　＊
17 +	0	7	0.000	—	−0.225
18	2	6	0.333	0.558	0.442　＊
19	1	4	0.250	0.808	0.192　＊
19 +	0	3	0.000	—	−0.808
22	1	2	0.500	1.308	−0.308
23 +	0	1	0	—	−1.308

＊表示数据来自第二组.

由表 3 - 15, 利用第二组的数据可计算 $W = 0.900 + 0.775 + 0.442 + 0.442 + 0.192 = 2.751$, $Var(W) = 1.210$, $\mathbb{Z}_5 = 2.5$, p 值约为 0.0064, 在显著水平 $\alpha = 0.05$ 时拒绝 H_0. 这表明 CMF 治疗更有效.

3.7.3 Peto 等人的广义 Wilcoxon 检验

将两个总体联合样本的所有时间排序 $0 < t_1 < t_2 < \cdots < t_i \cdots < t_D$，$t_i$ 时刻的风险暴露数和死亡个数仍记为 Y_i 和 d_i，同对数秩检验一样给每一观测值赋予一定的分值.

对非删失数据 t_i，赋分值 $U_i = \hat{S}_{KM}(t_i) + \hat{S}_{KM}(t_{i-1}) - 1$，对删失数据 t_i^+，赋分值 $U_i = \hat{S}_{KM}(t_j) - 1$，其中 $\hat{S}_{KM}(t)$ 是 K - M 估计量，t_j 是不大于 t_i^+ 的最大非删失时间，赋予分值之后，检验统计量和检验方法与对数秩检验相同.

例 3.9.3 表 3 - 16 给出了例题 3.9 中两样本数据的 Wilcoxon 检验的计算.

表 3 - 16   Wilcoxon 检验的得分计算

t_i	$\hat{S}_{KM}(t_i)$	U_i	
14	0.900	$1 + 0.900 - 1 = 0.900$	
15 +	—	$0.9 - 1 = -0.100$	*
17	0.788	$0.900 + 0.788 - 1 = 0.688$	
17 +	—	$0.788 - 1 = -0.212$	*
18	0.657	$0.788 + 0.657 - 1 = 0.455$	
18	0.526	$0.526 + 0.657 - 1 = 0.186$	
19	0.395	$0.395 + 0.526 - 1 = -0.079$	
19 +	—	$0.395 - 1 = -0.605$	*
22	0.197	$0.197 + 0.395 - 1 = -0.408$	*
23 +	—	$0.197 - 1 = -0.803$	*

* 表示数据来自第一组.

由表 3 - 16，利用第一组的数据可计算

$$W = -0.100 - 0.212 - 0.605 - 0.408 - 0.803 = -2.128$$

$$Var(W) = \frac{5 \times 5 \times [0.9^2 + \cdots (-0.803)^2]}{10 \times 9} = 0.765$$

$$\mathbb{Z}_5 = -\frac{2.218}{\sqrt{0.765}} = -2.433 < -Z_{0.05} = -1.64$$

在显著水平 $\alpha = 0.05$ 时拒绝 H_0. 与前面讨论的结论是一致的：CMF 治疗比不治疗有效.

3.7.4 Cox 的 F 检验

Cox 的 F 检验是基于来自指数分布的有序分数. 这个检验可用于单式删失，但不能用于

其他删失数据.

（1）当数据集没有删失数据时，将 $n = n_1 + n_2$ 个数据排序：

$$t_1 < t_1 < \cdots < t_r < \cdots < t_n$$

第 r 个时间赋予分值

$$t_{rn} = \frac{1}{n} + \frac{1}{n-1} + \cdots + \frac{1}{n-r+1} \ , \ r = 1, \cdots, n \tag{3.38}$$

特别

$$t_{1n} = \frac{1}{n}, \ t_{2n} = \frac{1}{n} + \frac{1}{n-1}, \cdots, t_{nn} = \frac{1}{n} + \cdots + \frac{1}{1} \tag{3.39}$$

t_{rn} 是从标准指数分布（即密度函数 $f(t) = e^{-t}$）得到的容量为 n 的样本的第 r 个次序统计量的期望值，当两个或更多个观测值相等时，则应赋予相应分值的平均值. 当 n 不是太大时，这些量利用倒数表容易计算.

定义 $\bar{t}_1, \bar{t}_2$ 为两组样本的平均分值：

$$\bar{t}_1 = \frac{\sum_{r=1}^{n} t_{rn} I_{\{t(r) \in 组1\}}}{n_1}, \ \bar{t}_2 = \frac{\sum_{r=1}^{n} t_{rn} I_{\{t(r) \in 组2\}}}{n_2} \tag{3.40}$$

H_0 为真时，$\bar{t}_1 / \bar{t}_2$ 服从 F 分布 $F(2n_1, 2n_2)$，若备择假设是 $H_1 : S_1 > S_2$，则检验的否定域是：$\bar{t}_1 / \bar{t}_2 > F_{2n_1, 2n_2, \alpha}$；若备择假设为 $H_2 : S_1 < S_2$，则否定域为 $\bar{t}_1 / \bar{t}_2 < F_{2n_1, 2n_2, 1-\alpha}$；若备择假设为 $H_3 : S_1 \neq S_2$，则否定域为 $\bar{t}_1 / \bar{t}_2 < F_{2n_1, 2n_2, \frac{\alpha}{2}}$ 或 $\bar{t}_1 / \bar{t}_2 > F_{2n_1, 2n_2, 1-\frac{\alpha}{2}}$.

（2）当数据集有删失数据时，设样本 1 中的非删失数据有 r_1 个，样本 2 中的非删失数据有 r_2 个，将 $p = r_1 + r_2$ 个非删失数据排序 $t_1 < t_2 \cdots t_r \cdots < t_p$，对第 r 个死亡时间点赋予分值

$$t_{rn} = \frac{1}{n} + \frac{1}{n-1} + \cdots + \frac{1}{n-r+1}, \quad r = 1, \cdots, p \tag{3.41}$$

对所有的删失数据，赋予相同的分值

$$t_{p+1,n} = \frac{1}{n} + \frac{1}{n-1} + \cdots + \frac{1}{n-p} \tag{3.42}$$

定义 $\bar{t}_1' = \dfrac{\sum_{r=1}^{p} t_{rn} I_{\{t(r) \in 组1\}}}{r_1}$ 是第一个样本中所有非删失数据分值的平均值，$\bar{t}_2' = \dfrac{\sum_{r=1}^{p} t_{rn} I_{\{t(r) \in 组2\}}}{r_2}$ 是第二个样本中所有非删失数据分值的平均值. 其中 $I_{\{\cdot\}}$ 是示性函数，则两组样本的平均分值分别为：

$$\bar{t}_1 = \frac{\bar{t}_1' r_1 + (n_1 - r_1) t_{p+1,n}}{r_1} \ , \ \bar{t}_2 = \frac{\bar{t}_2' r_2 + (n_2 - r_2) t_{p+1,n}}{r_2} \tag{3.43}$$

H_0 为真时, $\bar{t}_1 / \bar{t}_2$ 服从 $F(2r_1, 2r_2)$ 分布.

例 3.9.4 表 3-17 给出了例题 3.9 中两样本数据的 F 检验的计算.

表 3-17 Cox 的 F 检验的计算

t_i	t_{rn}	组一的 t_{rn}	组二的 t_{rn}
14	$1/10 = 0.100$	——	0.100
*15 +	$0.846 + 1/4 = 1.096$	1.096	——
17	$1/10 + 1/9 = 0.1 + 0.111 = 0.211$	——	0.211
*17 +	$0.846 + 1/4 = 1.096$	1.096	——
18	$0.211 + 1/8 = 0.336$ $\left.\begin{array}{l} \\ \end{array}\right\}(0.336 + 0.479) \div 2 = 0.408$	——	0.408
18	$0.336 + 1/7 = 0.479$	——	0.408
19	$0.479 + 1/6 = 0.646$	——	0.646
*19 +	$0.846 + 1/4 = 1.096$	1.096	——
*22	$0.646 + 1/5 = 0.846$	0.846	——
*23 +	$0.846 + 1/4 = 1.096$	1.096	——
合计		5.23	1.773

*表示来自第一组, + 表示删失

由表 3-17, 可计算

$$\bar{t}_1 = \frac{5.23}{1} = 5.23, \bar{t}_2 = \frac{1.773}{5} = 0.3546, F = \bar{t}_1 / \bar{t}_2 = \frac{5.23}{0.3546} = 14.75$$

F 的第一自由度是 2, 第二自由度是 10. 该检验问题的否定域是 $F > F_{2,10,0.05} = 4.1028$, 故拒绝 H_0, 数据提供了 CMF 治疗比不治疗有效的有力证据.

在 3.7.1 ~ 3.7.4 节中提出的几个检验, 都是基于赋予观测值分值而得到的秩统计量. 在具体的问题中选择某种检验而不是其它的检验方法的唯一理由是: 所选择的检验方法有更大的功效, 即有更大的可能性拒绝虚假的假设. 当样本量较小 ($n_1 \leqslant 50, n_2 \leqslant 50$), 样本来自指数分布或 Weibull 分布, 而且没有删失或是单式删失 (I 型和 II 型右删失) 时, Cox 的 F 检验比 Gehan 的广义 Wilcoxon 检验有更大功效. 当样本来自指数分布时, 不管数据中是否含有删失值, 对数秩检验均比 Gehan 的广义 Wilcoxon 检验和 Peto 等人的广义 Wilcoxon 检验有更大功效. 当样本来自 Weibull 分布, 而两个危险率函数之比不随时间变化时, 这些检验的比较结果与指数分布情形实质相同, 但是当两个危险率函数之比依赖于时间时, 两个广义的 Wilcoxon 检验比其他的检验有更大的功效.

广义的 Wilcoxon 检验对于较早死亡时间赋予较大的权重,而对数秩检验则对所有的死亡时间赋予相等的权重.所以,两种广义的 Wilcoxon 检验似乎有更强的能力检测出两个生存分布中的早期差别,而对数秩检验对于后期差别更为敏感.

当两个分布危险率函数曲线或生存曲线交叉时,广义的 Wilcoxon 检验和对数秩检验都不是很有效.

3.8　基于 K‑M 估计对两个总体的检验

首先回顾数据不存在删失时两个来自正态总体的独立样本的 t 检验,即根据样本数据对两个独立总体的均值是否有显著差异进行推断.设总体 T_1 服从正态分布 $N(\mu_1,\sigma_1^2)$,总体 T_2 服从正态分布 $N(\mu_2,\sigma_2^2)$,分别从两个总体中抽取样本 $(t_{11},t_{12},\cdots,t_{1n_1})$ 和 $(t_{21},t_{22},\cdots,t_{2n_2})$,且两样本相互独立.要求检验 $H_0:\mu_1=\mu_2$.该问题的 t 检验统计量为

$$t = \frac{\bar{t}_1 - \bar{t}_2}{\sqrt{S_p^2/n_1 + S_p^2/n_2}} \sim t(n_1 + n_2 - 2) \tag{3.44}$$

其中 $S_p^2 = \dfrac{(n_1-1)S_1^2 + (n_2-1)S_2^2}{n_1 + n_2 - 2}$.

在 1.2 节中我们讨论了生存函数与均值寿命的关系,即 $\mu = \displaystyle\int_0^\infty S(t)\mathrm{d}t$.这表明基于两个样本的 K‑M 估计 $\hat{S}_{KM,1}(t)$ 和 $\hat{S}_{KM,2}(t)$,曲线 $\hat{S}_{KM,1}(t) - \hat{S}_{KM,2}(t)$ 与时间轴所围成的面积可以对删失数据提供类似于两样本的 t 检验.但是对于删失数据来说,在数据存在严重删失的情况下,在较晚的时间区间上生成函数的估计可能是不稳定的,所以当比较两条生存曲线时,在 K‑M 估计中,其尾部相对较小的差异可能被赋予太大的权重,要解决这一问题,可采用两个生存函数差的加权所围成的面积.当数据存在严重删失时,在较晚的时间点上,对差异赋予较小的权重,对应的权函数应该基于删失时间的分布.下面构造这一统计思想的检验.

假设来自总体 1 的数据有 n_1 个,来自总体 2 的数据有 n_2 个,将两个样本的观测时间合并.令 $t_1 < t_2 < \cdots < t_n$ 表示观测时间序列.d_{ij},Y_{ij},C_{ij} 分别是第 j 个样本在 t_i 时刻的失效事件发生数,风险暴露个数和删失个数.由这些数据可得到如下三类 K‑M 估计:

$(1)\hat{S}_{KM,j}(t),j=1,2$ 是用第 j 个样本数据中的失效时间得到的 K‑M 估计

$$\hat{S}_{KM,j}(t) = \prod_{t_i \leqslant t}\left(1 - \frac{d_{ij}}{Y_{ij}}\right) \tag{3.45}$$

(2) $\hat{G}_{KM,j}(t), j = 1, 2$ 是用第 j 个样本数据中的删失时间得到的 K - M 估计

$$\hat{G}_{KM,j}(t) = \prod_{t_i \leq t} \left(1 - \frac{C_{ij}}{Y_{ij}} \right) \tag{3.46}$$

(3) $\hat{S}_{KM,p}(t)$ 是联合样本的失效时间构造的 K - M 估计

$$\hat{S}_{KM,p}(t) = \prod_{t_i \leq t} \left(1 - \frac{d_{i1}}{Y_{i1}} \right) \left(1 - \frac{d_{i2}}{Y_{i2}} \right).$$

删失时间构造的 K - M 估计 $\hat{G}_{KM,j}(t)$ 用于定义权函数:

$$w(t) = \frac{n\hat{G}_{KM,1}(t)\hat{G}_{KM,2}(t)}{n_1\hat{G}_{KM,1}(t) + n_2\hat{G}_{KM,2}(t)}, 0 \leq t \leq t_n \tag{3.47}$$

通过观测我们会发现:在两个删失观测之间,$w(t)$ 为常数;若两个样本均无删失数据,则在任意时刻 t,$\hat{G}_{KM,j}(t)$ 取值为 1,故 $w(t)$ 为 1;若 j 样本严重删失,则在删失大的时间点 t_i,$\hat{G}_{KM,j}(t_i)$ 非常小,故 $w(t_i)$ 也非常小. 对严重删失的情况,在删失大的时间点上赋予了较小的权重,解决了数据严重删失情况下生存函数估计在较晚的时间区间不稳定的缺陷.

基于以上的准备,构造检验统计量:

$$Z_p = \sqrt{\frac{n_1 n_2}{n}} \sum_{i=1}^{D-1} (t_{i+1} - t_i) w(t_i) [\hat{S}_{KM,1}(t_i) - \hat{S}_{KM,2}(t_i)] \tag{3.48}$$

该统计量的方差为

$$\hat{\sigma}_p^2 = \sum_{i=1}^{D-1} \frac{A_i^2}{\hat{S}_{KM,P}(t_{i-1})} \frac{n_1\hat{G}_{KM,1}(t_{i-1}) + n_2\hat{G}_{KM,2}(t_{i-1})}{n\hat{G}_{KM,1}(t_{i-1})\hat{G}_{KM,2}(t_{i-1})} [\hat{S}_{KM,P}(t_{i-1}) - \hat{S}_{KM,P}(t)] \tag{3.49}$$

其中

$$A_i = \sum_{k=i}^{D-1} (t_{k+1} - t_k) w(t_k) \hat{S}_{KM,P}(t_k) \tag{3.50}$$

构造 H_0 的检验统计量:

$$\mathbb{Z}_6 = \frac{Z_p}{\hat{\sigma}_p} \sim N(0,1) \tag{3.51}$$

例 3.10 续例 3.5. 我们将计算 Kaplan - Meier 估计量的加权差,以比较异体移植与本体移植的差异. 设第 1 组为异体移植的病人,其生存函数为 $S_1(t)$,第 2 组为本体移植的病人,其生存函数为 $S_2(t)$,检验如下问题:

$$H_0: S_1(t) = S_2(t); H_1: S_1(t) > S_2(t)$$

表 3 - 18　基于 K - M 估计量的生存分布的检验

t_i	$\hat{S}_{KM,p}(t_i)$	$\hat{S}_{KM,1}(t_i)$	$\hat{S}_{KM,2}(t_i)$	$\hat{S}_{KM,1}(t_i)-\hat{S}_{KM,2}(t_i)$	$\hat{G}_{KM,1}(t_i)$	$\hat{G}_{KM,2}(t_i)$	$w(t)$	$t_{i+1}-t_i$	A_i
*2	0.977	0.938	1	-0.062	1	1	1	2	398
*4	0.953	0.875	1	-0.125	1	1	1	24	396
*28	0.93	0.812	1	-0.188	1	1	1	2	374
30	0.907	0.812	0.963	-0.151	1	1	1	2	372
*32	0.884	0.75	0.963	-0.213	1	1	1	4	370
36	0.86	0.75	0.926	-0.176	1	1	1	5	366
41	0.837	0.75	0.889	-0.139	1	1	1	1	362
42	0.814	0.75	0.852	-0.102	1	1	1	7	361
*49	0.791	0.688	0.852	-0.164	1	1	1	3	356
52	0.767	0.688	0.815	-0.127	1	1	1	1	353
53	0.744	0.688	0.778	-0.090	1	1	1	4	352
57	0.721	0.688	0.741	-0.053	1	1	1	5	349
62	0.698	0.688	0.741	-0.053	1	1	1	1	346
63	0.674	0.688	0.667	0.021	1	1	1	9	345
*72	0.651	0.625	0.667	-0.042	1	1	1	5	339
*77	0.628	0.562	0.667	-0.105	1	1	1	2	336
*79	0.605	0.5	0.667	-0.167	1	1	1	2	335
81	0.581	0.5	0.63	-0.130	1	1	1	3	333
*84	0.558	0.438	0.63	-0.192	1	1	1	24	332
108	0.535	0.438	0.593	-0.155	1	1	1	24	318
132	0.512	0.438	0.556	-0.118	1	1	1	8	305
140	0.488	0.438	0.519	-0.081	1	1	1	36	301
176	0.465	0.438	0.481	-0.043	1	1	1	4	284
180+	0.465	0.438	0.481	-0.043	1	0.923	0.970	30	282
210+	0.465	0.438	0.481	-0.043	1	0.846	0.937	42	268
252	0.439	0.438	0.438	0.000	1	0.846	0.937	55	250
307+	0.439	0.438	0.438	0.000	1	0.762	0.896	50	227
*357	0.412	0.375	0.438	-0.063	1	0.762	0.896	49	208
406+	0.412	0.375	0.438	-0.063	1	0.677	0.849	40	190
446+	0.412	0.375	0.438	-0.063	1	0.592	0.796	30	176
476+	0.412	0.375	0.438	-0.063	1	0.508	0.935	8	166

续表

t_i	$\hat{S}_{KM,p}(t_i)$	$\hat{S}_{KM,1}(t_i)$	$\hat{S}_{KM,2}(t_i)$	$\hat{S}_{KM,1}(t_i)-\hat{S}_{KM,2}(t_i)$	$\hat{G}_{KM,1}(t_i)$	$\hat{G}_{KM,2}(t_i)$	$w(t)$	$t_{i+1}-t_i$	A_i
484 +	0.412	0.375	0.438	−0.063	1	0.423	0.663	40	163
524	0.374	0.375	0.35	0.025	1	0.423	0.663	224	152
748 +	0.374	0.375	0.35	0.025	1	0.317	0.555	185	97
*933 +	0.374	0.375	0.35	0.025	0.833	0.317	0.518	104	58
1037 +	0.374	0.375	0.35	0.025	0.833	0.212	0.398	41	38
*1078 +	0.374	0.375	0.35	0.025	0.667	0.212	0.370	105	32
*1183 +	0.374	0.375	0.35	0.025	0.5	0.212	0.332	107	18
1290 +	0.374	0.375	0.35	0.025	0.5	0.106	0.210	55	4
1345 +	0.374	0.375	0.35	0.025	0.5	0	0	215	0
*1560 +	0.374	0.375	0.35	0.025	0.333	0	0	554	0
*2114 +	0.374	0.375	0.35	0.025	0.167	0	0	30	0
*2144 +	0.374	0.375	0.35	0.025	0	0	0	—	—

*表示数据来自第一组.

若采用对数秩检验, $\mathbb{Z}_1=0.143$ (自由度为 1 的卡方分布, p 值为 0.705); 若采用 Breslow 检验, $\mathbb{Z}_1=0.574$ (自由度为 1 的卡方分布, p 值为 0.449). 表 3-18 给出了比较生存分布检验的计算过程, 由表 3-18 可计算 $\hat{\sigma}_p^2=146503$, $Z_p=-70.38$, $\mathbb{Z}_6=-0.1839$, p 值为 0.429. 故不能拒绝 H_0.

习题

1. 有 90 位喉癌患者的数据来自 Kardaun(1983), 见前言中网址/二维码. 病人按其患病阶段分为四类. 利用对数秩检验统计量检验在疾病的四个阶段"死亡率没有差异"是否成立, 备择假设为阶段越高, 死亡率越高.

2. 使用附录 A1 中案例题目一的数据, 按肿瘤大小将乳腺癌的生存数据分成三个组: 组 1 包括 24 个肿瘤大小 <2 cm 的患者, 组 2 包括 20 个肿瘤大小在 2~5 cm 的患者, 组 3 包括 16 个肿瘤大小 >5 cm 的患者. 检验术后生存状况与肿瘤大小无关这一假设.

3. 使用附录 A1 中案例题目一的数据, 检验非浸润型和浸润型病人的生存状况相同这一假设是否成立?

4. 使用附录 A1 中案例题目二的数据进行两两检验, 以判断每两组之间的生存情况是否有差异.

5. 使用附录 A1 中案例题目二的数据. 有先验信息表明, 不经治疗的老鼠存活率最低, 接受放射治疗的老鼠其次而接受放射治疗 + BPA 治疗的老鼠存活率最高,请做趋势检验以验证这一顺序假设.

6. 使用附录 A1 中案例题目三的数据,检验不同受教育水平的妇女人工流产的危险率相同这一假设是否成立.

7. 使用附录 A1 中案例题目四或五的数据,结合本章的内容,提出恰当的统计问题,并进行统计分析.

第 4 章 固定协变量 Cox 比例风险模型

从本章开始,我们将介绍回归分析模型.生存状态通常会受到许多因素的影响,例如死亡时间的分布可能和个体的年龄、性别、是否抽烟、血压、心率等都有关系,在这样的模型中,响应变量是死亡时间,解释变量是影响到生存状态和未来生存前景的相关因素所对应的变量,这些变量通常称为相关变量或协变量.利用协变量解释响应变量(因变量,通常是生存变量),建立协变量和响应变量之间的函数关系便是回归分析.本章介绍影响深远的 Cox 比例风险模型,也称为 Cox 比例危险率模型,简称为 Cox 回归,它主要探讨与终点事件发生速度有关的因素.

4.1 Cox 比例风险模型

Cox 比例风险模型由英国统计学家 D. R. Cox 于 1972 年提出,主要用于肿瘤和其它慢性病的预后分析,也可用于队列研究的病因探索.设 $h(t|X)$ 是具有协变量 X 的研究对象的危险率函数,比例风险模型的一般形式为:

$$h(t|X) = h_0(t)c(\beta_1 X_1 + \cdots \beta_p X_p) = h_0(t)c(\beta' X) \tag{4.1}$$

其中 $h_0(t)$ 是任意基准危险率,$c(.) > 0$ 为已知连接函数,称为 Cox 乘子,$\beta = (\beta_1, \cdots, \beta_p)'$ 是向量参数(回归系数).在该模型下,具有协变量 X_1 和 X_2 的危险率之比与时间 t 无关.

$$\frac{h(t|X_1)}{h(t|X_2)} = \frac{c(\beta' X_1)}{c(\beta' X_2)}, h(t|X_1) \propto h(t|X_2) \tag{4.2}$$

容易证明比例危险率模型对应的生存函数模型形式为:

$$S(t|X) = S_0(t)^{c(\beta' X)} \tag{4.3}$$

其中 $S_0(t) = e^{-\int_0^t h_0(u)du}$ 是基准生存函数.

协变量可以是数字(连续或非连续),如血压和年龄;也可以是非数字(有次序的或无序的),如定性协变量:性别,种族等.将定性变量用于回归分析,最基本的手段是对定性变量进行编码.在对定性变量编码时,编码有许多方法,怎样编码并不重要,可以随意进行,但对结

果的解释要依赖于编码的方式. 如用 X 表示性别变量, 可以有两种定义:

$$X = \begin{cases} 1, & 男 \\ 0, & 女 \end{cases} \quad 或 \quad X = \begin{cases} 1, & 女 \\ 0, & 男 \end{cases}$$

若考虑一个三水平因素, 如人种: 黑人, 白人, 西班牙人. 则可以用两个协变量定义该三水平因素

$$X_1 = \begin{cases} 1, & 黑人 \\ 0, & 非黑人 \end{cases}, X_2 = \begin{cases} 1, & 白人 \\ 0, & 非白人 \end{cases}$$

也可以用一个协变量定义

$$X = \begin{cases} 1, & 黑人 \\ 2, & 白人 \\ 3, & 西班牙人 \end{cases}$$

对于二分类结局 (阴性/阳性; 生存/死亡) 的问题, 研究者也可以通过 Logistic 回归来探讨影响结局的因素, 但很多时候 Logistic 回归方法无法使用, 比如在比较治疗新型冠状病毒感染不同药物的疗效时 (如瑞德西韦和安慰剂组), 可能两种药物在一个月内的效果分别是 95% 和 90%, 在统计学上这两种治疗手段没有差异. Logistic 回归是关于率的分析, 探讨影响发生率的因素. Cox 回归模型从发生的速度来分析, 主要探讨与终点事件发生速度有关的因素. 通俗来说, Cox 回归可以探讨哪类群体的 "死亡" 速度更快, 以及什么因素影响了 "死亡" 速度.

Cox 比例危险率模型的连接函数最常见的选择为 $c(\boldsymbol{\beta}'\boldsymbol{X}) = \exp(\boldsymbol{\beta}'\boldsymbol{X})$, 在此选择下 Cox 比例危险率模型的具体形式为:

$$h(t \mid \boldsymbol{X}) = h_0(t)\exp\left(\sum_{k=1}^{p} \beta_k X_k\right) \tag{4.4}$$

其中 $h_0(t) = h(t \mid \boldsymbol{X} = 0)$ 是基准危险率函数, 它可以是任意形状的危险率, 只需满足 $h_0(t) > 0$. $h_0(t)$ 是 Cox 比例危险率模型中的非参数部分, $\boldsymbol{\beta}'\boldsymbol{X}$ 是参数部分, 所以 Cox 比例危险率模型是半参数模型.

对任意两个协变量水平 $\boldsymbol{X}$ 和 $\boldsymbol{X}^*$, 在任意时间点 t 的危险率之比

$$\frac{h(t \mid \boldsymbol{X})}{h(t \mid \boldsymbol{X}^*)} = \exp\left[\sum_{k=1}^{p} \beta_k(X_k - X_k^*)\right] \tag{4.5}$$

为常数, 其被称为 "具有风险因素 $\boldsymbol{X}$ 的研究对象" 相对于 "具有风险因素 $\boldsymbol{X}^*$ 的研究对象" 的相对风险 (危险率). 若 X_k 增加一单位, 而其它协变量保持不变, 可计算

$$\frac{h(t \mid X_k + 1)}{h(t \mid X_k)} = \exp(\beta_k) \tag{4.6}$$

若 $\beta_k > 0$, 则 $\exp(\beta_k) > 1$, 说明协变量 X_k 增加时, 危险率增加, 即 X_k 是危险因素; 若 β_k

<0,则 $\exp(\beta_k)<1$,说明协变量 X_k 增加时,危险率减小,即 X_k 是保护因素;若 $\beta_k=0$,则 $\exp(\beta_k)=1$,说明变量 X_k 增加时,危险率不变,即 X_k 是无关因素.

4.2 不存在结时 Cox 风险模型的偏似然估计

用 T 表示失效事件发生的时间,若样本容量为 n,每个数据是一个三元组 $(\tilde{T}_j,\delta_j,\boldsymbol{X}_j(t))$,$j=1,\cdots,n$. 其中 $\tilde{T}_j=\min\{T_j,C_j\}$ 是第 j 个研究对象的观测值;δ_j 是第 j 个研究对象是否发生失效(死亡)的示性变量. $\boldsymbol{X}_j(t)=(X_{j1}(t),\cdots,X_{jp}(t))'$ 是第 j 个研究对象的协变量向量,$X_{jk}(t)$,$k=1,\cdots,p$ 可以是时间相依的协变量,它的取值可随时间发生变化,比如疾病的进程或一系列的血压测量;也可以是常值,如性别,种族和分组. 令 $R(t_i)$ 表示 t_i 时刻暴露于风险中的个体的集合,$\boldsymbol{X}_{(i)}$ 是 t_i 时刻失效的研究对象具有的协变量向量,$X_{(i)k}$ 是 t_i 时刻失效的研究对象的第 k 个协变量;$\boldsymbol{X}_j$ 是 j 个研究对象的协变量向量,本章假设 $\boldsymbol{X}_j$ 与时间无关.

已知有一研究对象在 t_i 时刻死亡,在此前提条件下,具有协变量 $\boldsymbol{X}_{(i)}$ 的研究对象在 t_i 时刻死亡的条件概率为:

$P($实际死亡的研究对象在 t_i 死亡 | 某个研究对象在时刻 t_i 死亡$)$

$$=\frac{P(\text{实际死亡的研究对象在 }t_i\text{死亡 | 存活到 }t_i)}{\sum_{j\in R(t_i)}P(\text{第 }j\text{ 个研究对象在 }t_i\text{死亡 | 存活到 }t_i)}$$

$$=\frac{h(t_i\mid\boldsymbol{X}_{(i)})}{\sum_{j\in R(t_i)}h(t_i\mid\boldsymbol{X}_j)}$$

$$=\frac{\exp\{\boldsymbol{\beta}'\boldsymbol{X}_{(i)}\}}{\sum_{j\in R(t_i)}\exp\{\boldsymbol{\beta}'\boldsymbol{X}_j\}}$$

将所有死亡时间的条件概率相乘,可构造偏似然函数

$$L(\boldsymbol{\beta})=\prod_{i=1}^{D}\frac{\exp(\boldsymbol{\beta}'\boldsymbol{X}_{(i)})}{\sum_{j\in R(t_i)}\exp(\boldsymbol{\beta}'\boldsymbol{X}_j)} \tag{4.7}$$

可以看到,偏似然函数(4.7)式的分子仅依赖于经历了失效事件的研究个体的信息,而其分母利用了风险集中所有研究个体的信息. 令 $l(\boldsymbol{\beta})=\ln[L(\boldsymbol{\beta})]$,则

$$l(\boldsymbol{\beta})=\sum_{i=1}^{D}\sum_{k=1}^{p}\beta_k X_{(i)k}-\sum_{i=1}^{D}\ln\Big[\sum_{j\in R(t_i)}\exp\Big(\sum_{k=1}^{p}\beta_k X_{jk}\Big)\Big] \tag{4.8}$$

使得 $l(\boldsymbol{\beta})$ 最大化的 $\boldsymbol{\beta}$ 值就是偏极大似然估计,$\boldsymbol{\beta}$ 值可以通过求解有效得分方程来确定:

$$U_k(\boldsymbol{\beta})=0,\ k=1,\cdots,p \tag{4.9}$$

(4.9)是一组非线性方程组,其中

$$U_h(\boldsymbol{\beta}) = \frac{\partial l(\boldsymbol{\beta})}{\partial \beta_h} = \sum_{i=1}^{D} X_{(i)h} - \sum_{i=1}^{D} \frac{\sum_{j \in R(t_i)} X_{jh} \exp\left(\sum_{k=1}^{p} \beta_k X_{jk}\right)}{\sum_{j \in R(t_i)} \exp\left(\sum_{k=1}^{p} \beta_k X_{jk}\right)} \tag{4.10}$$

信息矩阵 $I(\boldsymbol{\beta}) = -\dfrac{\partial^2 l(\boldsymbol{\beta})}{\partial \boldsymbol{\beta}' \partial \boldsymbol{\beta}} = \left[I_{gh}(\boldsymbol{\beta}) \right]_{p \times p}$,其中

$$I_{gh}(\boldsymbol{\beta}) = -\frac{\partial^2 l(\boldsymbol{\beta})}{\partial \beta_g \partial \beta_h} = \sum_{i=1}^{D} \frac{\sum_{j \in R(t_i)} X_{jg} X_{jh} \exp\left(\sum_{k=1}^{p} \beta_k X_{jk}\right)}{\sum_{j \in R(t_i)} \exp\left(\sum_{k=1}^{p} \beta_k X_{jk}\right)}$$

$$- \sum_{i=1}^{D} \left[\frac{\sum_{j \in R(t_i)} X_{jg} \exp\left(\sum_{k=1}^{p} \beta_k X_{jk}\right)}{\sum_{j \in R(t_i)} \exp\left(\sum_{k=1}^{p} \beta_k X_{jk}\right)} \right] \left[\frac{\sum_{j \in R(t_i)} X_{jh} \exp\left(\sum_{k=1}^{p} \beta_k X_{jk}\right)}{\sum_{j \in R(t_i)} \exp\left(\sum_{k=1}^{p} \beta_k X_{jk}\right)} \right] \tag{4.11}$$

$\boldsymbol{\beta}$ 的数值解可以通过 Newton – Raphon 迭代求解:

$$\boldsymbol{\beta}_{(m)} = \boldsymbol{\beta}_{(m-1)} + U(\boldsymbol{\beta}_{(m-1)}) I^{-1}(\boldsymbol{\beta}_{(m-1)}) \tag{4.12}$$

其中 $\boldsymbol{\beta}_{(m)}$ 表示第 m 轮迭代的 $\boldsymbol{\beta}$ 值,$U(\boldsymbol{\beta}) = (U_1(\boldsymbol{\beta}), \cdots, U_p(\boldsymbol{\beta}))'$.

令 $\boldsymbol{b} = (b_1, \cdots, b_p)'$ 表示 $\boldsymbol{\beta}$ 的偏似然估计,我们要检验的问题是 $H_0: \boldsymbol{\beta} = \boldsymbol{\beta}_0$. 下面给出回归参数 $\boldsymbol{\beta}$ 的三种检验方法:

1. Wald 检验

若 H_0 为真,则大样本下,b 服从均值为 $\boldsymbol{\beta}_0$,方差 – 协方差矩阵估计为 $I^{-1}(\boldsymbol{b})$ 的 p 维正态分布,故可构造检验统计量

$$\chi_W^2 = (\boldsymbol{b} - \boldsymbol{\beta}_0)' I(\boldsymbol{b})(\boldsymbol{b} - \boldsymbol{\beta}_0) \tag{4.13}$$

服从自由度为 p 的卡方分布,即 $\chi_W^2 \sim \chi_{(p)}^2$.

2. 似然比检验

若 H_0 为真,则大样本下

$$\chi_{LR}^2 = 2\left[l(\boldsymbol{b}) - l(\boldsymbol{\beta}_0) \right] \tag{4.14}$$

服从自由度为 p 的卡方分布,即 $\chi_{LR}^2 \sim \chi_{(p)}^2$.

3. 得分检验

若 H_0 为真,则大样本下

$$\chi_{SC}^2 = U(\boldsymbol{\beta}_0)' I^{-1}(\boldsymbol{\beta}_0) U(\boldsymbol{\beta}_0) \tag{4.15}$$

服从自由度为 p 的卡方分布,即 $\chi_{SC}^2 \sim \chi_{(p)}^2$.

　例 4.1　免疫组织化学(IH)检验是一种妇女乳腺癌检验的方法,在一项旨在判断 IH 方法是否有效的研究中,选择了 45 名女性乳腺癌患者,这 45 名患者都有阴性腋下淋巴结,并

且最少有 10 年的跟踪期,其中 9 名患者 IH 呈阳性,其余 36 名患者 IH 呈阴性,表 4 - 1 列出了两组患者的存活时间.

表 4 - 1　不同免疫组织化学反应的乳腺癌患者的存活时间

IH 呈阴性	19,25,30,34,37,46,47,51,56,57,61,66,67,74,78,86,122 + ,123 + ,130 + ,130 + ,133 + ,134 + ,136 + ,141 + ,143 + ,148 + ,151 + ,152 + ,153 + ,154 + ,156 + ,162 + ,164 + ,165 + ,182 + ,189 +
IH 呈阳性	22,23,38,42,73,77,89,155,144 +

我们将构建单个协变量的 Cox 比例危险率模型,并用三种检验统计量判断"IH 检验"是否有效. 令

$$X = \begin{cases} 1, & \text{IH 反应为阳性} \\ 0, & \text{IH 反应为阴性} \end{cases}$$

构建 Cox 比例危险率模型:$h(t|X) = h_0(t)\exp(\beta X)$,其中 $h_0(t)$ 是任一基准危险率,β 为回归系数. 在该模型中 $\sum_{i=1}^{D} X_{(i)} = d^1$ 是反应为阳性的样本中的死亡个数.

$$\sum_{j \in R(t_i)} \exp\{\beta X_j\} = \sum_{\substack{j \in R(t_i) \\ X_j = 0}} 1 + \sum_{\substack{j \in R(t_i) \\ X_j = 1}} \exp(\beta) = Y_{0i} + Y_{1i}\exp(\beta)$$

其中 Y_{0i} 是 t_i 时刻,风险暴露个体中反应为阴性的个数;Y_{1i} 是 t_i 时刻,风险暴露个体中反应为阳性的个数,将上面的关系代入(4.8) ~ (4.11)式可计算

$$l(\beta) = \beta d^1 - \sum_{i=1}^{D} \ln[Y_{0i} + Y_{1i}e^{\beta}]$$

$$U(\beta) = d^1 - \sum_{i=1}^{D} \frac{Y_{1i}e^{\beta}}{Y_{0i} + Y_{1i}e^{\beta}}$$

$$I(\beta) = \sum_{i=1}^{D} \left[\frac{Y_{1i}e^{\beta}}{Y_{0i} + Y_{1i}e^{\beta}} - \frac{Y_{1i}^2 e^{2\beta}}{(Y_{0i} + Y_{1i}e^{\beta})^2} \right]$$

检验 $H_0:\beta = 0$;$H_1:\beta \neq 0$. 首先考虑得分检验,带入具体数据可计算

$$U(0) = d^1 - \sum_{i=1}^{D} \frac{Y_{1i}}{Y_{0i} + Y_{1i}} = 4.19$$

$$I(0) = \sum_{i=1}^{D} \left[\frac{Y_{1i}}{Y_{0i} + Y_{1i}} - \frac{Y_{1i}^2}{(Y_{0i} + Y_{1i})^2} \right] = 3.19$$

故 $\chi_{SC}^2 = \frac{U^2(0)}{I(0)} = 5.49$. p 值为 0.019.

当各死亡时间点不存在打结情况时,得分检验本质上是两样本的对数秩检验. 对于另外两个检验需要先给出 β 的偏极大似然估计,可以通过数值技术使似然函数最大化来得到 β

的估计值,在绝大多数统计软件包中都能实现这一操作,表 4 - 2 提供了牛顿迭代算法的三次迭代结果.

表 4 - 2　β 的偏极大似然估计的数值迭代

m	b_{m-1}	$l(b_{m-1})$	$U(b_{m-1})$	$I(b_{m-1})$	$b_m = b_{m-1} + \dfrac{U(b_{m-1})}{I(b_{m-1})}$	$l(b_m)$	$\dfrac{l(b_m) - l(b_m-1)}{\mid l(b_{m-1}) \mid}$
1	0	-83.7438	4.1873	3.1912	1.3121	-81.8205	0.0230
2	1.3121	-81.8205	-1.8382	5.7494	0.9924	-81.5210	0.0037
3	0.9924	-81.5210	-0.0640	5.3084	0.9802	-81.5206	0.0001

由表 4 - 2 的计算可得 β 的偏极大似然估计 $b = 0.9802$. 似然比检验

$$\chi^2_{LR} = 2[l(0.9802) - l(0)] = 2[-81.52 - (-83.74)] = 4.44$$

其 p 值为 0.035. Wald 检验

$$\chi^2_W = \left[\frac{b - \beta_0}{\sqrt{\dfrac{1}{I(b)}}} \right]^2 = \left[\frac{0.9802 - 0}{0.4349} \right]^2 = 5.08$$

其 p 值为 0.024. 三种检验的结果都说明"IH 检验"是有效的. $e^{0.9802} = 2.67$,说明 IH 反应为阳性的患者的死亡风险是反应为阴性的患者的 2.67 倍. 利用 b 的渐进正态性,该相对风险的 95% 置信区间为 $\exp(0.9802 \pm 1.96 \times 0.4349) = (1.14, 6.25)$.

应用注释

例 4.1 SPSS 操作

打开数据编辑器,输入数据"时间(time)","示性变量(delta)"和"协变量(X)"等→ 分析→生存函数→Cox 回归→"时间"选择"time","状态"选择"status"→定义事件,选择单值输入"1"→"协变量"选择"X"→选项→模型统计量根据建模需要进行选择→继续→确定.

例 4.1 SAS 程序代码

```
options ls = 78 ps = 60;
data btrial;
    infile "/home/u61137936/mylib/btrair. dat" DLM = '09'X firstobs = 2;
    input time death im;
    im = im - 1;
run;
```

```
proc phreg data = btrial;    /* preg 语句会产生似然比检验,得分检验,Wald 检验 */
    model time * death (0) = im;
run;
```

例 4.1 R 程序代码

```
library( MASS)    #为调用 stepAIC( ) 函数
library( KMsurv)    #调用 KMsurv,从 KMsurv 包中读取数据 btrial;
library( survival)    #为调用 coxph( ) 函数;
data( btrial)
workdata < - btrial
workdata $ im < - workdata $ im - 1    #对原始数据的选取和处理;
attach( workdata)
options( width = 100, length = 200, digits = 4)    # 打印参数设置
coxph. fit < - coxph( Surv( time, death) ~ factor( im) , data = workdata)
#factor( ) 作为分类变量
sum. coxph. fit < - summary( coxph. fit)
print( sum. coxph. fit)
beta. est < - sum. coxph. fit $ coef[ 1]    #参数的估计
beta. se < - sum. coxph. fit $ coef[ 3]    #标准差的估计
rel. risk < - exp( beta. est)                #相对风险
z. stat < - beta. est/beta. se              #检验统计量的值
pval < - 2 * ( 1 - pnorm( abs( z. stat) ) )
cat( "Estimate of beta = ", beta. est, "\n")    #0.9802
cat( "se of the Estimate of beta = ", beta. se, "\n")    #0.4349
cat( "Relative risk of dying for positive patient relative to negative patient = ", rel. risk, "\n")
cat( "Z statistic for the test beta = 0: ", z. stat, " ; ", "p - value of the z test: ", pval, "\n")
```

4.3　存在结时的偏似然估计

4.2 节对不存在时间结点的数据结构给出 Cox 比例回归模型的偏似然函数,对数据存在结点的情况,不少研究者提出了其他的偏似然函数,本节将介绍三种形式.

令 $t_1 < t_2 < \cdots < t_i < \cdots < t_D$ 表示 D 个依次不同的失效事件发生时间,d_i 是 t_i 时刻的死亡

个数, $D(t_i)$ 是 t_i 时刻失效的研究对象的集合, $R(t_i)$ 是 t_i 时刻的风险集, $s_i = \sum_{j \in D(t_i)} X_j$ 是 t_i 时刻死亡个体的协变量之和.

Breslow(1974)提出的偏似然函数表达式如下:

$$L_1(\boldsymbol{\beta}) = \prod_{i=1}^{D} \frac{\exp(\boldsymbol{\beta}' \boldsymbol{s}_i)}{\left[\sum_{j \in R(t_i)} \exp(\boldsymbol{\beta}' \boldsymbol{X}_j) \right]^{d_i}} \qquad (4.16)$$

Efron(1977)提出了另一种偏似然函数:

$$L_2(\boldsymbol{\beta}) = \prod_{i=1}^{D} \frac{\exp(\boldsymbol{\beta}' \boldsymbol{s}_i)}{\prod_{j=1}^{d_i} \left[\sum_{l \in R(t_i)} \exp(\boldsymbol{\beta}' \boldsymbol{X}_l) - \frac{j-1}{d_i} \sum_{l \in D_i} \exp(\boldsymbol{\beta}' \boldsymbol{X}_i) \right]} \qquad (4.17)$$

当结点数很小时,这两种似然函数非常接近.

第三种偏似然函数由 Cox(1972)提出,是通过假设危险率服从 Logistic 模型而构造出来的,表达式如下:

$$L_3(\boldsymbol{\beta}) = \prod_{i=1}^{D} \frac{\exp(\boldsymbol{\beta}' \boldsymbol{s}_i)}{\left[\sum_{q \in Q_i} \exp(\boldsymbol{\beta}' \boldsymbol{s}_q^*) \right]} \qquad (4.18)$$

该式中的参数如下定义:令 $R(t_i) = \{q_1, q_2, \cdots, q_{Y_i}\}$ 是 t_i 时刻的风险集, t_i 时刻有 d_i 个研究对象死亡的可能组合 $q = \{q_1, \cdots, q_{d_i}\}$ 有 $C_{Y_i}^{d_i}$ 种, t_i 时刻的 q 的集合记为 Q_i, $S_q^* = \sum_{j=1}^{d_i} X_j I_{\{j \in q\}}$ 是 q 中失效个体的协变量的和.

例 4.2　续例 3.3,定义协变量 X 表示患者选择的导尿管放置方式, $X = 1$ 表示皮下放置, $X = 0$ 表示外科放置. 构造 Cox 风险模型 $h(t|X) = h_0(t) \exp(\beta X)$, 检验 $H_0 : \beta = 0$; $H_1 : \beta \neq 0$. 结合(4.16)-(4.18)的偏似然函数与三种检验方法,检验结果见表 4-3.

表 4-3　三种偏似然函数的检验结果

	Breslow 似然比(4.16)	Efron 似然比(4.17)	Cox 似然比(4.18)
初始似然比	-104.4533	-104.2319	-94.1869
最终似然比	-103.2285	-103.0278	-92.9401
b	-0.6182	-0.6126	-0.6294
$SE(b)$	0.3981	0.3979	0.4019
相对危险	0.539	0.542	0.553
得分检验	$\chi^2 = 2.49(p = 0.115)$	$\chi^2 = 2.44(p = 0.117)$	$\chi^2 = 2.53(p = 0.112)$
Wald 检验	$\chi^2 = 2.41(p = 0.121)$	$\chi^2 = 2.37(p = 0.124)$	$\chi^2 = 2.45(p = 0.117)$
似然比检验	$\chi^2 = 2.45(p = 0.118)$	$\chi^2 = 2.41(p = 0.121)$	$\chi^2 = 2.49(p = 0.114)$

应用注释

例 4.2 SAS 程序代码

```
options ls = 78 ps = 60;
data kidney;
    infile "/home/u61137936/mylib/kidney. dat" DLM = '09'X firstobs = 2;
    input time delta type;
    type = type − 1;
run;


proc phreg data = kidney;
    model time ∗ delta (0) = type/ties = breslow itprint;
    / ∗ ties = breslow 是缺省选择; itprint 表展示迭代过程 ∗ /
run;


proc phreg data = kidney;
    model time ∗ delta (0) = type/ties = efron itprint;
run;


proc phreg data = kidney;
    model time ∗ delta (0) = type/ties = discrete itprint;
run;
```

例 4.2 R 程序代码

```
library( KMsurv)    #调用 KMsurv 包
data( kidney)        #读取数据
workdata < − kidney
type = workdata $ type − 1    #数据处理
time = workdata $ time
delta = workdata $ delta
library( survival)    #调用 survival 包
#coxph( ) 处理结有三种方法: efron, breslow 和 exact, efron 为缺省;
# R 中的"exact"即为 SAS 中的"discrete"
```

```
coxph. fit < - coxph( Surv( time, delta) ~ factor( type) , method = "efron")
sum. coxph. fit = summary( coxph. fit)
print( sum. coxph. fit)
beta. est = sum. coxph. fit $ coef[ 1]    #极大似然估计
beta. se = sum. coxph. fit $ coef[ 3]    #标准差
rel. risk = exp( beta. est)              #相对风险
z. stat = beta. est/beta. se             #统计量值
pval = 2 * ( 1 - pnorm( abs( z. stat) ) )
cat( "Estimate of beta = ", beta. est, "\n")
cat( "se of the Estimate of beta = ", beta. se, "\n")
cat( "Relative riks of dying for positive patient relative to negative patien = ", rel. risk, "\n")
cat( "Z statistic for the test beta = 0: ", z. stat, " ; ", "p - value of the z test: ", pval, "\n")
```

4.4　局部检验

4.4.1　三种检验方法

前面的内容中我们对参数 β 的检验进行了讨论,现实中我们可能往往只对 β 子集的假设检验感兴趣. 将 p 维回归参数 β 分解为 $\boldsymbol{\beta} = (\boldsymbol{\beta}'_1, \boldsymbol{\beta}'_2)'$,其中 $\boldsymbol{\beta}'_1$ 是 $q \times 1$ 维向量, $\boldsymbol{\beta}'_2$ 是 $(p-q) \times 1$ 维向量,令 $\boldsymbol{b} = (\boldsymbol{b}'_1, \boldsymbol{b}'_2)'$ 为参数 β 的极大偏似然估计,信息矩阵及其逆矩阵对应地分解为

$$I = \begin{bmatrix} \boldsymbol{I}_{11} & \boldsymbol{I}_{12} \\ \boldsymbol{I}_{21} & \boldsymbol{I}_{22} \end{bmatrix}, I^{-1} = \begin{bmatrix} \boldsymbol{I}^{11} & \boldsymbol{I}^{12} \\ \boldsymbol{I}^{21} & \boldsymbol{I}^{22} \end{bmatrix} \tag{4.19}$$

其中 $\boldsymbol{I}^{11}$ 是 $\boldsymbol{I}^{-1}$ 的上 $q \times q$ 子矩阵. 考虑检验问题 $H_0 : \boldsymbol{\beta}_1 = \boldsymbol{\beta}_{10}; H_1 : \boldsymbol{\beta}_1 \neq \boldsymbol{\beta}_{10}$,可用如下三种检验统计量进行检验.

1. Wald 检验

若 H_0 为真,则大样本情况下

$$\chi^2_W = (\boldsymbol{b}_1 - \boldsymbol{\beta}_{10})' [\boldsymbol{I}^{11}(\boldsymbol{b})]^{-1} (\boldsymbol{b}_1 - \boldsymbol{\beta}_{10}) \tag{4.20}$$

服从自由度为 q 的卡方分布,即 $\chi^2_W \sim \chi^2_{(q)}$.

2. 似然比检验

若 H_0 为真,则大样本情况下

$$\chi^2_{LR} = 2 \left[l(b) - l(\boldsymbol{\beta}_{10}, \boldsymbol{b}_2(\boldsymbol{\beta}_{10})) \right] \tag{4.21}$$

服从自由度为 q 的卡方分布,即 $\chi^2_{LR} \sim \chi^2_{(q)}$.

3. 得分检验

若 H_0 为真,则大样本情况下

$$\chi^2_{SC} = U_1(\boldsymbol{\beta}_{10}, \boldsymbol{b}_2(\boldsymbol{\beta}_{10}))' \boldsymbol{I}^{11}(\boldsymbol{\beta}_{10}, \boldsymbol{b}_2(\boldsymbol{\beta}_{10})) U_1(\boldsymbol{\beta}_{10}, \boldsymbol{b}_2(\boldsymbol{\beta}_{10})) \tag{4.22}$$

服从自由度为 q 的卡方分布,即 $\chi^2_{SC} \sim \chi^2_{(q)}$. 其中 $\boldsymbol{b}_2(\boldsymbol{\beta}_{10})$ 是 $\boldsymbol{\beta}_1 = \boldsymbol{\beta}_{10}$ 时基于对数似然函数(4.8)式求得的 $\boldsymbol{\beta}_2$ 的偏极大似然估计.

例 4.3 续例 3.6. 首先检验不同上市方式的公司股票被 ST 的危险率相同这一假设是否成立,为此构造如下三个哑变量:

$$Z_1 = \begin{cases} 1, & \text{金字塔式} \\ 0, & \text{非金字塔式} \end{cases}, Z_2 = \begin{cases} 1, & \text{多重持股式} \\ 0, & \text{非多重持股式} \end{cases}, Z_3 = \begin{cases} 1, & \text{其它上市方式} \\ 0, & \text{非其它上市方式} \end{cases}$$

构造 Cox 风险模型 $h(t \mid \boldsymbol{Z}) = h_0(t) \exp\left(\sum_{k=1}^{3} \tilde{\beta}_k Z_k \right)$,其中 $h_0(t)$ 为直接控制方式的公司,检验

$$H_0 : \tilde{\beta}_1 = \tilde{\beta}_2 = \tilde{\beta}_3 = 0 \tag{4.23}$$

$$H_1 : \tilde{\beta}_i, i = 1, 2, 3 \text{ 中至少有一个不为零}$$

采用 4.3 节中 Breslow 处理结点的方法,总体似然比,Wald 检验统计量和得分卡方统计量(自由度为 3)的值分别为 7. 1787($p = 0. 0664$),7. 1429($p = 0. 0675$)和 7. 2353($p = 0. 0648$),在显著水平 $\alpha = 0.1$ 条件下,三种检验结果都表明至少存在一种上市方式的危险率与其他类型上市方式的危险率不同.

用 X_4 表示实际控制人拥有的上市公司所有权比例,接下来检验这样一个假设:对不同的 X_4,不同上市方式的公司的存活率无差异. 为此,构造 Cox 风险模型 $h(t \mid \boldsymbol{Z}) = h_0(t) \exp\left(\sum_{k=1}^{3} \tilde{\beta}_k Z_k + \beta_4 X_4 \right)$,仍检验(4.23),但此时是一个局部检验.

记 $\tilde{\beta}_1 = \tilde{\beta}_2 = \tilde{\beta}_3 = 0$ 时 β_4 的偏极大似然估计为 b_4,此时的 Cox 比例危险率模型中只含有协变量 X_4,可得 $b_4 = -0. 007$,且 $l((\boldsymbol{\beta}_{10}), \boldsymbol{b}_2(\boldsymbol{\beta}_{10})) = -1272. 73$. 由(4.21)式知另外还需要计算 $\boldsymbol{\beta} = (\tilde{\beta}_1, \tilde{\beta}_2, \tilde{\beta}_3, \beta_4)$ 的偏极大似然估计,为此我们构建含有四个协变量(Z_1, Z_2, Z_3, X_4)的 Cox 比例危险率模型,得到 $\boldsymbol{b}' = (0. 1910, 0. 0346, -0. 2067, -0. 0030)$ 且 $l(\boldsymbol{b}) = -1270$,由此可以计算似然比统计量:

$$\chi^2_{LR} = 2 \left[-1270 - (-1272. 73) \right] = 5. 46$$

其服从自由度为 3 的卡方分布,此处检验的 p 值为 0. 145.

若采用 Wald 检验,由(4.20)式知需计算 $\boldsymbol{b}$ 的信息矩阵,该矩阵的逆矩阵为 $\boldsymbol{b}$ 的协方差矩阵,由下式给出:

$$\boldsymbol{I}^{-1}(\boldsymbol{b}) = \begin{pmatrix} 0.0412 & 0.0286 & 0.0280 & 0.0083 \\ 0.0286 & 0.5301 & 0.0296 & -0.0130 \\ 0.0280 & 0.0296 & 0.0439 & -0.1920 \\ 8.4\times10^{-5} & -1.3\times10^{-4} & -1.9\times10^{-4} & 2.6\times10^{-5} \end{pmatrix} \quad (4.24)$$

由(4.20)式可计算

$$\chi_W^2 = (0.19096 \quad 0.03463 \quad -0.20668) \times \begin{pmatrix} 0.0412 & 0.0286 & 0.0280 \\ 0.0286 & 0.5301 & 0.0296 \\ 0.0280 & 0.0296 & 0.0439 \end{pmatrix}^{-1} \times \begin{pmatrix} 0.19096 \\ 0.03463 \\ -0.20668 \end{pmatrix}$$

$$= 5.4319$$

由自由度为 3 的卡方分布可知其 p 值为 0.1428. 同似然比检验的结果相同,表明在控制人拥有相同上市公司所有权的公司中还不足以否定不同上市方式的公司具有相同的股票被 ST 危险率的假定.

应用注释

例 4.3 SPSS 操作

打开数据编辑器,输入数据"时间(time)","示性变量(status)"→转换→计算变量→定义协变量 z1、z2、z3→ 分析→生存函数→Cox 回归→"时间"选择"time","状态"选择"status"→定义事件,选择单值输入"1"→"协变量"选择"z1、z2、z3、x4"→选项→模型统计量根据建模需要进行选择→继续→确定.从输出结果可得到 $-2\log(\boldsymbol{b}) = 2540$.

分析→生存函数→Cox 回归→"时间"选择"time","状态"选择"status"→定义事件,选择单值输入"1"→"协变量"选择"x4"→选项→模型统计量根据建模需要进行选择→继续→确定.从输出结果可得到 $-2\log(\boldsymbol{b}) = 2545.46$.

局部似然比卡方统计量的值 $\chi_{LR}^2 = 2545.46 - 2540 = 5.46$,自由度为 2,查表可得 p 值为 0.06.

绝大多数统计软件包能够产生"参数估计",该表能给出所有这些单变量的 Wald 检验,以及估计的标准差和效应的相对风险,如表 4 - 4 中的参数估计值是包含协变量 Z_1、Z_2、Z_3、X_4 的 Cox 风险模型中参数 $\boldsymbol{\beta} = (\tilde{\beta}_1, \tilde{\beta}_2, \tilde{\beta}_3, \beta_4)'$ 的极大偏似然估计,而每一行是相应参数的单变量检验(局部检验).

表4-4　例4.3的参数估计

变量	自由度	参数估计	标准差	$Wald$ 卡方	p 值	相对风险
Z_1	1	0.191	0.204	0.884	0.347	1.210
Z_2	1	0.035	0.728	0.002	0.962	1.035
Z_3	1	-0.207	0.210	0.973	0.324	0.813
X_4	1	-0.003	0.005	0.422	0.516	0.997

例4.3 SAS 程序代码

```
options ls = 78 ps = 60;
data EX43;
infile "/home/u61137936/mylib/EX36. dat" DLM = '09'X firstobs = 2;
input time status x1 x2 x3 x4 x5 x6 x7 x8 x9 x10;
/* 产生两个协变量 */
if x2 = 2 then z1 = 1;
else z1 = 0;
if x2 = 3 then z2 = 1;
else z2 = 0;
if x2 = 4 then z3 = 1;
else z3 = 0;
run;

proc phreg data = EX43;
model time * status(0) = z1 z2 z3/ties = Breslow;
run;

proc phreg data = EX43;
model time * status(0) = z1 z2 z3 x4/ties = Breslow covb;
test z1, z2, z3;   /* Wald 局部检验 β₁ = β₂ = β₃ = 0, 也可用语句 test z1 = z2 = z3 = 0 */
run;

proc phreg data = EX43;
model time * status(0) = x4/ties = Breslow;
```

```
run;
```

```
/* 例 4.3 中局部检验的协变量均由是分类变量 X₂ 定义, 可以用 class 指定分类变量 */
data EX43;
infile "/home/u61137936/mylib/EX36. dat" DLM = '09'X firstobs = 2;
input time status x1 x2 x3 x4 x5 x6 x7 x8 x9 x10;
run;
```

```
proc phreg data = EX43;
class x2 ( ref = '1');    /* ref 指定 x2 = 1 时对应( z1, z2, z3) = ( 0, 0, 0) */
model time * status ( 0)  = x2/ties = Breslow;
run;
```

```
proc phreg data = EX43;
class x2 ( ref = '1');
model time * status ( 0)  = x2 x4/ties = Breslow covb;
run;
```

```
proc phreg data = EX43;
model time * status ( 0)  = x4/ties = Breslow;
run;
```

例 4.3 R 程序代码

```
rm( list = ls( ) )
options( width = 200, length = 200, digits = 4)
library( survival)
workdata < - read. table( "D: \\EX36. txt", header = T)
z1 < -1 * ( workdata $ x2 = = 2)
z2 < -1 * ( workdata $ x2 = = 3)
z3 < -1 * ( workdata $ x2 = = 4)
workdata < - data. frame( workdata, z1, z2, z3)
attach( workdata)
```

```
# 有协变量 z1, z2, z3 的 Cox 比例风险模型
coxph. fit1 < - coxph( Surv( time, status) ~ z1 + z2 + z3, method = "breslow")
loglik1 < - coxph. fit1 $ loglik[ 2]    # 计算该拟合的对数似然函数
# 有协变量 z1, z2, z3, x4 的 Cox 比例风险模型
coxph. fit2 < - coxph( Surv( time, status) ~ z1 + z2 + z3 + x4, method = "breslow")
loglik2 < - coxph. fit2 $ loglik[ 2];
AIC( coxph. fit2)    #coxph. fit2 的 AIC 值, 即 - 2 * loglik2 + 4 * 2


# 仅有协变量 x4 的 Cox 比例风险模型
coxph. fit3 < - coxph( Surv( time, status) ~ x4, method = "breslow")
loglik3 < - coxph. fit3 $ loglik[ 2];    # 计算似然函数值


cat( "Results for fit1 with z1, z2, z3 and x4: ", "\n")
print( coxph. fit1)
print( summary( coxph. fit1) )


cat( "Results for fit2 with z1, z2, z3 and x4: ", "\n")
print( coxph. fit2) #打印参数估计
print( summary( coxph. fit2) ) #打印相对风险及其置信区间并给出三种检验结果


cat( "Results for fit3 with x4: ", "\n")
print( coxph. fit3)
print( summary( coxph. fit3) )


cat( "log - likelihood for three models: ", c( loglik1, loglik2, loglik3) , "\n")
cat( "Covariance matrix for fit2: ", "\n")
print( coxph. fit2 $ var)
```

4.4.2 变量间有相互作用时的 Cox 回归

同广义线性模型一样,在比例危险率模型中也可能存在变量间的相互作用,如令

$$Z_1 = \begin{cases} 1, & \text{治疗方案 1} \\ 0, & \text{治疗方案 2} \end{cases}, \quad Z_2 = \begin{cases} 1, & \text{男性} \\ 0, & \text{女性} \end{cases},$$

若男性和女性对两种治疗方案的反应不同,我们可以定义 $Z_3 = Z_1 \times Z_2$ 表示 Z_1 和 Z_2 的相互作用. 此时 Cox 比例危险率模型由下式给出:

$$h(t|\boldsymbol{Z}) = h_0(t)\exp\{\beta_1 Z_1 + \beta_2 Z_2 + \beta_3 Z_3\}$$

在上述模型中,对男性来说治疗方案 1 相对治疗方案 2 的风险为 $\exp\{\beta_1 + \beta_3\}$,对女性来说,治疗方案 1 相对治疗方案 2 的风险为 $\exp(\beta_1)$,故 $\exp(\beta_3)$ 表示对男性来说治疗方案 1 相对治疗方案 2 的额外风险.

例 4.4　续例 3.6. 用民营化方式(X_1),已流通股总数(X_5),股东大会召开次数(X_6),经营活动产生的现金流净额(X_7)为基本协变量构建 Cox 风险模型,并讨论 X_1 与其它三个协变量的相互作用对模型的影响,相互作用协变量为:$X_1 \times X_5$,$X_1 \times X_6$ 和 $X_1 \times X_7$,表 4-5 给出了这 7 个协变量的 Wald 检验.

表 4-5　存在交互作用的模型中的参数估计

变量	自由度	参数估计	标准差	Wald 卡方	p 值
X_1	1	1.153	0.185	38.648	0.000
X_5	1	-1.150	0.190	36.702	0.000
X_6	1	0.249	0.086	8.322	0.004
X_7	1	-0.897	0.157	32.586	0.000
$X_1 \times X_5$	1	0.316	0.256	1.526	0.217
$X_1 \times X_6$	1	-0.015	0.137	0.012	0.914
$X_1 \times X_7$	1	0.465	0.210	4.918	0.027

由表 4-5 我们可以发现 $X_1 \times X_6$ 的 p 值较大,故从模型中剔除. 对包含剩余 6 个协变量 X_1、X_5、X_6、X_7、$X_1 \times X_5$ 和 $X_1 \times X_7$ 的模型进行整体估计,结果见表 4-6.

表 4-6　民营上市公司模型中存在两种交互作用时的参数估计

变量	自由度	参数估计	标准差	Wald 卡方	p 值
X_1	1	1.150	0.184	39.110	0.000
X_5	1	-1.148	0.189	37.053	0.000
X_6	1	0.243	0.067	13.175	0.000
X_7	1	-0.901	0.153	34.597	0.000
$X_1 \times X_5$	1	0.311	0.252	1.521	0.217
$X_1 \times X_7$	1	0.470	0.204	5.325	0.021

由表 4-6 可知 $X_1 \times X_5$ 的 p 值较大,故从模型中剔除. 对包含剩余 5 个协变量 X_1、X_5、X_6、X_7 和 $X_1 \times X_7$ 的模型进行整体估计,结果见表 4-7.

表 4-7　民营上市公司模型中存在 $X_1 \times X_7$ 交互作用时的参数估计

变量	自由度	参数估计	标准差	Wald 卡方	p 值
X_1	1	1.066	0.169	39.816	0.000
X_5	1	-0.992	0.131	57.234	0.000
X_6	1	0.241	0.067	13.077	0.000
X_7	1	-0.830	0.134	38.354	0.000
$X_1 \times X_7$	1	0.368	0.190	3.741	0.053

由表 4-7 的结果我们可以确定最后的模型为:

$$h(t|\mathbf{Z}) = h_0(t) exp(1.066X_1 - 0.992X_5 + 0.241X_6 - 0.830X_7 + 0.368X_1 \times X_7)$$

应用注释

例 4.4 SPSS 操作

打开数据编辑器,输入数据→分析→生存函数→Cox 回归→"时间"选择 time,"状态"选择"status"→定义事件,选择"单值"输入"1"→"协变量"选择"x1、x5、x6、x7、x1 * x5、x1 * x6、x1 * x7"→选项→"模型统计量"根据建模需要进行选择→继续→确定.

例 4.4 SAS 程序代码

```
data EX46new;
    infile "/home/u61137936/mylib/EX36. dat" DLM = '09'X firstobs = 2;
    input time status x1 x2 x3 x4 x5 x6 x7 x8 x9 x10;
run;


proc phreg data = EX46new;
    model time * status (0) = x1|x5 x1|x6 x1|x7/ties = Breslow;
run;
```

例 4.4 R 程序代码

```
library( survival)
workdata <- read. table( "D: \\EX36. txt", header = T)
#定义交互协变量
zz5 <- workdata $ x1 * workdata $ x5
zz6 <- workdata $ x1 * workdata $ x6
```

zz7 < - workdata $ x1 * workdata $ x7

workdata < - data. frame(workdata, zz5, zz6, zz7)

attach(workdata)

coxph. fit1 < - coxph(Surv(time, status) ~ x1 + x5 + x6 + x7 + zz5 + zz6 + zz7,

method = c("breslow"))

loglik1 < - coxph. fit1 $ loglik[2]　　　　#该模型的似然函数

cat("Results for main effects and interactions: ", "\n")

print(coxph. fit1)

4.4.3　参数线性组合的检验

本小节介绍 Cox 比例危险率模型中参数线性组合的检验:

$$H_0 : c\boldsymbol{\beta} = c\boldsymbol{\beta}_0 ; H_1 : c\boldsymbol{\beta} \neq c\boldsymbol{\beta}_0 \tag{4.25}$$

其中 $c = (c'_1, \cdots, c'_q)'$, $c'_k = (c_{k1}, \cdots, c_{kp})$, 该检验问题的检验统计量为:

$$\chi_l^2 = (cb - c\boldsymbol{\beta}_0)' [cI^{-1}(b)c']^{-1} (cb - c\boldsymbol{\beta}_0) \tag{4.26}$$

在大样本情况下 χ_l^2 服从自由度为 q 的卡方分布, 其中 $I^{-1}(b)$ 是协方差矩阵.

例 4.5　续例 4.3. 在 Cox 比例危险率模型 $h(t \mid \boldsymbol{Z}) = h_0(t) \exp\left(\sum_{k=1}^{3} \tilde{\beta}_k Z_k + \beta_4 X_4\right)$ 中检验假设 $H_0 : \tilde{\beta}_1 = 0$. 下面用两种方法对该假设进行检验.

方法一, 用 Wald 检验. 由表 4 - 4 可知 $b_1 = 0.191$, 由(4.24)式可知 $I^{11}(b) = 0.0412$, 故 $\chi_W^2 = 0.191 \times 0.0412^{-1} \times 0.191 = 0.886$.

方法二, 令 $c' = (1, 0, 0, 0)$, 可计算检验统计量 $\chi_l^2 = c'b [c'I^{-1}(b)c]^{-1} b'c = 0.886$, 两种统计量计算结果相同. 查卡方分布表(自由度为 1)可得 $p = 0.653$, 不能拒绝零假设.

例 4.6　续例 4.3. 在 Cox 比例危险率模型 $h(t \mid \boldsymbol{Z}) = h_0(t) \exp\left(\sum_{k=1}^{3} \tilde{\beta}_k Z_k + \beta_4 X_4\right)$ 中检验假设 $H_0 : \tilde{\beta}_1 = \tilde{\beta}_2 = \tilde{\beta}_3$. 下面用两种方法对该假设进行检验.

方法一: 似然比检验. 在例 4.3 中求得四个协变量(Z_1, Z_2, Z_3, X_4)拟合的模型的对数偏似然函数 $l(b) = -1270$, 另外拟合由协变量 $Z^* = Z_1 + Z_2 + Z_3$ 和年龄 X_4 构成的 Cox 比例风险模型, 求得对数偏似然函数为 $l(b^*, b_4) = -1272.73$. 似然比卡方值为 $2 \times [l(b) - l(b^*, b_4)] = 5.458$, 查卡方分布表(自由度为 2)可得 $p = 0.07$. 在显著水平为 $\alpha = 0.1$ 时, 可拒绝零假设.

方法二: 线性组合方法.

定义 $c = \begin{pmatrix} 1 & -1 & 0 & 0 \\ 0 & 1 & -1 & 0 \end{pmatrix}$, $\boldsymbol{\beta}_0 = \begin{pmatrix} 0 \\ 0 \end{pmatrix}$, 计算检验统计量 $(cb - c\boldsymbol{\beta}_0)'[cI^{-1}(b)c']^{-1}(cb - c\boldsymbol{\beta}_0)$ 的值为 5.429, 由卡方分布表(自由度为2)可得 p 值为 0.066. 结论同方法一一致, 拒绝零假设.

例 4.7 一 Cox 比例危险率模型有三个协变量, 参数估计见表 4-8.

表 4-8 参数估计

变量	参数估计(b_1, b_2, b_3)
X_1	$b_1 = 0.2$
X_2	$b_2 = 0.3$
X_3	$b_3 = 0.1$

协方差矩阵的估计为

$$I^{-1}(b) = \begin{pmatrix} 0.0004 & 0.0002 & -0.0003 \\ 0.0002 & 0.0025 & -0.0005 \\ -0.0003 & -0.0005 & 0.0009 \end{pmatrix}$$

(1)计算协变量为 $X_A = (5,1,5)$ 和 $X_B = (1,3,3)$ 的两个研究对象的相对风险.

(2)检验协变量为 $X_A = (2,3,6)$ 和 $X_B = (0,0,0)$ 的两个研究对象是否有相同的风险.

解(1)对第一个研究对象, 记 $A = 5\beta_1 + \beta_2 + 5\beta_3$, 对第二个研究对象, 记 $B = \beta_1 + 3\beta_2 + 3\beta_3$. 则研究对象 1 相对于研究对象 2 的风险 $e^{A-B} = e^{4\beta_1 - 2\beta_2 + 2\beta_3}$ 的估计为 $e^{4b_1 - 2b_2 + 2b_3} = e^{0.4} = 1.4918$.

(2)我们需要检验的零假设为:

$$H_0: \beta_1 X_{A,1} + \beta_2 X_{A,2} + \beta_3 X_{A,3} = \beta_1 X_{B,1} + \beta_2 X_{B,2} + \beta_3 X_{B,3}$$

即 $H_0: 2\beta_1 + 3\beta_2 + 6\beta_3 = 0$, 记 $c' = (2,3,6)$, $b = (0.2,0.3,0.1)'$, 则 $c'I^{-1}(b)c = 0.0337$, 故

$$\chi_l^2 = (c'b - c'\boldsymbol{\beta}_0)'[c'I^{-1}(b)c]^{-1}(c'b - c\boldsymbol{\beta}_0)$$
$$= \frac{1.9^2}{0.0337}$$
$$= 107.12$$
$$p = P(\chi_{(1)}^2 > 107.12) \approx 0, 拒绝 H_0.$$

应用注释

例 4.6 SAS 程序代码

data EX46new;

```
infile "/home/u61137936/mylib/EX36. dat" DLM = '09'X firstobs = 2;

input time status x1 x2 x3 x4 x5 x6 x7 x8 x9 x10;

/ * 产生三个协变量 * /

if x2 = 2 then z1 = 1;
    else z1 = 0;
if x2 = 3 then z2 = 1;
    else z2 = 0;
if x2 = 4 then z3 = 1;
    else z3 = 0;

run;


proc phreg data = EX46new;

    model time * status( 0) = z1  z2  z3  x4/ties = Breslow covb;

    test z1 = z2 = z3;

run;
```

4.4.4　相对风险的讨论

在 Cox 比例危险率模型中,具有协变量 X 和 X^* 的两个患者的相对风险为:

$$\frac{h(t|X)}{h(t|X^*)} = \exp((X - X^*)'\boldsymbol{\beta})$$

$$= exp(\beta_1(X_1 - X_1^*) + \cdots \beta_p(X_p - X_p^*)) \tag{4.27}$$

式中的协变量可以是交互协变量.

在例 4.3 中,表 4-4 的参数估计值是具有协变量 $X = (Z_1, Z_2, Z_3, X_4)$ 的 Cox 比例危险率模型中参数 $\boldsymbol{\beta} = (\beta_1, \beta_2, \beta_3, \beta_4)'$ 的极大偏似然估计,每一行是单变量检验(局部检验). 在该模型中 $X = (1, 0, 0, A)$ 和 $X^* = (0, 0, 0, A)$ 分别表示具有相同所有权比例的"金字塔方式上市公司"和"直接控制上市公司",我们可以计算 X 与 X^* 的相对风险的偏极大似然估计为 $e^{b_1} = e^{0.191} = 1.210.$ 表 4-4 给出了"金字塔方式上市公司""多重持股上市公司"和"其它方式上市公司"相对于"直接控制上市公司"的风险. 表 4-4 最后一行中的相对风险是同种上市公司的实际控制人每增加百分之一的所有权比例后相对于原所有权比例的风险. 统计结果表明,所有权比例的增加降低了公司股票被 ST 的危险率.

例 4.4 对有 5 个协变量($X_1, X_5, X_6, X_7, X_1 \times X_7$)的模型进行了整体估计,例 4.4 的分析说明 X_1 和 X_7 之间存在强烈的交互作用. 经营现金流为 $X_7 = A$ 且"直接上市的公司"(其协变

量为 $X_2 = (1, X_5, X_6, A, A))$,相对于经营现金流为 $X_7 = A$ 且"间接上市的公司"(其协变量为 $X_1 = (0, X_5, X_6, A, 0))$,出现财务危机的相对风险与现金流 A 的大小有关. 由表 4-7 可计算相对风险的估计为

$$\exp(b_1 + b_{1\times7}A) = \exp(1.066 + 0.368 \times A)$$

不同经营现金流的"直接上市公司"与"间接上市公司"的相对风险可通过类似的方法计算,如:"经营现金流为 A 且间接上市的公司"的协变量为 $(1, X_5, X_6, A, A)$,"经营现金流为 B 且直接上市的公司"的协变量为 $(0, X_5, X_6, B, 0)$,将协变量带入(4.27)可计算这两类公司的相对风险为:

$$\exp(1.066 - 0.83 \times (A - B) + 0.368 \times A)$$

下面讨论相对风险置信区间的求解. 参数 β_i 的置信区间是 $(b_i - z_{1-\frac{\alpha}{2}}SE(b_i), b_i + z_{1-\frac{\alpha}{2}}SE(b_i))$,它可以借助参数估计表和估计的渐进正态性进行计算,相对风险的置信区间可对 β_i 的置信区间的上下限求指数得到. 如在例题 4.3 中对具有相同所有权比例 C 的"金字塔式公司" $X_4 = (1, 0, 0, C)$ 和"直接控制公司" $X_3 = (0, 0, 0, C)$ 的相对风险的 95% 置信区间由表 4-4 的信息可以计算:

$$(e^{0.191 - 1.96 \times 0.204}, e^{0.191 + 1.96 \times 0.204}) = (0.813, 1.802)$$

没有直接显示在表 4-4 中的相对风险可以通过相应的计算得到,如:具有相同所有权控制比例 C 的"多重持股上市公司" $X_5 = (0, 1, 0, C)$ 和"金字塔式公司" $X_4 = (1, 0, 0, C)$ 的相对风险为 $\exp(\beta_2)/\exp(\beta_1) = \exp(\beta_2 - \beta_1)$,其极大似然估计为 $\exp(0.035 - 0.191) = 0.856$. 若要求 $\beta_2 - \beta_1$ 的置信区间,则需要计算 $b_2 - b_1$ 的标准差,可借助统计软件程序输出结果的协方差矩阵进行计算, $b_2 - b_1$ 的方差为

$$Var(b_2 - b_1) = Var(b_2) + Var(b_1) - 2\mathrm{cov}(b_2, b_1) = 0.513 \qquad (4.28)$$

故 $b_2 - b_1$ 的标准差为 0.716, $\beta_2 - \beta_1$ 的置信区间为:

$$\left[b_2 - b_1 - z_{1-\frac{\alpha}{2}}SE(b_2 - b_1), b_2 - b_1 + z_{1-\frac{\alpha}{2}}SE(b_2 - b_1) \right]^{\alpha = 0.05} = \left[-1.403, 1.247 \right]$$

则我们可以计算相对风险 $\exp(\beta_2 - \beta_1)$ 的 95% 的置信区间为:

$$\left[\exp(-1.403), \exp(1.247) \right] = \left[0.246, 3.480 \right]$$

更一般的情况, $\boldsymbol{\beta}'(\boldsymbol{X} - \boldsymbol{X}^*)$ 的 $(1-\alpha)$% 置信区间为:

$$\hat{\boldsymbol{\beta}}'(\boldsymbol{X} - \boldsymbol{X}^*) \pm z_{1-\frac{\alpha}{2}}SE[\hat{\boldsymbol{\beta}}'(\boldsymbol{X} - \boldsymbol{X}^*)]$$
$$= \hat{\boldsymbol{\beta}}'(\boldsymbol{X} - \boldsymbol{X}^*) \pm z_{1-\frac{\alpha}{2}}[(\boldsymbol{X} - \boldsymbol{X}^*)'Var(\hat{\boldsymbol{\beta}})(\boldsymbol{X} - \boldsymbol{X}^*)]^{\frac{1}{2}} \qquad (4.29)$$

相对风险 $RR = e^{\boldsymbol{\beta}'(\boldsymbol{X} - \boldsymbol{X}^*)}$ 的 $(1-\alpha)$% 置信区间为:

$$\exp\{\hat{\boldsymbol{\beta}}'(\boldsymbol{X} - \boldsymbol{X}^*) \pm z_{1-\frac{\alpha}{2}}SE[\hat{\boldsymbol{\beta}}'(\boldsymbol{X} - \boldsymbol{X}^*)]\}$$
$$= \exp\{\hat{\boldsymbol{\beta}}'(\boldsymbol{X} - \boldsymbol{X}^*) \pm z_{1-\frac{\alpha}{2}}[(\boldsymbol{X} - \boldsymbol{X}^*)'Var(\hat{\boldsymbol{\beta}})(\boldsymbol{X} - \boldsymbol{X}^*)]^{\frac{1}{2}}\} \qquad (4.30)$$

例4.8　一 Cox 比例危险率模型的参数和标准差估计见表 4 - 9,请给出具有相同协变量 X_2 值且 $X_1 = 1$ 的研究对象相对 $X_1 = 0$ 的研究对象的相对风险.

表 4 - 9　参数估计

变量	参数估计	标准差 SE
X_1	$\hat{\beta}_1 = 0.2$	0.05
X_2	$\hat{\beta}_2 = -0.1$	0.01

解:两个研究对象的协变量分别为 $(1, X_2)$ 和 $(0, X_2)$. 相对风险为

$$RR = e^{\hat{\beta}_1(1-0) + \hat{\beta}_2(X_2 - X_2)} = e^{\hat{\beta}_1}$$

β_1 的 95% 置信区间为 $[\hat{\beta}_1 - z_{1-\frac{\alpha}{2}}SE(\hat{\beta}_1), \quad \hat{\beta}_1 + z_{1-\frac{\alpha}{2}}SE(\hat{\beta}_1)] = [0.102, \quad 0.298]$, $RR = e^{\beta_1}$ 的 95% 置信区间为 $[1.1074, 1.3472]$.

4.5　Cox 比例风险模型的构建

在 Cox 比例风险模型的实际建模过程中,我们所感兴趣的事情可能会受到很多因素的共同影响,同线性回归中的方法类似,我们可以用向前回归法或向后回归法进行建模. 本节将应用向前选择法从众多的因素中找到对我们所感兴趣的事情造成影响的一个或多个因素. 建模的工具有两个:p 值和 AIC(Akaike Information Criterion)准则. AIC 准则是通过调整参数和考察似然函数,试图在"更好地拟合数据"与"模型中的参数尽可能少"之间寻找一个平衡点. AIC 统计量具体表达式为 AIC $= -2\ln(L) + kp$,其中 p 为回归参数的数目,L 为模型的似然函数,k 为预先设定的常量,通常取为 2. AIC 值随模型中协变量数目的增加而减少,在某一点后,又会随协变量数目的增加而增加,这表明没有必要再添加协变量了.

建模时通常有两种情况:第一种情况是已确定了主要因素(控制因素),我们需要对潜在的变量进行调整,基本模型中的因素称为主要因素,其他因素称为潜在调节因素,被选入模型中的因素为调节因素;第二种情况是不知道哪些因素对我们所感兴趣的事情造成影响,我们需要从众多的因素中找到影响因素.

已确定了主要因素的建模步骤:

步骤 1:对基本模型进行整体检验(4.2 节和 4.3 节中的检验方法).

步骤 2:在基本模型包含的主要因素存在于模型中的情况下,考虑其他潜在因素与死亡率之间的关系(可使用 4.5.1 节中的局部检验法,特别是 Wald 检验),找出最显著的因素,并将其添加入模型中.

步骤 3:在步骤 2 得到的模型下,考虑保留下来的潜在变量与死亡率之间的关系,若没有

发现显著的调节因素,停止建模过程.

没有确定主要因素的建模步骤:

步骤1:对每一解释因素分别作检验,确认与死亡率关系最大的因素.

步骤2:在包含上一步因素的模型下,考虑其他潜在因素与死亡率之间的关系,找出最显著的因素,并将其添加入模型中.

步骤3:在步骤2得到的模型下,考虑保留下来的潜在变量与死亡率之间的关系,若没有发现显著的调节因素,停止建模过程.

可见,建模中遇到的两种不同的情况在建模过程中并没有本质区别,只是第二种情况多了一个选择主要因素的步骤.

例 4.9 继续讨论例题3.6中民营上市公司生存情况的数据集,已知影响企业生存状态的潜在因素见表3-10.首先对上市方式重新编码,构造三个哑变量:

$$Z_1=\begin{cases}1, & 金字塔式\\0, & 非金字塔式\end{cases}, Z_2=\begin{cases}1, & 多重持股式\\0, & 非多重持股式\end{cases}, Z_3=\begin{cases}1, & 其它上市方式\\0, & 非其它上市方式\end{cases}$$

步骤1:对各因素进行检验,其中对"上市方式"的检验是整体检验

$$H_0:\tilde{\beta}_1=\tilde{\beta}_2=\tilde{\beta}_3=0$$

对其他因素是单因素 Wald 检验,检验结果见表 4-10.

表 4-10 各潜在因素的整体检验

因素	自由度	Wald 卡方	p 值	AIC
民营化方式 X_1	1	33.3	0.000	2519
上市方式(Z_1,Z_2,Z_3)	3	7.14	0.070	2546
实控人任职情况 X_3	1	12.3	0.000	2538
实控人所有权比例 X_4	1	2,11	0.100	2547
已流通股总数 X_5	1	47.8	0.000	2471
股东大会召开次数 X_6	1	9.55	0.002	2541
现金流净额 X_7	1	67.8	0.000	2498
净资产收益率 X_8	1	1.35	0.200	2548
每股净资产 X_9	1	34.9	0.000	2503
市盈率 X_{10}	1	67.5	0.000	2504

由 AIC 准则,最显著的因素是已流通股总数 X_5,AIC 值为 2471,这一因素被加入模型:

$$h(t|X_5)=h_0(t)\exp\{\beta_5 X_5\}$$

步骤2:对剩下的因素分别构建模型并进行局部检验,即对 $i=1,3,4,6,7,8,9,10$ 分别构建模型:$h(t|\boldsymbol{X})=h_0(t)\exp\{\beta_5 X_5+\beta_i X_i\}$,对模型中新加入的协变量 X_i 检验 $H_0:\beta_i=0$;

对 $h(t|\boldsymbol{X}) = h_0(t)\exp\{\tilde{\beta}_1 Z_1 + \tilde{\beta}_2 Z_2 + \tilde{\beta}_3 Z_3 + \beta_5 X_5\}$，检验 $H_0:\tilde{\beta}_1 = \tilde{\beta}_2 = \tilde{\beta}_3 = 0$. 这九个模型的检验结果见表 4 - 11. 由表可知 AIC 值最小的"现金流净额 X_7"应加入模型中, 加入后, 模型 AIC 值为 2428.

表 4 - 11　调节已流通股总数对潜在因素的局部检验

因素	自由度	Wald 卡方	p 值	AIC
民营化方式 X_1	1	41.700	0.000	2435
上市方式 (Z_1, Z_2, Z_3)	3	13.531	0.004	2464
实控人任职情况 X_3	1	16.354	0.000	2457
实控人所有权比例 X_4	1	2.229	0.135	2470
股东大会召开次数 X_6	1	27.718	0.000	2449
现金流净额 X_7	1	63.209	0.000	2428
净资产收益率 X_8	1	1.939	0.164	2470
每股净资产 X_9	1	32.599	0.000	2431
市盈率 X_{10}	1	53.994	0.000	2435

步骤 3:再对剩下的因素分别构建模型进行局部检验, 即对 $i = 1,3,4,6,8,9,10$, 分别构建模型 $h(t|\boldsymbol{X}) = h_0(t)\exp\{\beta_5 X_5 + \beta_7 X_7 + \beta_i X_i\}$, 对模型中新加入的协变量 X_i 检验 $H_0:\beta_i = 0$;对 $h(t|\boldsymbol{X}) = h_0(t)\exp\{\tilde{\beta}_1 Z_1 + \tilde{\beta}_2 Z_2 + \tilde{\beta}_3 Z_3 + \beta_5 X_5 + \beta_7 X_7\}$, 检验 $H_0:\tilde{\beta}_1 = \tilde{\beta}_2 = \tilde{\beta}_3 = 0$, 这八个模型的检验结果见表 4 - 12, 由检验结果可见 p 值最小的"民营化方式 X_1"应加入模型中.

表 4 - 12　调节已流通股总数和现金流净额对潜在因素的局部检验

因素	自由度	Wald 卡方	p 值	AIC
民营化方式 X_1	1	36.592	0.000	2396
上市方式 (Z_1, Z_2, Z_3)	3	14.157	0.003	2420
实控人任职情况 X_3	1	14.698	0.000	2415
实控人所有权比例 X_4	1	2.493	0.114	2427
股东大会召开次数 X_6	1	16.964	0.000	2414
净资产收益率 X_8	1	3.426	0.064	2425
每股净资产 X_9	1	23.732	0.000	2400
市盈率 X_{10}	1	45.133	0.000	2397

X_1 被加入模型后的模型形式为:

$$h(t|\boldsymbol{X}) = h_0(t)\exp\{\beta_1 X_1 + \beta_5 X_5 + \beta_7 X_7\}$$

该模型的 AIC 值为 2396. 重复以上建模过程, 可以得到如下局部检验表 4 - 13 至表 4 - 18.

表 4 – 13　调节民营化方式、流通股总数和现金流净额对潜在因素的局部检验

因素	自由度	Wald 卡方	p 值	AIC
上市方式 (Z_1, Z_2, Z_3)	3	8.056	0.045	2395
实控人任职情况 X_3	1	6.472	0.011	2392
实控人所有权比例 X_4	1	0.905	0.341	2397
股东大会召开次数 X_6	1	16.408	0.000	2384
净资产收益率 X_8	1	3.000	0.083	2384
每股净资产 X_9	1	23.169	0.000	2369
市盈率 X_{10}	1	34.557	0.000	2372

由表 4 – 13 选择 AIC 值最小的"每股净资产 X_9"加入模型：

$$h(t|\boldsymbol{X}) = h_0(t)\exp\{\beta_1 X_1 + \beta_5 X_5 + \beta_7 X_7 + \beta_9 X_9\}$$

该模型 AIC 值为 2369.

表 4 – 14　调节民营化方式、流通股总数、现金流净额和每股净资产对潜在因素的局部检验

因素	自由度	Wald 卡方	p 值	AIC
上市方式 (Z_1, Z_2, Z_3)	3	7.598	0.055	2368
实控人任职情况 X_3	1	3.838	0.050	2368
实控人所有权比例 X_4	1	0.000	0.988	2371
股东大会召开次数 X_6	1	18.183	0.000	2355
净资产收益率 X_8	1	8.444	0.004	2360
市盈率 X_{10}	1	19.543	0.000	2356

由表 4 – 14 选择 AIC 值最小的"股东大会召开次数 X_6"被加入模型：

$$h(t|\boldsymbol{X}) = h_0(t)\exp\{\beta_1 X_1 + \beta_5 X_5 + \beta_6 X_6 + \beta_7 X_7 + \beta_9 X_9\}$$

该模型 AIC 值为 2355.

表 4 – 15　调节民营化方式、流通股总数、现金流净额、
每股净资产和股东大会召开次数对潜在因素的局部检验

因素	自由度	Wald 卡方	p 值	AIC
上市方式 (Z_1, Z_2, Z_3)	3	10.099	0.012	2352
实控人任职情况 X_3	1	3.924	0.048	2353
实控人所有权比例 X_4	1	0.054	0.816	2357
净资产收益率 X_8	1	8.679	0.003	2343
市盈率 X_{10}	1	20.012	0.000	2342

由表 4 – 15 选择 AIC 值最小的"市盈率 X_{10}"加入模型：

$$h(t|\boldsymbol{X}) = h_0(t)\exp\{\beta_1 X_1 + \beta_5 X_5 + \beta_6 X_6 + \beta_7 X_7 + \beta_9 X_9 + \beta_{10} X_{10}\}$$

该模型 AIC 值为 2342.

表 4 - 16　调节民营化方式、流通股总数、现金流净额、每股净资产、

股东大会召开次数和市盈率对潜在因素的局部检验

因素	自由度	Wald 卡方	p 值	AIC
上市方式(Z_1, Z_2, Z_3)	3	9.144	0.027	2340
实控人任职情况 X_3	1	2.064	0.151	2342
实控人所有权比例 X_4	1	0.414	0.520	2343
净资产收益率 X_8	1	14.974	0.000	2319

由表 4 - 16 选择 AIC 值最小的"净资产收益率 X_8"加入模型:

$$h(t|\boldsymbol{X}) = h_0(t)\exp\{\beta_1 X_1 + \beta_5 X_5 + \beta_6 X_6 + \beta_7 X_7 + \beta_8 X_8 + \beta_9 X_9 + \beta_{10} X_{10}\}$$

该模型 AIC 值为 2319.

表 4 - 17　调节民营化方式、流通股总数、现金流净额、每股净资产、

股东大会召开次数和市盈率对潜在因素的局部检验

因素	自由度	Wald 卡方	p 值	AIC
上市方式(Z_1, Z_2, Z_3)	3	9.122	0.028	2317
实控人任职情况 X_3	1	2.682	0.101	2318
实控人所有权比例 X_4	1	0.019	0.890	2321

由表 4 - 17 选择 AIC 值最小的"上市方式(Z_1, Z_2, Z_3)"加入模型,该模型 AIC 值为 2317.

表 4 - 18　调节上市方式、民营化方式、流通股总数、现金流净额、每股净资产、

股东大会召开次数和市盈率对潜在因素的局部检验

因素	自由度	Wald 卡方	p 值	AIC
实控人任职情况 X_3	1	1.185	0.276	2318
实控人所有权比例 X_4	1	0.760	0.383	2318

表 4 - 18 中两个模型的 AIC 值相较前一轮模型没有减小,故停止建模;若通过 p 值判断,由于 p 均大于 0.1,得到相同的结论,停止建模,模型形式为:

$$h(t|\boldsymbol{X}) = h_0(t)\exp\{\beta_1 X_1 + \beta_5 X_5 + \beta_6 X_6 + \beta_7 X_7 + \beta_8 X_8 + \beta_9 X_9 + \beta_{10} X_{10}$$
$$+ \tilde{\beta}_1 Z_1 + \tilde{\beta}_2 Z_2 + \tilde{\beta}_3 Z_3\}$$

该模型参数估计见表 4 - 19.

表 4 – 19　参数估计

协变量	自由度	b	$SE(b)$	Wald 卡方	p 值
Z_1	1	0.411	0.213	3.711	0.054
Z_2	1	1.370	0.744	3.388	0.066
Z_3	1	0.018	0.212	0.007	0.931
X_1	1	0.632	0.163	15.027	0.000
X_5	1	−0.969	0.135	51.027	0.000
X_6	1	0.343	0.070	24.235	0.000
X_7	1	−0.605	0.104	33.997	0.000
X_8	1	0.014	0.003	16.952	0.000
X_9	1	−0.590	0.124	22.602	0.000
X_{10}	1	0.212	0.038	30.448	0.000

若显著水平为 0.05 时,Z_1,Z_2 和 Z_3 并没有通过检验,最终模型的参数估计见表 4 – 20.

表 4 – 20　最终模型的参数估计

协变量	自由度	b	$SE(b)$	Wald 卡方	p 值
X_1	1	0.732	0.157	21.740	0.000
X_5	1	−0.937	0.133	49.502	0.000
X_6	1	0.320	0.068	22.075	0.000
X_7	1	−0.573	0.102	31.303	0.000
X_8	1	0.014	0.003	16.258	0.000
X_9	1	−0.600	0.124	23.452	0.000
X_{10}	1	0.222	0.038	34.101	0.000

应用注释

例 4.9 SAS 程序代码

```
data EX46new;
    infile "/home/u61137936/mylib/EX36. dat" DLM = '09'X firstobs = 2;
    input time status x1 x2 x3 x4 x5 x6 x7 x8 x9 x10;
run;


proc phreg data = EX46new;
    class x2 ( ref = '1') x1 ( ref = '0') x3( ref = '0');
```

model time * status(0) = x1 x2 x3 x4 x5 x6 x7 x8 x9 x10

/ties = Breslow selection = backward slstay = 0.1;

run;

例 4.9 R 程序代码

#例题 4.9 中我们展示了向前法进行建模的过程,用到的程序在前面的例子中均已
#给出.

#R 中可以用 stepAIC() 实现向后建模.

rm(list = ls( ))

options(width = 200, length = 200, digits = 4)

library(survival)

library(MASS)　　#为调用 stepAIC() 函数

workdata < − read. table("D: \\EX36. txt", header = T)

attach(workdata)

coxph. fit1 < − coxph(Surv(time, status) ~ z1 + z2 + z3 + x1 + x3 + x4 + x5 + x6 + x7

+ x8 + x9 + x10, method = "breslow")

stepAIC(coxph. fit1)　　#根据 AIC 准则用后退法给出建模过程

4.6　基准危险率和基准生存函数的估计

在确定了 Cox 比例风险模型参数 $\boldsymbol{\beta}$ 的偏极大似然估计 $\boldsymbol{b}$ 之后,借助 Breslow 估计量,我们可以给出基准危险率 $h_0(t)$ 和基准生存函数的估计. 累积基准危险率 $H_0(t) = \int_0^t h_0(u) du$ 的估计形似于 Nelson − Aalen 估计,其表达式为

$$\hat{H}_0(t) = \sum_{t_i \leqslant t} \frac{d_i}{W(t_i, \boldsymbol{b})} \tag{4.31}$$

其中 $W(t_i, \boldsymbol{b}) = \sum_{j \in R(t_i)} c_j, c_j = \exp\left(\sum_{k=1}^p b_k X_{jk}\right)$ 是风险集 $R(t_i)$ 中的个体 j 的 Cox 乘子,p 是参数 $\boldsymbol{\beta}$ 的维数,d_i 仍然表示 t_i 时刻的死亡个数. 当模型中没有协变量时,(4.31)式中的估计式即为 Nelson − Aalen 估计. 基准生存函数 $S_0(t) = \exp[-H_0(t)]$ 的估计量是 $\hat{S}_0(t) = \exp[-\hat{H}_0(t)]$,这一估计量适用于协变量取值 $\boldsymbol{X} = 0$ 的个体. 具有协变量 $\boldsymbol{X} = \boldsymbol{X}^*$ 的个体的生存函数可以使用估计量:

$$\hat{S}(t \mid \boldsymbol{X}^*) = \exp(-\hat{H}(t \mid \boldsymbol{X}^*)) = e^{-\hat{H}_0(t)\exp(\boldsymbol{b}'\boldsymbol{X}^*)} = [\hat{S}_0(t)]^{\exp(\boldsymbol{b}'\boldsymbol{X}^*)} \tag{4.32}$$

对固定的时间 t，该估计量渐进服从正态分布，其均值为 $S(t \mid \boldsymbol{X}^*)$，方差估计为

$$\hat{Var}[\hat{S}(t \mid \boldsymbol{X}^*)] = [\hat{S}_0(t \mid \boldsymbol{X}^*)]^2 [Q_1(t) + Q_2(t; \boldsymbol{X}^*)] \exp(2\boldsymbol{b}'\boldsymbol{X}^*) \tag{4.33}$$

其中 $Q_1(t) = \sum_{t_i \le t} \dfrac{d_i}{W(t_i, \boldsymbol{b})^2}$ 是 b 为 β 真值的条件下 $\hat{H}_0(t)$ 的方差的一个估计，$Q_2(t; \boldsymbol{X}^*) = Q_3(t; \boldsymbol{X}^*)' \hat{V}(\boldsymbol{b}) Q_3(t; \boldsymbol{X}^*)$，该式中 $\hat{V}(\boldsymbol{b}) = I^{-1}(\boldsymbol{b})$ 是用信息矩阵的逆矩阵得到的协方差矩阵的估计，$Q_3(t; \boldsymbol{X}^*)$ 是一 p 维向量，其第 k 个元素定义为：

$$Q_3(t, \boldsymbol{X}^*)_k = \sum_{t_i \le t} \left[\frac{W^{(k)}(t_i, \boldsymbol{b})}{W(t_i, \boldsymbol{b})} - \boldsymbol{X}^* \right] \left[\frac{d_i}{W(t_i, \boldsymbol{b})} \right], k = 1, \cdots, p \tag{4.34}$$

其中 $W^{(k)}(t_i, \boldsymbol{b}) = \sum_{j \in R(t_i)} X_{jk} \exp(\boldsymbol{b}' \boldsymbol{X}_j)$。

例 4.10 对某研究对象群体进行 Cox 回归，危险率的表达式为

$$h(t \mid X) = h_0(t) e^{-0.01X}$$

在研究对象中有 20 个人的协变量 $X = 0$，15 个人的协变量 $X = 1$，5 个人的协变量 $X = 2$。在时间点 5 有第一个研究对象死亡，估计 $S(5 \mid X = 1)$。

解：在时间点 5，风险集中有 40 个研究对象，他们的 Cox 乘子之和为：

$$W(5, 0.01) = \sum_{j \in R(5)} c_j = 20 e^{-0.01 \times 0} + 15 e^{-0.01 \times 1} + 5 e^{-0.01 \times 2} = 39.7518$$

故 $\hat{H}_0(0) = \dfrac{1}{39.7581} = 0.02516$

则 $\hat{H}(5 \mid X = 1) = \hat{H}_0(5) e^{\beta X} = 0.02516 \times e^{-0.01} = 0.02491$

$\hat{S}(5 \mid X = 1) = e^{-\hat{H}(5 \mid X = 1)} = 0.9754$

例 4.11 续例 4.3。对民营上市公司的数据构建包含 4 个协变量 (Z_1, Z_2, Z_3, X_4) 的 Cox 比例危险率模型。基于表 4-4，我们可以估计民营上市公司在 Cox 风险模型下的生存函数，由 Breslow 估计 (4.31) 式，基准生存函数为 $\hat{S}_0(t) = e^{-\hat{H}_0(t)}$，在此 Cox 比例危险率模型中，参数极大似然估计 $\boldsymbol{b}' = (0.1910, 0.0346, -0.2067, -0.0030)$，以所有权比例 $X_4 = 30$ 为例，直接控制公司的生存函数为 $\hat{S}_0(t)^{\exp\{-0.003 \times 30\}}$；所有权比例 $X_4 = 30$ 的金字塔式公司的生存函数为 $\hat{S}_0(t)^{\exp\{0.191 - 0.003 \times 30\}}$；所有权比例 $X_4 = 30$ 的多重持股公司的生存函数为 $\hat{S}_0(t)^{\exp\{0.0346 - 0.003 \times 30\}}$；所有权比例 $X_4 = 30$ 的其它类型公司的生存函数为 $\hat{S}_0(t)^{\exp\{-0.2067 - 0.003 \times 30\}}$。这四类公司的生存曲线见图 4-1。

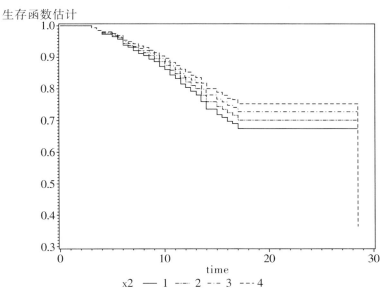

图 4 - 1　$X_4 = 30$ 时四类公司的生存曲线

若 $t = 5$ 时,可计算基准生存概率值为 $\hat{S}_0(5) = 0.893$,各类公司的生存概率估计和 95%置信区间见表 4 - 21.

表 4 - 21　t = 5 时各阶段生存函数的估计

t	Z_3	Z_2	Z_3	$X_4 = 30$	生存概率	SE	95% 置信区间
5	0	0	0	0	0.967	0.008	(0.947,0.980)
5	0	0	0	30	0.970	0.006	(0.956,0.980)
5	1	0	0	30	0.964	0.006	(0.950,0.975)
5	0	1	0	30	0.969	0.022	(0.880,0.992)
5	0	0	1	30	0.976	0.004	(0.966,0.983)

应用注释

例 4.11 SAS 程序代码

```
options ls = 78 ps = 60;
data EX411;
    infile "/home/u61137936/mylib/EX36. dat" DLM = '09'X firstobs = 2;
    input time status x1 x2 x3 x4 x5 x6 x7 x8 x9 x10;
    /* 产生两个协变量 */
    if x2 = 2 then z1 = 1;
        else z1 = 0;
```

```
    if x2 = 3 then z2 = 1;
        else z2 = 0;
    if x2 = 4 then z3 = 1;
        else z3 = 0;
run;
```

```
/* 令所有的协变量为零, 产生新的数据集 base */
data base;
    input z1 z2 z3 x4;
    cards;
0 0 0 0
;
run;
```

/* 数据 base 可以提供协变量为零时生存函数的估计, 其将被用于估计基准生存概率 */

```
proc phreg data = EX411;
    model time * status(0) = z1 z2 z3 x4/ties = Breslow covb;
    baseline out = EX411base covariates = base survival = _ALL_/method = ch;
run;
```

/* survival = _ALL_/method = ch 语句要求估计生存函数, 标准差, 置信区间上下界输出到 out = option 制定的数据集. survival = S 要求 SAS 估计生存函数并输出到 out = option 指定的数据集 */

/* 用不同的协变量值估计生存函数, method = ch | emp | nelson 均是用累积危险率函数计算生存函数即对 Breslow 估计的累积危险率函数求负指数; method = pl 是用乘积限估计计算. */

```
proc print data = EX411base;
run;
```

```
data X430;
    input x4 z1 z2 z3;
    cards;
```

```
30 0 0 0
30 1 0 0
30 0 1 0
30 0 0 1
;
run;
```

```
proc phreg data = EX411  plots ( overlay) = survival;
```
　　/ * overlay 指定四组协变量取值对应的生存函数图形画在一幅图中. * /
```
    model time * status( 0) = x4  z1  z2  z3 ;
    baseline out = surv30 survival = survival lower = slower upper = supper stderr = stderr
    covariates = X430/method = ch nomean cltype = loglog ;
run;
```

```
proc print data = surv30 noobs;
    where time = 5;
run;
```
/ * "survival = _all_" 等价于 "survival = survival lower = slower upper = supper stderr = stderr" * /

例 4.11 图 4 - 1 SAS 程序代码

```
options ls = 78  ps = 60;
data EX411;
    infile "/home/u61137936/mylib/EX36. dat" DLM = '09'X firstobs = 2;
    input time status x1  x2  x3  x4  x5  x6  x7  x8  x9  x10;
```

```
data base;
    input x2  x4;
    cards;
0 0
;
run;
```

```
proc phreg data = EX411;
    model time * status( 0 )  = x2 x4/ties = Breslow covb;
    baseline out = EX411base covariates = base survival = _ALL_/method = ch;
run;

data X430;
    input x4 x2;
    cards;
30 1
30 2
30 3
30 4
;
run;

proc phreg data = EX411 noprint;
    model time * status( 0 )  = x4 x2 ;
    baseline out = surv30 survival = survival lower = slower upper = supper
    stderr = stderr covariates = X430/method = ch nomean cltype = loglog ;
run;

goptions targetdevice = winprtc reset = global guni t = pct border
    cback = white colors = ( black red blue)  htitle = 2  htex = 3;

proc gplot data = surv30;
    plot survival * time = x2;
    symbol1  i = steplj  c = blue line = 1;
    symbol2  i = steplj  c = black line = 30;
    symbol3  i = steplj  c = red line = 25;
    symbol4  i = steplj  c = orange line = 10;
run;
```

4.7　残差和 Cox 风险模型的拟合程度

残差通常用来反映模型对数据的拟合不足. 线性回归模型中,对连续型输出变量,计算观测值和期望值之间的残差以判断模型拟合效果是一种直接的途径. 在 Cox 回归模型中,由于数据存在二元取值和删失情况,危险率是不可观测的,这种情况在广义线性模型(如 Logisitic 回归和概率单位回归)中同样存在. 由于缺乏充分信息,在 Cox 回归模型中计算回归残差比较困难,这促使很多区别于传统残差的残差类型得到了发展.

4.7.1　计数过程

在讨论残差之前,我们需要对 Cox 回归模型中涉及的随机过程做一个简单的介绍. 对第 j 个研究对象,定义它在 $(0,t]$ 时间区间上的事件发生个数为:

$$N_j(t) = I_{\{T_j \leqslant t, T_j \leqslant C_j\}}$$

其中 $I_{\{\ \}}$ 是示性函数,T_j 是第 j 个研究对象的死亡时间,C_j 是第 j 个研究对象的删失时间. $N_j(t)$ 是一个随机过程,其轨道是一个右连续的阶梯函数,跳的大小为 1,其整条轨道有至多一个跳点. 定义

$$N(t) = \sum_j N_j(t)$$

$$N(0) = 0 \text{ 且 } N(t) < \infty \qquad a.s.$$

$\{N(t), t \geqslant 0\}$ 也是一个计数过程,它记录了死亡个数的演变过程.

令

$$\widetilde{T}_j = \min\{T_j, C_j\}, Y_j(t) = I\{\widetilde{T}_j \geqslant t\}$$

其中 $Y_j(t)$ 是一个左连续过程,$Y(t) = \sum_j Y_j(t)$ 是 t 时刻的风险暴露数.

令 $\{\mathbb{F}_t, t \geqslant 0\}$ 表示研究对象生存过程产生的信息流,其是计数过程 $\{N_j(t), t \geqslant 0, j = 1, \cdots, n\}$,风险暴露数过程 $\{Y_j(t), t \geqslant 0, j = 1, \cdots, n\}$ 和协变量过程 $\{X_j(t), t \geqslant 0, j = 1, \cdots, n\}$ 产生的 σ 代数流:

$$\mathbb{F}_t = \sigma\{N_j(s), Y_j(s), X_j(s), j = 1, 2, \cdots, n; 0 \leqslant s \leqslant t\}$$

对任意的 $s \leqslant t$,有 $\mathbb{F}_s \subseteq \mathbb{F}_t$.

令 T 和 C 分别表示研究对象的死亡时间和删失时间,它们是非负且相互独立的随机变量,研究对象的危险率函数 $h(t)$ 可定义为:

$$h(t) = \lim_{\Delta t \to 0} \frac{P(t \leqslant T < t + \Delta t \mid T \geqslant t, C \geqslant t)}{\Delta t} \qquad (4.35)$$

$h(t)$ 是基于 $\mathbb{F}_t$ 的条件死亡强度,若没有打结,有如下关系

$$h(t)\mathrm{d}t = E[\mathrm{d}N(t) \mid \mathbb{F}_t]$$

其中 $E[\,.\,|\,\mathbb{F}_t]$ 是关于 $\mathbb{F}_t$ 的条件期望. 对第 j 个个体, 有

$$h_j(t)\mathrm{d}t = E[\,\mathrm{d}N_j(t)\,|\,\mathbb{F}_t]$$

$N_j(t)$ 与 $X_j(t)$ 独立, $Y_j(t)$ 只有 0 和 1 两个取值, 所以

$$h_j(t)\mathrm{d}t = E[\,\mathrm{d}N_j(t)\,|\,Y_j(t)\,]$$
$$= E[\,\mathrm{d}N_j(t)\,|\,Y_j(t)=0\,]\times I(Y_j(t)=0) + E[\,\mathrm{d}N_j(t)\,|\,Y_j(t)=1\,]\times I(Y_j(t)=1)$$

当 $Y_j(t)=0$ 时, $\mathrm{d}N_j(t)=0$, 故

$$h_j(t)\mathrm{d}t = E[\,\mathrm{d}N_j(t)\,|\,Y_j(t)=1\,]\times I(Y_j(t)=1)$$
$$= Y_j(t)P(\mathrm{d}N_j(t)=1\,|\,Y_j(t)=1)$$
$$= Y_j(t)P(t\leqslant T_j < t+\mathrm{d}t\,|\,T_j\geqslant t, C_j\geqslant t)$$

由于 T_j 和 T 同分布, 由 (4.35) 可以得到

$$h_j(t)\mathrm{d}t = Y_j(t)h(t)\mathrm{d}t \tag{4.36}$$

个体 j 的累积危险率函数为

$$H_j(t) = \int_0^t h_j(u)\mathrm{d}u = \int_0^t Y_j(u)h(u)\mathrm{d}u = E[N_j(t)], t\geqslant 0 \tag{4.37}$$

研究对象的累积死亡率函数 $H(t) = \sum_j H_j(t) = E[N(t)]$. 在 Cox 风险模型下, 由 $\mathrm{d}H_j(t) = h_j(t)\mathrm{d}t$ 可知对具有协变量 $X_j(t)$ 的研究对象 j, 其强度函数可表示为

$$Y_j(t)h_j(t)\mathrm{d}t = Y_j(t)\mathrm{d}H_j(t) = Y_j(t)\exp\{\boldsymbol{\beta}'X_j\}\mathrm{d}H_0(t)$$

其中 $H_0(t)$ 是基准累计危险率, $\mathrm{d}H_0(t)=h_0(t)\mathrm{d}t$, 所以

$$h_j(t) = h_0(t)\exp\{\boldsymbol{\beta}'X_j\} \tag{4.38}$$

对样本 $\{N_j, Y_j, X_j, j=1,2,\cdots,n\}$, 偏似然函数可以表示为

$$L(\boldsymbol{\beta}) = \prod_{j=1}^D \prod_{t\geqslant 0} \left(\frac{Y_j(t)\exp[\boldsymbol{\beta}'X_j(t)]}{\sum_l Y_l(t)\exp[\boldsymbol{\beta}'X_l(t)]}\right)^{\mathrm{d}N_j(t)} \tag{4.39}$$

4.7.2 鞅残差

我们首先给出鞅这类特殊随机过程的定义.

定义 4.1 随机过程 $\{M(t), t\geqslant 0\}$ 关于 σ 代数流 $\{F_t, t\geqslant 0\}$ 适应, 且 $\forall t\geqslant 0, E[\,|M(t)|\,] < \infty$, 如果对 $\forall 0\leqslant s < t$, 有 $E[M(t)\,|\,\mathbb{F}_s]=M(s)$, 则 $\{M(t), t\geqslant 0\}$ 是鞅; 如果对 $\forall 0\leqslant s < t$, 有 $E[M(t)\,|\,\mathbb{F}_s]\geqslant M(s)$, 则 $\{M(t), t\geqslant 0\}$ 是下鞅; 如果对 $\forall 0\leqslant s < t$, 有 $E[M(t)\,|\,\mathbb{F}_s]\leqslant M(s)$, 则 $\{M(t), t\geqslant 0\}$ 是上鞅.

由 4.7.1 节的分析我们知道 $\int_0^t Y_j(u)\mathrm{d}H_j(u)$ 反映了在模型假定下研究对象 j 的期望死亡个数的发展进程. 研究对象 j 的死亡个数过程 $N_j(t)$ 是一个单调不减的过程, 因此是一个下鞅, 由 Doob - Meyer 分解定理, $N_j(t)$ 可以表示为一个增过程和一个鞅的和:

$$N_j(t) = \int_0^t Y_j(u)\exp\{\boldsymbol{\beta}' \boldsymbol{X}_j(u)\}\mathrm{d}H_0(u) + M_j(t)$$

其中 $M_j(t)$ 是计数过程鞅. $M_j(t)$ 的估计 $\hat{M}_j(t)$ 是实际死亡个数与 Cox 回归模型中的期望死亡个数之差:

$$\hat{M}_j(t) = N_j(t) - \int_0^t Y_j(u)\exp\{\hat{\boldsymbol{\beta}}' \boldsymbol{X}_j(u)\}\mathrm{d}\hat{H}_0(u) \tag{4.40}$$

由鞅的定义可知,鞅过程的期望值在任何时间点保持为常数,所以鞅残差具有如下性质:对任意时间点 t, $\sum_j \hat{M}_j(t) = 0$. 在实际数据中,若 $N_j(t) = 1$,鞅残差 $\hat{M}_j(t)$ 为正;若 $N_j(t) = 0$,鞅残差 $\hat{M}_j(t)$ 为负. 所以早期死亡的研究对象会得到较多正的鞅残差得分,死亡时间越大的研究对象会得到更多负的鞅残差得分. 对于删失严重的数据集,即使残差值分布在 0 附近,大部分的鞅残差值为负.

Cox 比例危险率模型的正确性可以通过鞅残差图形进行评估. 鞅残差图形只考虑了数据时间点上的残差,没有将残差看成时间的函数,当 Cox 回归模型中没有时间相依协变量时,研究对象 j 的鞅残差的定义简化为

$$\hat{M}_j = \delta_j - \hat{H}_0(\hat{T}_j)\exp\{\hat{\boldsymbol{\beta}}' \boldsymbol{X}_j\} \tag{4.41}$$

其中 $\hat{H}_0(\hat{T}_j)$ 是观测时间点 $\hat{T}_j$ 的基准累积危险率. 当模型拟合效果较好时,鞅残差应该比较对称地集中在 0 附近.

4.7.3   偏差残差

鞅残差对模型正确性的判断提供了有用信息,但其缺点是对随机偏差有显著偏态. 由于 $N_j(t)$ 只有 0 和 1 两个取值,鞅残差并不满足正态分布,因此难以分析观测值的影响. 处理偏态的一种流行观点是将非正态分布转化为尽可能贴近正态分布.

Therneau 等(1995)用计量经济学广泛使用的偏差得分测量残差,其定义为:

$$\tilde{D} = 2\{\ln[L(完美模型)] - \ln[L(\hat{\boldsymbol{\beta}})]\} \tag{4.42}$$

完美模型特指一种理想化的模型,它对每一个研究对象都有参数估计,是对数据的完全估计,没有随机误差项. $\tilde{D}$ 是自由度为 $(n-p)$ 的卡方分布,其中 n 为样本容量,p 是参数 β 的维数. 由 $\tilde{D}$ 可以导出更有效的残差类型.

在 Cox 风险模型中,假设 $h_0(t)$ 为常数,当模型中无时间相依协变量时,偏差残差可以用鞅差残函数的形式给出估计:

$$\tilde{D}_j = sign(\hat{M}_j)\sqrt{2[-\hat{M}_j - \delta_j\ln(\delta_j - \hat{M}_j)]} \tag{4.43}$$

其中 $sign(.)$ 为符号函数.

偏差残差与鞅残差符号相同,比鞅残差更对称地分布在 0 周围,为评估模型的充分性提供

了极大的便利. 当删失不是很严重时,偏差得分相对线性预测 $\hat{\boldsymbol{\beta}}'\boldsymbol{X}_j$ 的偏差更接近于正态分布.

例 4.12 续例 4.9. 继续讨论例 3.6 的民营企业数据集,在例 4.9 中我们最后构建的 Cox 风险模型包含协变量 $(X_1, X_5, X_6, X_7, X_8, X_9, X_{10})$. 为考察该模型的拟合效果,我们给出了鞅残差和偏差残差关于线性预测 $\hat{\boldsymbol{\beta}}'\boldsymbol{X}_j$ 的图形,从而反应残差的分布特点,见鞅残差图 4-2 和偏差残差图 4-3. 由图可见,线性预测的范围在 -7.5 到 2.5 之间,由于数据右删失严重,残差值多数为负值,鞅残差呈现出偏态,但偏差残差的图形分布更加关于 0 对称. 鞅残差值小于 -7.5 时可以认为是一个异常值,在该数据集中没有异常值,且残差值均集中在 0 附近,说明该模型有非常好的拟合效果.

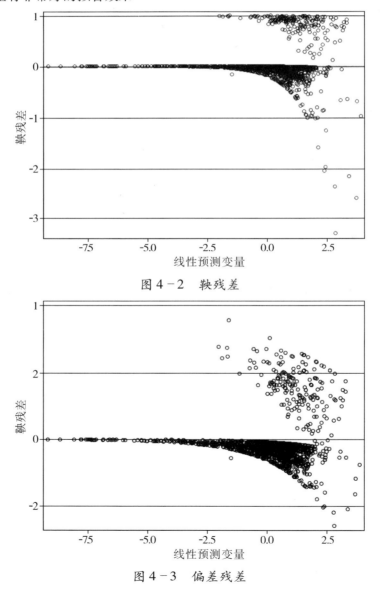

图 4-2 鞅残差

图 4-3 偏差残差

应用注释

例 4.12 SAS 程序代码

```
data EX46new;
    infile "/home/u61137936/mylib/EX36. dat" DLM = '09'X firstobs = 2;
    input time status x1 x2 x3 x4 x5 x6 x7 x8 x9 x10;
run;
proc phreg data = EX46new;
    class x2 ( ref = '1')  x1 ( ref = '0')  x3 ( ref = '0') ;
    model time * status( 0) = x1 x5 x6 x7 x8 x9 x10/ties = Breslow;
    Output out = outr XBETA = Xb RESMART = Mart RESDEV = Dev;
run;


/ * 鞅残差 * /
proc sgplot data = outr;
    yaxis grid;
    refline 0/axis = y;
    scatter y = Mart x = Xb;
run;


/ * 偏差残差 * /
proc sgplot data = outr;
    yaxis grid;
    refline 0/axis = y;
    scatter y = Dev x = Xb;
run;
```

例 4.12 R 程序代码

```
library( survival)
Data < - read. table( "D: \ \EX36. txt", header = T)
fit1 < - coxph( Surv( time, status) ~ x1 + x5 + x6 + x7 + x8 + x9 + x10, data = data)
res < - residuals( fit1, type = 'martingale')
```

#type 指定残差的类型, 有多种选择, martingale 为鞅残差, deviance 为偏差残差, 这两个
#残差输出为一个向量, 即每个研究对象对应一个残差值; 后面将讲到的 Schoenfeld 残差
#和评分残差输出为矩阵, 对每个研究对象的每个协变量给出一个残差值.
plot(data $ time, res)

4.8 等比例危险率的检验

Cox 回归模型对生存时间没有分布的要求, 只要求数据指标既要有生存的二分类结局,
又要有生存时间, 且观察值残差分布满足独立性条件. Cox 回归模型对自变量要求更低, 基
本上任何类型的自变量都可以. 然而, Cox 回归并不是适用于所有生存数据的多因素分析,
该模型的有效性很大程度上依赖于等比例危险率(Proportional Hazards) 的假设是否满足, 有
多种方法可以对此假设进行检验.

4.8.1 Schoenfeld 残差

Schoenfeld(1982) 从另一种角度定义了残差. 同偏似然函数(4.7) 类似, Schoenfeld 残差
不依赖于时间大小, 而依赖于生存时间的次序. 为简单起见, 我们对不存在打结的情况进行
分析. 将 X 视为随机变量, 由 Cox 风险模型的偏似然函数:

$$L(\boldsymbol{\beta}) = \prod_{i=1}^{D} \frac{\exp[\boldsymbol{\beta}' \boldsymbol{X}_{(i)}]}{\sum_{l \in R(t_i)} \exp[\boldsymbol{\beta}' \boldsymbol{X}_l]}$$

可将 $\dfrac{\exp[\boldsymbol{\beta}' \boldsymbol{X}_{(i)}]}{\sum_{j \in R(t_i)} \exp[\boldsymbol{\beta}' \boldsymbol{X}_j]}$ 看作 $P(\boldsymbol{X}) = \boldsymbol{X}_{(i)} | R(t_i)$ 中有一个研究对象死亡) 的估计, $\boldsymbol{X}$ 基于
$R(t_i)$ 的条件期望可以表示为

$$E[\boldsymbol{X} | R(t_i)] = \sum_{j \in R(t_i)} \frac{\boldsymbol{x}_j \exp[\boldsymbol{\beta}' \boldsymbol{x}_j]}{\sum_{j \in R(t_i)} \exp[\boldsymbol{\beta}' \boldsymbol{x}_j]} \tag{4.44}$$

由(4.10) 式可知, $\boldsymbol{\beta}$ 的极大偏似然估计 $\boldsymbol{b}$ 是如下方程的解:

$$\sum_{i=1}^{D} \{\boldsymbol{X}_{(i)} - E[\boldsymbol{X} | R(t_i)]\} = 0 \tag{4.45}$$

t_i 时刻的 Schoenfeld 残差 $\boldsymbol{r}_i^{Schoen} = (r_{i1}, \cdots, r_{ip})$ 定义为

$$\hat{\boldsymbol{r}}_i^{Schoen} = \boldsymbol{X}_{(i)} - E[\boldsymbol{X} | R(t_i)], i = 1, \cdots, D \tag{4.46}$$

该残差是"时刻 t_i 发生死亡的研究对象具有的协变量"与"基于风险集 $R(t_i)$ 的期望协
变量"之间的差. 若模型拟合正确, 当 $D \to \infty$ 时, $\hat{\boldsymbol{r}}_i^{Schoen}$ 依概率收敛于 0.

Schoenfeld 残差 $\hat{\boldsymbol{r}}^{Schoen} = (\hat{\boldsymbol{r}}_1^{Schoen}, \cdots, \hat{\boldsymbol{r}}_D^{Schoen})$ 由协变量定义,它是一个 $p \times D$ 维矩阵,每一个死亡数据 $(\hat{T}, \delta, \boldsymbol{X})$,对给定的协变量 $\boldsymbol{X}$,需要单独计算残差值,对删失数据,Schoenfeld 残差没有定义.

记 t_i 时刻的 $Schoenfeld$ 残差的协方差矩阵记为 $\hat{V}(\hat{\boldsymbol{r}}_i^{Schoen})$,我们可以定义加权 Schoenfeld 残差:

$$\hat{\bar{\boldsymbol{r}}}_i^{Schoen} = \frac{\hat{\boldsymbol{r}}_i^{Schoen}}{\hat{V}(\hat{\boldsymbol{r}}_i^{Schoen})} \tag{4.47}$$

Grambsch 和 Therneau(1994)通过一些实验分析发现 $\hat{V}(\hat{\boldsymbol{r}}_i^{Schoen})$ 可由信息矩阵的逆矩阵近似,因此加权 Schoenfeld 残差可表示为:

$$\hat{\bar{\boldsymbol{r}}}_i^{Schoen} = I^{-1}(\hat{\boldsymbol{\beta}}) \times \hat{\boldsymbol{r}}_i^{Schoen} \tag{4.48}$$

加权 Schoenfeld 残差关于生存时间的图形可以显示与比例危险率的偏差,所以常用其评估比例危险率假设是否成立. 比如,如果我们要讨论协变量 X_1 的时间相依性,可以通过添加时变系数以扩展比例危险率模型,令

$$\beta_1(t) = \beta_1 + \beta_1 g(t) \tag{4.49}$$

其中 $g(t)$ 是可料过程,可取各种不同的形式. 此时,个体 j 的协变量 X_1 的加权 Schoenfeld 残差(4.47)是对 $\beta_1(t)$ 进行的计算,且有如下关系:

$$E[\hat{\bar{r}}_{i1}^{Schoen}] \approx \hat{\beta}_1(t_i) - \hat{\beta}_1, i = 1, \cdots, d \tag{4.50}$$

其中 $\hat{\beta}_1(t_i)$ 是对扩展模型中 X_1 系数的估计,$\hat{\beta}_1$ 是原 Cox 回归模型中 X_1 系数的估计.

若等比例危险率假设成立,$\hat{\bar{r}}_{i1}^{Schoen} + \hat{\beta}_1$ 关于 t 的散点图近似于一条水平直线,反之,若 $\hat{\bar{r}}_{i1}^{Schoen} + \hat{\beta}_1$ 关于 t 的直线明显偏离水平,则说明等比例危险率假设不成立.

4.8.2　评分残差

评分残差是应用鞅理论对 Schoenfeld 残差的修正,通常将其视为鞅的一种变换.(4.7)式和(4.39)式均是 Cox 风险模型的偏似然函数,只是用不同的数学符号进行了表示. 由(4.39)式可得

$$l(\boldsymbol{\beta}) = \ln[L(\boldsymbol{\beta})] = \sum_{j=1}^n \int_0^\infty \{\boldsymbol{\beta}' \boldsymbol{X}_j(t) - \ln\{\sum_l Y_l(t) \exp[\boldsymbol{\beta}' \boldsymbol{X}_l(t)]\}\} \mathrm{d}N_j(t) \tag{4.51}$$

令 $\hat{\boldsymbol{\beta}}$ 为 $U_h(\boldsymbol{\beta}) = 0, h = 1, \cdots, p$ 的解,其中 $U_h(\boldsymbol{\beta}) = \dfrac{\partial l(\boldsymbol{\beta})}{\partial \beta_h}$,则总得分定义为:

$$U(\boldsymbol{\beta}, \infty) = \sum_{j=1}^n \int_0^\infty \{\boldsymbol{X}_j(t) - \bar{\boldsymbol{X}}(\boldsymbol{\beta}, t)\} \mathrm{d}N_j(t) \tag{4.52}$$

其中 $\overline{X}(\boldsymbol{\beta},t)$ 是给定风险集的期望协变量向量：

$$\overline{X}(\boldsymbol{\beta},t) = \frac{\sum_{l=1}^{n} Y_l(t)\, X_l(t) \exp[\boldsymbol{\beta}' X_l(t)]}{\sum_{l=1}^{n} Y_l(t) \exp[\boldsymbol{\beta}' X_l(t)]} \tag{4.53}$$

令

$$U(\hat{\beta}_m,\infty)\,|_{\boldsymbol{\beta}=\hat{\boldsymbol{\beta}}} = \sum_{j=1}^{n} \int_0^{\infty} \{X_{jm}(t) - \overline{X}_{jm}(\hat{\boldsymbol{\beta}},t)\}\,\mathrm{d}M_j(t) \tag{4.54}$$

则研究对象 j 的得分过程定义为

$$\hat{L}_j(\hat{\boldsymbol{\beta}},t) = \int_0^t \{X_j(u) - \overline{X}_j(\hat{\boldsymbol{\beta}},u)\}\,\mathrm{d}M_j(u) \tag{4.55}$$

向量 $\hat{L}_j = \hat{L}_j(\hat{\boldsymbol{\beta}},\infty)$ 为个体 j 的评分残差. 评分残差可用于评估每个研究对象对参数估计的影响,总评分残差也可以对每个研究对象的残差求和而得到. 当等比例危险率假定成立时,评分残差同 Schoenfeld 残差一样应该在零点附近取值.

4.8.3　基于鞅残差的标准评分过程图

Lin 等(1993)提出了一种基于鞅残差及其变换的复合方法,对 Cox 回归模型的等比例危险率假定进行评估. 该方法基于得分过程 $U(\hat{\boldsymbol{\beta}},t) = (U_1(\hat{\boldsymbol{\beta}},t),\cdots,U_p(\hat{\boldsymbol{\beta}},t))$,其定义为

$$U(\hat{\boldsymbol{\beta}},t) = \sum_{j=1}^{n} X_j \hat{M}_j(t) \tag{4.56}$$

进一步,可定义第 k 个协变量 X_k 的标准经验得分过程：

$$\widetilde{U}_k(\hat{\boldsymbol{\beta}},t) = \sup\{[I^{-1}(\hat{\boldsymbol{\beta}})_{kk}]^{\frac{1}{2}} U_k(\hat{\boldsymbol{\beta}},t)\}\,,\ k=1,\cdots,p \tag{4.57}$$

其中 $I^{-1}(\hat{\boldsymbol{\beta}})_{kk}$ 是信息矩阵逆矩阵对角线上的元素. 当危险率等比例假设成立时,由鞅的性质及(4.56)式的构造,$\widetilde{U}_k(\hat{\boldsymbol{\beta}},t)$ 是一个均值为 0 的布朗运动,$\widetilde{U}_k(\hat{\boldsymbol{\beta}},t)$ 可由下式近似：

$$\begin{aligned}
\widetilde{U}_k^*(\hat{\boldsymbol{\beta}},t) = {}& [I^{-1}(\hat{\boldsymbol{\beta}})_{kk}]^{\frac{1}{2}} \Big\{ \sum_{j=1}^{n} I(T_j \leqslant t)\delta_j [X_{kj} - \overline{X}_k(\hat{\boldsymbol{\beta}},t)]\,G_j \\
& - \sum_{j=1}^{n} \int_0^t Y_j(u) \exp(\boldsymbol{\beta}' X_j) X_{jk} [X_j - \overline{X}(\hat{\boldsymbol{\beta}},u)]'\mathrm{d}\hat{H}_0(u) \\
& - \times I^{-1}(\hat{\boldsymbol{\beta}}) \sum_{j=1}^{n} \delta_j [X_j - \overline{X}(\hat{\boldsymbol{\beta}},T_j)]\,G_j
\end{aligned} \tag{4.58}$$

其中 $\overline{X}_k(\hat{\boldsymbol{\beta}},t)$ 是 $\overline{X}(\hat{\boldsymbol{\beta}},u)$ 的第 k 个元素,$\overline{X}(\hat{\boldsymbol{\beta}},u)$ 的具体表达式见(4.53)式,$(G_1,\cdots,G_n)$ 为相互独立的标准正态随机变量,且与 $\{(T_j,\delta_j,X_j),j=1,\cdots,n\}$ 相互独立.

对协变量 X_k 的比例危险率假设可以通过图形判断:在图中给出 $\widetilde{U}_k(\hat{\boldsymbol{\beta}},t)$ 的实际观测图

形,并模拟布朗运动 $\widetilde{U}_k^*(\hat{\boldsymbol{\beta}},t)$ 的多条样本轨道,通过实际观测图形与模拟轨道的相对关系,观察 $\widetilde{U}_k(\hat{\boldsymbol{\beta}},t)$ 是否有随机波动的特性,从而判断 $\widetilde{U}_k(\hat{\boldsymbol{\beta}},t)$ 是布朗运动的假定是否成立.

基于 $\widetilde{U}_k(\hat{\boldsymbol{\beta}},t)$ 还可以应用 Kolmogrov 极值检验等比例危险率的假定是否成立,令 s_k^* 是 $S_k^* = \sup_t |\widetilde{U}_k(\hat{\boldsymbol{\beta}},t)|$ 的实际观测值,$\hat{S}_k^* = \sup_t |\widetilde{U}_k^*(\hat{\boldsymbol{\beta}},t)|$ 是多条模拟轨道的极值,$P(S_k^* > s_k^*)$ 的值 p 可由 $P(\hat{S}_k^* > s_k^*)$ 近似,对给定的 α,极值检验 p 值小于 α 则可以否定等比例危险率假设.

4.8.4　Andersen 图

不讨论残差,只利用基准累积危险率也可以对等比例危险率假定进行检验. 假设我们只关心某一给定协变量的比例危险率检验,则可以把全部协变量构成的向量 $\boldsymbol{X}$ 写成 $\boldsymbol{X} = (X_1, \boldsymbol{X}_2')'$ 的形式,假设 $\boldsymbol{X}$ 的维数为 p,$\boldsymbol{X}_2$ 中的 $(p-1)$ 个协变量且不存在与 X_1 的交互项. 假设 X_1 仅有 K 个可能的取值,若 X_1 是一个连续的协变量,需要先将 X 的取值范围分为 K 个互不相交的分层 $G_1, \cdots, G_K$,对 X_1 的离散值拟合分层的 Cox 风险模型,且令 $\hat{H}_{g0}(t)$,$g = 1, \cdots, K$ 为第 g 层的累积基准危险率的估计值. 我们可以画出基于 $\hat{H}_{g0}(t)$,$g = 1, \cdots, K$ 的图形来判断比例危险率假定是否成立.

方法一:画出 $\log[\hat{H}_{g0}(t)]$,$g = 1, \cdots, K$ 关于 t 的变化图形,若比例危险率假定成立,则对数累积危险率的图形近似平行.

方法二:画出 $\log[\hat{H}_{g0}(t)] - \log[\hat{H}_{10}(t)]$,$g = 1, \cdots, K$ 关于 t 的变化图形,若比例危险率假定成立,则每一条曲线近似为常数.

方法三:称为 Andersen 图,画出 $\hat{H}_{g0}(t)/\hat{H}_{10}(t)$,$g = 1, \cdots, K$ 关于 t 的变化图形,若比例危险率假定成立,则这些曲线近似为通过原点的直线,曲线的斜率为相对风险的粗估计.

例 4.13　续例 4.9. 在包含协变量 $(X_1, X_5, X_6, X_7, X_8, X_9, X_{10})$ 的 Cox 风险模型中,检验各协变量的等比例危险率假定是否成立. 我们首先用图示法检验 X_1 的比例危险率假设. 为此根据 X_1 的分层,在每一层拟合含有协变量 X_5, X_6, X_7, X_8, X_9 和 X_{10} 的 Cox 风险模型,采用 Breslow 估计(4.31)式估计出每一层的基准累积危险率. 图 4-4 至图 4-6 分别给出了估计值的对数累积基准危险率图、对数累积基准危险率的差值图和 Andersen 图. 这些图都说明危险率是不成比例的.

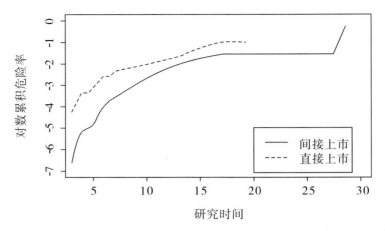

图 4－4　间接上市公司和直接上市公司的对数累积基准危险率时序图

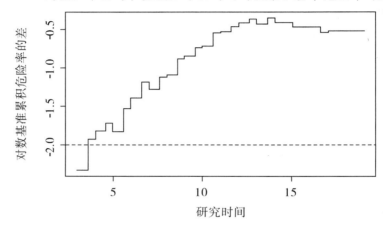

图 4－5　间接上市公司和直接上市公司的对数累积基准危险率之差时序图

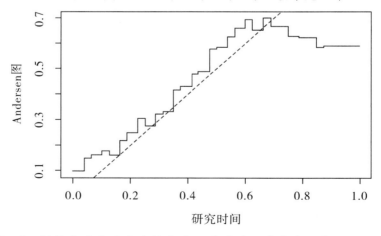

图 4－6　间接上市公司和直接上市公司的累积基准危险率之比时序图

通过 SAS 或 R 我们很容易得到五个协变量各自的 Schoenfeld 残差和评分残差,这里我们只给出 X_5 和 X_{10} 的残差图,见图 4－7 至图 4－10. 由图可见 Schoenfeld 残差图的残差数明显少于评分残差,这是由于 Schoenfeld 残差只对死亡时间有定义,而该数据集删失严重. 我们还可以发现,X_5 和 X_{10} 的 Schoenfeld 残差和评分残差似乎都集中在 0 的附近,没有明显的差别,这说明 X_5 和 X_{10} 都满足等比例危险率假设,在后面的检验中我们会发现,X_5 的等比例危险率假设并不成立,这也说明图示法并不是很精确的方法,可能会出现较大的偏差.

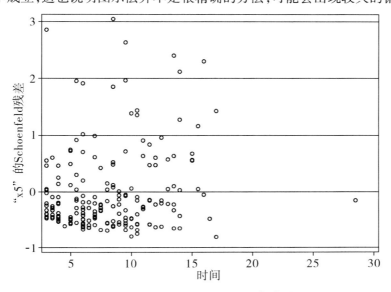

图 4-7　X_5 的 Schoenfeld 残差图

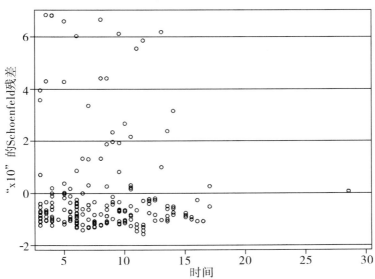

图 4-8　X_{10} 的 Schoenfeld 残差图

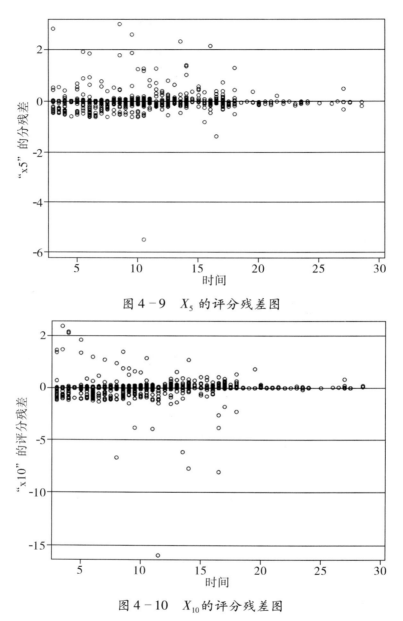

图 4 - 9 X_5 的评分残差图

图 4 - 10 X_{10} 的评分残差图

应用 R 程序可以画出加权 Schoenfeld 残差中 $\beta_i(t)$（如：(4.49) 中的 $\beta_1(t)$）的图形,如图 4 - 11,图形上方还给出了 $\beta_i(t)$ 斜率为 0 的检验,当危险率等比例假定成立时,$\beta_i(t)$ 的图形应该近似为一条水平线. 由图中的检验结果可知 X_5 的 p 值很小,X_{10} 的 p 值为 0.3936,所以我们可以得到结论:X_5 的等比例危险率假定不成立,X_{10} 的等比例危险率假定满足. 由图 4 - 11 我们还可以判断不满足比例危险率假设的协变量有 X_1,X_5 和 X_9.

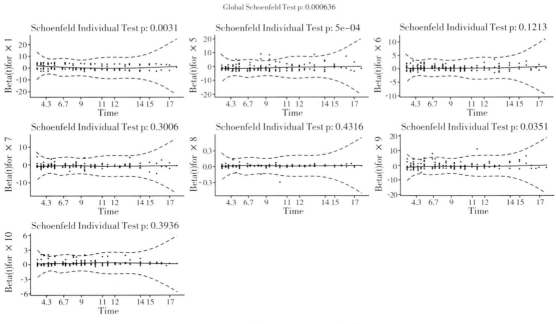

图 4-11　加权 Schoenfeld 残差检验

应用 SAS 程序可以给出基于鞅残差的标准化评分过程检验,该检验不仅提供了图形,还给出了推断的额外信息,从而提高了判断的准确性. X_5 和 X_{10} 的鞅残差标准化评分过程图见图 4-12 和图 4-13,由图我们会发现,在整个研究阶段,X_5 的标准化评分始终低于 0,显示出一定的系统趋势性,而 X_{10} 的标准评分则呈现出在 0 附近随机波动的特性. 这说明 X_5 的风险等比例假设可能不满足,而 X_{10} 是满足的,从 Kolmogrov 极值检验的结果可以发现 X_5 的极值检验 p 值为 0.017,而 X_{10} 的极值检验 p 值为 0.478,从而更加肯定了我们的结论.

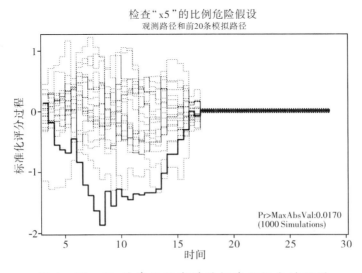

图 4-12　X_5 的基于鞅残差的标准化评分过程图

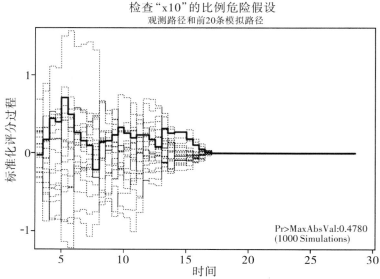

图 4 - 13 X_{10} 的基于鞅残差的标准化评分过程图

表 4 - 22   比例危险率假设的 Kolmogrov 极值检验

变量	最大绝对值	复制	种子	$Pr > MaxABsVal$
X_1	2.1795	1000	20	< 0.0001
X_5	1.8654	1000	20	0.0170
X_6	0.9123	1000	20	0.2720
X_7	0.4407	1000	20	0.6060
X_8	0.4540	1000	20	0.5540
X_9	1.5915	1000	20	0.0450
X_{10}	0.7064	1000	20	0.4780

表 4 - 22 给出了模型中各协变量的极值检验, 我们可以得到结论:不满足比例危险率假设的协变量有 X_1, X_5 和 X_9.

应用注释

例 4.13 SAS 程序代码

```
data EX46new;
    infile"/home/u61137936/mylib/EX36. dat" DLM = '09'X firstobs =2;
    input time status x1 x2 x3 x4 x5 x6 x7 x8 x9 x10;
run;
```

```
/ * 图 4 - 4 * /
proc phreg data = EX46new;
    model time * status（0） = x1  x5  x6  x7  x8  x9  x10/ties = Breslow covb;
    strata x1;
    baseline out = graph loglogs = lls;
run;


proc gplot data = graph;
plot lls * time;
run;


/ * Schoenfeld 残差和评分残差 * /
proc phreg data = EX46new;
    model time * status(0) = x1  x5  x6  x7  x8  x9  x10/ties = Breslow covb;
    output out = outr RESSCH = SCHX1  SCHX5  SCHX6  SCHX7  SCHX8  SCHX9  SCHX10
    RESSCO = SCOX1  SCOX5  SCOX6  SCOX7  SCOX8  SCOX9  SCOX10 ;
run;


/ * Schoenfeld 残差图 * /
proc sgplot data = outr;
    yaxis grid;
    refline 0/axis = y;
    scatter y = SCHX10  x = time;
run;


/ * 评分残差图 * /
proc sgplot data = outr;
    yaxis grid;
    refline 0/axis = y;
    scatter y = SCOX1  x = time;
run;
```

/ * 标准评分过程图和 Kolmogrov 极值检验 * /

```
proc phreg data = EX46new;
    model time * status(0) = x1 x5 x6 x7 x8 x9 x10/ties = Breslow covb;
    assess ph/resample seed = 20;
run;
```

例 4.13 R 程序代码

```
install. packages( "survival")
rm( list = ls( ) )
data < − read. table( "D: \\EX36. txt", header = T)
library( survival)
fit1 < − coxph( Surv( time, status) ~ strata( x1) + x5 + x6 + x7 + x8 + x9 + x10, data = data)
jian < − subset( basehaz( fit1, centered = FALSE) ,
            basehaz( fit1, centered = FALSE) $ strata = = "x1 = 0")
zhi < − subset( basehaz( fit1, centered = FALSE) ,
            basehaz( fit1, centered = FALSE) $ strata = = "x1 = 1")
plot( 0, 0, lty = 1, type = 'n', xlim = c( 3. 5, 30) , ylim = c( − 7, 0) ,
    xlab = "研究时间", ylab = "对数累积危险率")
box( )
lines( jian $ time, log( jian $ hazard) , col = "blue", lty = 1)
lines( zhi $ time, log( zhi $ hazard) , col = "red", lty = 2)
legend( 20, − 5, c( '间接上市', '直接上市') , col = c( "blue", "red") , lty = 1: 2)


#累积危险率差图
jian. time < − jian $ time
zhi. time < − zhi $ time
max. time < − min( max( jian. time) , max( zhi. time) )
min. time < − max( min( jian. time) , min( zhi. time) )
nt1 < − ceiling( min. time)
nt2 < − floor( max. time)
time. grid < − seq( nt1, nt2, by = 0. 2)
ngrid < − length( time. grid)
```

```
temp < - matrix( nrow = ngrid, ncol = 3)
temp[ , 1] < - time. grid                    #nt1: nt2
for ( i in 1: ( ngrid) )  temp[ i, 2] < - max( jian $ hazard[ jian. time < = temp[ i, 1] ] )
for ( i in 1: ( ngrid) )  temp[ i, 3] < - max( zhi $ hazard[ zhi. time < = temp[ i, 1] ] )
temp < - data. frame( temp)
colnames( temp) < - c( "time", "H. jian", "H. zhi")
plot( temp $ time, log( temp $ H. jian/temp $ H. zhi) , type = 's',
      xlab = "研究时间",
      ylab = "对数基准累积危险率的差")
abline( h = - 2, lty = 2)


#Andersen 图形
length( temp $ time)
t < - seq( 0, 1, 0. 0125)
plot( t, temp $ H. jian/temp $ H. zhi, type = 's',
      xlab = "研究时间",
      ylab = "Andersen 图")


#Schoenfeld 残差图
fit2 < - coxph( Surv( time, status)  ~ x1 +  x5 + x6 + x7 + x8 + x9 + x10, data = data)
res < - residuals( fit2, type = 'schoenfeld')
#type = 'score'或'scaledsch'( 加权 Schoenfeld 残差)
#加权 Schoenfeld 残差被用在 cox. zph 函数中
library( survminer)
temp < - cox. zph( fit2)
ggcoxzph( temp)
#cox. zph 函数会给出各个协变量系数 β( t) 的图形
```

4.8.5　加入时间相依协变量

Cox 比例危险率模型基于协变量与时间无关的假定,若随时间的推移危险率比例会发生变化,恒定的乘法效应就不成立了、从这个逻辑出发,检验比例性假设是否成立的一个直接方法是比较具有固定协变量的 Cox 回归模型与添加了时间相依协变量的 Cox 回归模型的差异.

在只有单个协变量 X_1 的 Cox 比例危险率模型中,为了对固定协变量 X_1 的比例危险率假设进行检验,我们可以构造一个时间相依协变量 $X_2(t) = X_1 \times g(t)$,这里 $g(t)$ 是一个已知的关于 t 的函数,在多数情况下选取 $g(t) = \log(t)$,相比于令 $g(t) = t$,$\ln t$ 增加了模型的稳定性. 此时 Cox 比例危险率模型为

$$h(t \mid X_1, X_2(t)) = h_0(t) \exp\left[\beta_1 X_1 + \beta_2 X_2(t)\right]$$

通过检验 $H_0 : \beta_2 = 0$ 可判断 X_1 的等比例危险率假设是否成立.

例 4.14 续例 4.13,仍然检验包含协变量 $(X_1, X_5, X_6, X_7, X_8, X_9, X_{10})$ 的 Cox 风险模型中各个协变量的等比例假定是否成立. 构造时间相依协变量 $X_i \times \log(t)$,$i = 1, 5, 6, 7, 8, 9,$ 10. 在包含 7 个固定协变量的条件下,分别构建含有 $X_i \times \log(t)$,$i = 1, 5, 6, 7, 8, 9, 10$ 协变量的 7 个模型,并对时间相依协变量 $X_i \times \log(t)$ 进行局部检验,检验结果见表 4−23. 由该表可判断 X_1,X_5 和 X_9 的等比例假设可能不满足,其他协变量的比例危险率假设成立.

表 4−23　7 个模型的时间相依协变量的局部检验

时间相依协变量	自由度	Wald 卡方	p 值
$X_1 \times \log(t)$	1	15.226	0.000
$X_5 \times \log(t)$	1	8.272	0.004
$X_6 \times \log(t)$	1	1.223	0.269
$X_7 \times \log(t)$	1	0.220	0.639
$X_8 \times \log(t)$	1	0.255	0.614
$X_9 \times \log(t)$	1	5.210	0.023
$X_{10} \times \log(t)$	1	0.654	0.419

应用注释

例 4.14 SPSS 操作

输入数据→分析 →生存函数→Cox 依时协变量→T_COV_的表达式输入"Lg10[T_]"→模型→时间选择 time,状态选择 status→定义事件,选择单值输入 1→继续→协变量选择"x1, x5, x6, x7, x8, x9, x10, x1 * T_COV"→选项选择"CI 用于 exp(B) "→继续→确定.

例 4.14 SAS 程序代码

```
data EX46new;
    infile "/home/u61137936/mylib/EX36. dat" DLM = '09'X firstobs = 2;
    input time status x1 x2 x3 x4 x5 x6 x7 x8 x9 x10;
```

run;

proc phreg data = EX46new;

    model time * status (0) = x1 x5 x6 x7 x8 x9 x10 x1logt/ties = Breslow covb;

    x1logt = x1 * log(time) ;

run;

4.9　协变量函数形式的确定

Cox 回归要求协变量与因变量之间存在着对数线性关系,尤其当协变量是连续型变量时,要关注它与结局变量的线性关系是否成立. 对于一个给定的协变量,我们希望寻找解释该协变量对危险率影响的最好函数形式,使得协变量经过函数变换后,Cox 回归模型的拟合效果达到最好. 在生存分析中,误用协变量的函数形式可能导致模型参数的不规范,从而产生错误的分析结果. 在本节中,我们介绍两种用于检查协变量函数形式的统计方法.

4.9.1　函数形式拟合的统计检验

通过对拟合的模型进行统计检验来判断协变量的函数形式是否恰当是最简单直接的方法,且与其它线性或非线性回归的相应方法一致,这种方法主要是应用了建模的思路. 首先,Cox 风险模型中的协变量 $\boldsymbol{X}$ 可以被划分为两部分 $\boldsymbol{X} = (\boldsymbol{X}^{*\prime}, X_k)^\prime$,我们假设$\boldsymbol{X}^*$ 在 Cox 回归模型中的函数形式已确定,单一协变量 X_k 的函数形式还未确定. $f(X_k)$ 是解释 X_k 对危险率影响的连接函数形式,此时,Cox 风险模型的具体形式为:

$$h(t|\boldsymbol{X}^*, X_k) = h_0(t)\exp(\boldsymbol{\beta}^{*\prime}\boldsymbol{X}^*)\exp[\beta_k f(X_k)] \qquad (4.59)$$

其中 β_k 为 $f(X_k)$ 的回归系数. 在各协变量等比例危险率假设成立的条件下,$f(X_k)$ 可取自然形式 $f(X_k) = X_k$ 或均值中心形式 $f(X_k) = X_k - EX_k$. 但如果有强有力的证据证明等比例危险率假设不成立,则需要寻找 $f(X_k)$ 的适当形式,我们可以用不同函数来建立回归模型以检验哪种函数形式最符合 Cox 风险模型中的对数线性关系. 为了确定 X_k 的恰当函数形式,可以采用似然比检验法. 假设有两个连接函数 $f_a(.)$ 和 $f_b(.)$,分别构建含有协变量 $(\boldsymbol{X}^{*\prime}, f_a(X_k))^\prime$ 和 $(\boldsymbol{X}^*, f_b(X_k))^\prime$ 的 Cox 风险模型,两个模型对应的似然函数分别为 $\ln[L(\hat{\boldsymbol{\beta}}^{\boldsymbol{X}^*}, \hat{\beta}_k^a)]$ 和 $\ln[L(\hat{\boldsymbol{\beta}}^{\boldsymbol{X}^*}, \hat{\beta}_k^b)]$,似然比检验统计量为:

$$\mathbb{Z}_{a,b} = -2\{\ln[L(\hat{\boldsymbol{\beta}}^{\boldsymbol{X}^*}, \hat{\beta}_k^a)] - \ln[L(\hat{\boldsymbol{\beta}}^{\boldsymbol{X}^*}, \hat{\beta}_k^b)]\} \qquad (4.60)$$

其中 $\hat{\beta}_k^a$ 和 $\hat{\beta}_k^b$ 分别为两模型中 $f_a(.)$ 和 $f_b(.)$ 的回归系数. $\mathbb{Z}_{a,b}$ 是一自由度为 1 的卡方分布. $\mathbb{Z}$

$_{a,b}$统计量反映函数$f_b(.)$是否比$f_a(.)$提供更多的统计信息. 若$\mathbb{Z}_{a,b}<\chi^2_{1-\alpha;1}$,则说明$f_b(.)$函数并没有改进$f_a(.)$对数据的拟合,保留$f_a(.)$并与其它模型再进行比较;若$\mathbb{Z}_{a,b}>\chi^2_{1-\alpha;1}$,则说明$f_b(.)$比$f_a(.)$好,$f_b(.)$应保留并进行下一轮的比较. 最终,经过多轮比较可以确定X_k的最佳函数形式.

有时,仅从上述程序判断函数形式在技术上是困难的. 我们常常使用的函数有$\log x, x^2$, $\sqrt{x}$,但一些高阶的多项式函数偶尔也会被使用,为了减少多重共线性,X_k首先要中心化,若要考虑X_k与其它协变量之间的相关性,选择过程将变得非常复杂. 由于这些原因,一些统计学家建议计算和绘制鞅残差以找到最恰当的函数形式.

4.9.2 鞅残差图

如果以X_k为协变量的鞅残差图呈现线性,则不需要对X_k进行变换,如果是非线性的,则对X_k进行变换是必要的,然而,在大多数情况下,很少能发现鞅残差图或其变换是线性的.

Lin 等(1993)构造了两类随机过程:

$$W(t,\boldsymbol{x}) = \sum_{j=1}^n g(X_j)I(X_j \leq \boldsymbol{x})\hat{M}_j(t) \tag{4.61}$$

$$W(t,\boldsymbol{r}) = \sum_{j=1}^n g(X_j)I(\boldsymbol{\beta}'X_j \leq \boldsymbol{r})\hat{M}_j(t) \tag{4.62}$$

其中$g(.)$为已知光滑函数,$\boldsymbol{x}=(x_1,\cdots,x_p)'$. 在危险率等比例假设成立的条件下,这两个过程的分布可以由 Wiener 过程近似. (4.56)式中的得分过程$U(\hat{\boldsymbol{\beta}},t)$是(4.61)式中选取$\boldsymbol{x}=(\infty,\cdots,\infty),g(\boldsymbol{x})=\boldsymbol{x}$的一种特殊形式. 此处,我们在(4.61)式中选取$g(\boldsymbol{x})=\boldsymbol{1},\boldsymbol{x}=(\infty,\cdots,\infty,x_m)$并定义累积鞅残差过程

$$W_k(t,x_k) = \sum_{j=1}^n I(X_{jk} \leq x_k)\hat{M}_j(t), k=1,\cdots,p \tag{4.63}$$

当模型中X_k的函数形式正确时,$W_k(t,x_k)$可由下式近似:

$$W_k^*(t,x_k) = \sum_{j=1}^n \delta_j\left\{I(X_{jk} \leq x_k) - \frac{\sum_{l=1}^n Y_l(T_j)\exp(\boldsymbol{\beta}'X_l)I(X_{lk} \leq x_k)}{\sum_{l=1}^n Y_l(T_j)\exp(\boldsymbol{\beta}'X_l)}\right\}G_j$$

$$- \sum_{j=1}^n \int_0^t Y_j(u)\exp(\boldsymbol{\beta}'X_j)I(X_{jk} \leq x_k)[X_j - \overline{X}(\hat{\boldsymbol{\beta}},u)]'d\hat{H}_0(u) \tag{4.64}$$

$$\times I^{-1}(\hat{\boldsymbol{\beta}})\sum_{j=1}^n \delta_j[X_j - \overline{X}(\hat{\boldsymbol{\beta}},T_j)]G_j$$

当模型中X_k的函数形式正确时,$W_k(t,x_k)$的图形在 0 附近随机波动,图形检测方法同

4.8.3 节相同. 基于 $W_k(t,x_k)$ 同样可以应用 Kolmogrov 极值检验,令 s_k^* 是 $S_k^* = \sup\limits_t |W_k(t,x_k)|$ 的实际观测值,$\hat{S}_k^* = \sup\limits_t |W_k^*(t,x_k)|$ 是多条模拟轨道的极值,检测方法可见 4.8.3 节.

例 4.15　续例 4.13,在包含协变量 $(X_1, X_5, X_6, X_7, X_8, X_9, X_{10})$ 的 Cox 风险模型中检测 X_5 的最佳连接函数形式,分别将原模型中的 X_5 替换为 $\log(|X_5|)$,$\sqrt[3]{|X_5|}$ 和 $(X_5)^2$,另外构建三个模型进行整体检验,检验结果见表 4-24.

表 4-24　4 个模型的整体检验

函数形式	Wald 卡方	自由度	p 值	$-2\log L$
X_5	214.622	7	0.000	2305.387
$\log(|X_5|)$	200.471	7	0.000	2380.405
$\sqrt[3]{|X_5|}$	197.384	7	0.000	2379.808
$(X_5)^2$	190.636	7	0.000	2360.813

由表可知函数 $\log(|X_5|)$,$\sqrt[3]{|X_5|}$ 和 $(X_5)^2$ 的似然函数都比 X_5 小,似然比检验的统计量 $\mathbb{Z}_{a,b} < 0$,这说明 X_5 比 $\log(|X_5|)$,$\sqrt[3]{|X_5|}$ 和 $(X_5)^2$ 都要好,无需进行函数变换. 在图 4-14 至图 4-16 中我们分别给出了表 4-24 中的函数模型对应函数的累积鞅残差过程图,不出意外地,我们会发现 $\log(|X_5|)$,$\sqrt[3]{|X_5|}$ 和 $(X_5)^2$ 的累积鞅残差过程的实际观测值 $W_5(t,x_5)$ 均有非常明显的系统趋势性,和模拟过程 $W_5^*(t,x_5)$ 的轨道显示的规律相去甚远,且极值检验的 p 值都非常小. 这说明 $\log(|X_5|)$,$\sqrt[3]{|X_5|}$ 和 $(X_5)^2$ 都不是恰当的函数变换,变化后危险率等比例假设仍不成立. 这同前面统计检验的结论相一致,说明协变量 X_5 的等比例危险率假设不能通过函数变换满足.

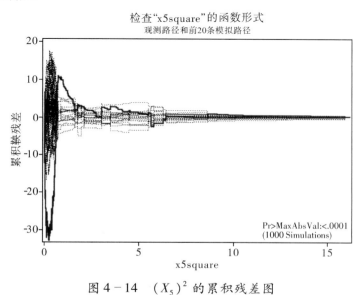

图 4-14　$(X_5)^2$ 的累积残差图

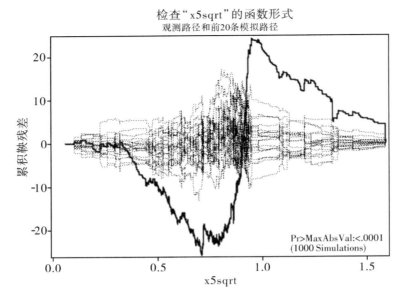

图 4 - 15　$\sqrt[3]{|X_5|}$ 的累积残差图

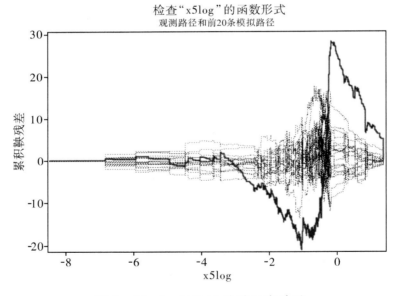

图 4 - 16　$\log(|X_5|)$ 的累积残差图

应用注释

例 4.15 SAS 程序代码

```
data EX46new;
    infile "/home/u61137936/mylib/EX36. dat" DLM = '09'X firstobs = 2;
    input time status x1 x2 x3 x4 x5 x6 x7 x8 x9 x10;
```

```
run;
```

```
proc phreg data = EX46new;
   model time * status( 0)  = x1  x5  x6  x7  x8  x9  x10/ties = Breslow covb;
run;
```

```
proc phreg data = EX46new;
   model time * status( 0)  = x1  x5log  x6  x7  x8  x9  x10/ties = Breslow covb;
   x5log = log( abs( x5) ) ;
run;
```

```
proc phreg data = EX46new;
   model time * status( 0)  = x1  x5square  x6  x7  x8  x9  x10/ties = Breslow covb;
   x5square = ( x5)  * *2
run;
```

```
proc phreg data = EX46new;
   model time * status( 0)  = x1  x5sqrt  x6  x7  x8  x9  x10/ties = Breslow covb;
   x5sqrt = abs( x5)  * * ( 1/3) ;
run;
```

```
/ * 累积鞅残差图 * /
ods graphics on;
proc phreg data = EX46new;
model time * status( 0)  = x1  x5log  x6  x7  x8  x9  x10/ties = Breslow covb;
x5log = log( abs( x5) ) ;
assess var = ( x5log) /resample seed = 25;
/ * assess var = ( x5log) /crpanel resample seed = 25; 命令 crpanel 会给出四个图组成的面
板, 每个图形会给出累积鞅残差的观测值和两条模拟轨道 * /
run;
```

4.10 具体观测值的诊断

与一般的回归模型相同,观测值对模型拟合的影响是 Cox 风险模型中另一个重要的诊断任务. 我们通常需要分析具体观测值是否对危险率有特殊影响,删除有影响的观测值之后,危险率应大幅提高或降低. 然而,在生存数据中确定有影响的观测值并不是一件容易的事. 生存数据的诊断涉及研究对象在多个生存时间点的生存状态,而不是单个时间点,消除一个研究对象可能会影响一系列风险集,进而放大对参数估计的影响,死亡时间点比较大的观测值的影响尤其显著. 因此,确定对比例危险率模型有特殊影响的观测值需要有更精细的方法.

4.10.1 似然位移评分

Cox 比例危险率模型是一个对数线性回归模型,若某数据对参数估计产生了不适当的影响,该数据的影响力可以从删除该数据后回归系数的变化来确定. 令 $\hat{\boldsymbol{\beta}}$ 为原 Cox 风险模型的系数,$\hat{\boldsymbol{\beta}}_{(-j)}$ 为数据集中删除数据 j 后系数的估计,系数差记为 $\overline{D}_j$,$\overline{D}_{mj} = \hat{\beta}_m - \hat{\beta}_{m(-j)}$ 是第 m 个协变量的系数差. $\overline{D}_{mj}$ 精确地度量了删除对象 j 对回归系数 $\hat{\beta}_m$ 估计的影响. 检验观测值 j 对 $\boldsymbol{\beta}$ 的估计是否有强影响,即检验零假设 $H_0:\hat{\boldsymbol{\beta}}_{(-j)}=\hat{\boldsymbol{\beta}}$,可构造似然比检验统计量:

$$LD_j = 2\left[\ln L(\hat{\boldsymbol{\beta}}) - \ln L(\hat{\boldsymbol{\beta}}_{(-j)})\right] \tag{4.65}$$

LD_j 是自由度为 1 的卡方分布.

在分析生存数据时,用精确差 LD_j 进行统计分析是不太现实的. 首先,当样本量较大时,检验过程非常耗时;其次,与一般的线性回归模型不同,从 Cox 风险模型中删除一个观测值会影响一系列风险集. Cain 和 Lang(1984)提出了一种在偏似然函数中引入权重对 $\overline{D}_{mj} = \hat{\beta}_m - \hat{\beta}_{m(-j)}$ 进行近似的方法. 假设个体 j 的权重为 ω_j,其它观测值的权重为 1,将 $\hat{\boldsymbol{\beta}}$ 视为权重 ω_j 的函数,$\hat{\boldsymbol{\beta}}_{(-j)}$ 中 j 的权重可视为 0,由泰勒展开式,当 $\omega_j = 1$ 时,

$$\overline{D}_{mj} = \hat{\beta}_m - \hat{\beta}_{m(-j)} \cong \frac{\partial \hat{\boldsymbol{\beta}}}{\partial \omega_j} \tag{4.66}$$

该近似值可由得分向量 $\boldsymbol{U}[\hat{\boldsymbol{\beta}}(\omega_j)]$ 计算. 在加入权重的情况下,对数似然函数(4.8)关于 $\boldsymbol{\beta}$ 的导数可以记为

$$\boldsymbol{U}(\hat{\boldsymbol{\beta}}) = \sum_{i=1}^d \boldsymbol{U}_i = \sum_{i=1}^d \left[\omega_{(i)}\boldsymbol{x}_{(i)} - \omega_{(i)}\hat{E}[\boldsymbol{X} \mid R(t_i)]\right] \tag{4.67}$$

其中 $\boldsymbol{\omega}_{(i)}, x_{(i)}$ 分别为 t_i 时刻死亡对象的权重和协变量

$$E[\boldsymbol{X}\mid R(t_i)] = \sum_{v\in R(t_i)} \frac{\boldsymbol{\omega}_v\,\boldsymbol{x}_v\exp[\boldsymbol{\beta}'\boldsymbol{x}_v]}{\sum_{l\in R(t_i)}\boldsymbol{\omega}_l\exp[\boldsymbol{\beta}'\boldsymbol{x}_l]} \tag{4.68}$$

$U(\hat{\boldsymbol{\beta}})$ 关于 $\boldsymbol{\omega}_{(i)}$ 的偏导数为

$$\frac{\partial \boldsymbol{U}}{\partial \boldsymbol{\omega}_{(i)}} = \{\boldsymbol{x}_{(i)} - \hat{E}[\boldsymbol{X}\mid R(t_i)]\}I_{\{t=t_i,t_i=T_{(i)}\}}$$

$$- \sum_{i=1}^{D_i} \frac{\boldsymbol{\omega}_{(i)}\exp(\hat{\boldsymbol{\beta}}'\boldsymbol{x}_{(i)})}{\sum_{l\in R(t_i)}\boldsymbol{\omega}_l\exp(\hat{\boldsymbol{\beta}}'\boldsymbol{x}_l)}[\boldsymbol{x}_i - \hat{E}[\boldsymbol{X}\mid R(t_i)]] \tag{4.69}$$

由(4.69)式可见,得分向量 $\boldsymbol{U}[\hat{\boldsymbol{\beta}}]$ 关于 $\boldsymbol{\omega}_{(i)}$ 的变化可以分解为两部分,第一项是 Schoenfeld 残差,第二项度量 $\boldsymbol{\omega}_{(i)}$ 对包含个体 i 的风险集的影响. 第二项随时间 t 的增加而增大. 因此,随着时间的推移,第二项在估计回归系数中起着越来越重要的作用. 由于在 t_i 时刻死亡的个体存在于 t_i 之前所有时间点的风险集中,D_i 是在 t_i 或 t_i 之前死亡的个体的集合. 对于删失数据 t_j,在失效事件发生的时间点之间的 D_i 是固定的,所以(4.69)式简化为

$$\frac{\partial \boldsymbol{U}}{\partial \boldsymbol{\omega}_j} = \boldsymbol{x}_j - \frac{\sum_{l\in R(t_j)}\boldsymbol{x}_l\exp(\hat{\boldsymbol{\beta}}'\boldsymbol{x}_l)}{\sum_{l\in R(t_j)}\exp(\hat{\boldsymbol{\beta}}'\boldsymbol{x}_l)}$$

$$- \exp(\hat{\boldsymbol{\beta}}'\boldsymbol{x}_j)\left\{\frac{\boldsymbol{x}_j}{\sum_{l\in R(t_j)}\exp(\hat{\boldsymbol{\beta}}'\boldsymbol{x}_l)} - \frac{\sum_{l\in R(t_j)}\boldsymbol{x}\exp(\hat{\boldsymbol{\beta}}'\boldsymbol{x}_l)}{[\sum_{l\in R(t_j)}\exp(\hat{\boldsymbol{\beta}}'\boldsymbol{x}_l)]^2}\right\} \tag{4.70}$$

由(4.70)式我们会发现当 t_j 是删失数据时,$\dfrac{\partial \boldsymbol{U}}{\partial \boldsymbol{\omega}_j}$ 的表达式中没有 $\boldsymbol{\omega}_j$.

基于以上的分析,若我们选取 $\omega_j=0$ 且 $\omega_l=1(l\neq j)$ 时,可以用常规 Cox 风险模型来近似似然位移统计量,而无需拟合大量回归模型并按顺序删除每个研究对象. 基于此理论,Pettitt 和 Bin Raud(1989)提出了研究对象 j 的似然位移统计量的近似:

$$LD_j \simeq \hat{\boldsymbol{L}}'_j \hat{\boldsymbol{I}}^{-1}(\hat{\boldsymbol{\beta}})\hat{\boldsymbol{L}}_j \tag{4.71}$$

其中 $\hat{\boldsymbol{L}}_j$ 是对象 j 的得分残差向量,向量 $\boldsymbol{LD}_j$ 被称为 Delta-Beta 统计量,其第 k 个分量近似了删除对象 j 对 x_k 的回归系数的影响. 对 $\boldsymbol{LD}_j$ 的各分量求和,所得到的测度反映了对象 j 对 Cox 风险模型总体拟合的影响.

4.10.2　LMAX 统计量

Cook(1986)建议使用标准化似然位移统计量更准确地测量回归模型中特定研究对象的

影响. 定义对称矩阵 $\boldsymbol{B} = \boldsymbol{L}'\boldsymbol{I}^{-1}(\hat{\boldsymbol{\beta}})\boldsymbol{L}$, 其中矩阵 $\boldsymbol{L}$ 的行向量是研究对象 j 的得分残差向量 $\hat{\boldsymbol{L}}_j$. 令 $\tilde{\boldsymbol{I}}$ 是使得 $\tilde{\boldsymbol{I}}'\boldsymbol{B}\tilde{\boldsymbol{I}}$ 最大化的 $n \times 1$ 维的标准化向量, 由于 $p \times p$ 矩阵 $\boldsymbol{I}^{-1}(\hat{\boldsymbol{\beta}})$ 是正定的, $\boldsymbol{B}$ 是秩不大于 p 的半正定对称矩阵. 令 $\boldsymbol{B}$ 的最大特征值为 $\tilde{\gamma}_{\max}$, $\boldsymbol{I}_{\max}$ 为对应的特征向量, 则 $\tilde{\boldsymbol{I}}'_{\max}\boldsymbol{B}\tilde{\boldsymbol{I}}_{\max}$ 使得 $\tilde{\boldsymbol{I}}'\boldsymbol{B}\tilde{\boldsymbol{I}}$ 最大且满足:

$$\boldsymbol{B}\tilde{\boldsymbol{I}}_{\max} = \tilde{\gamma}_{\max}\tilde{\boldsymbol{I}}_{\max}, \tilde{\boldsymbol{I}}'_{\max}\tilde{\boldsymbol{I}}_{\max} = \boldsymbol{I} \tag{4.72}$$

$\tilde{\boldsymbol{I}}_{\max}$ 度量了每个观测值对模型拟合的影响, $\tilde{\boldsymbol{I}}_{\max}$ 的第 j 个元素 $\tilde{\boldsymbol{I}}_j$ 的绝对值定义为个体 j 的 LMAX 得分, 每个观测值的 LMAX 统计量的平方的期望值应为 $\frac{1}{n}$, 故当某观测值的 LMAX 统计量的平方明显大于 $\frac{1}{n}$ 时, 则说明该观测值对模型有显著影响.

LMAX 是一个标准化统计量, 有利于通过图形进行判断, $\tilde{\boldsymbol{I}}_{\max}$ 元素的平方和为 1, 所以不需要关注 $\tilde{\boldsymbol{I}}_{\max}$ 元素的符号, 只需要画出 $\tilde{\boldsymbol{I}}_j$ 的绝对值关于时间的图形. 如果没有一个观测值对模型拟合有不恰当的影响, LMAX 的图形应近似为一条水平线.

例 4.16 续例 4.13. 在包含协变量 $(X_1, X_5, X_6, X_7, X_8, X_9, X_{10})$ 的 Cox 比例危险率模型中, 检测数据对模型拟合是否有显著影响. 图 4-17 给出了观测值的似然位移相对时间的变化图, 由图可以发现在时间 10.5 附近有一个突出的案例与大多数的观测值有明显的偏差. 然而, 仅看 LD 近似统计量不足以获得足够的可信度, 图 4-18 给出了观测值的 LMAX 得分相对时间的变化图, 进一步检查了观测值对 Cox 风险模型总体拟合的影响, 图 4-18 显示了与图 4-17 相同的规律. 由于所有观测值的平方和为单位 1, 所以可以通过 LMAX 的平方来判断观测值对总体拟合的影响, 影响最突出的观测值的 LMAX 值为 0.673, 该数据对总体拟合的贡献为 $0.673 \times 0.673 = 45\%$, 显示出非常显著的相对影响. 原数据集拟合的 2 倍似然函数值为 2547.614, 删除该突出观测值后的 2 倍似然函数值为 2296.507, 精确的 LD 检验的 p 值为 0.000, 说明该突出观测值对回归系数和标准差估计有实质影响. 影响第二显著的观测值在 8.5 附近, LMAX 值为 0.225, 该观测值对总体拟合的贡献为 $0.225 \times 0.225 = 5\%$, 从数据集中再次删除该观测值后, 拟合的 2 倍似然函数值为 2278.606, LD 检验统计量值为 17.9, p 值为 0.000, 删除这两个影响突出的观测值后模型拟合的系数估计见表 4-25.

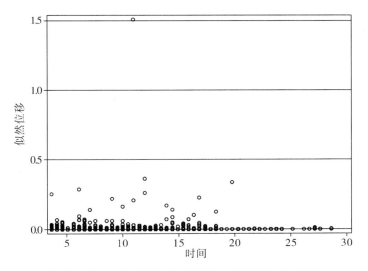

图 4-17　观测值似然位移相对时间的变化图

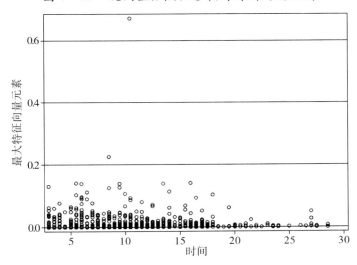

图 4-18　观测值 LMAX 得分相对时间的变化图

表 4-25　模型参数的极大似然估计

协变量	自由度	b	$SE(b)$	Wald 卡方	p 值
X_1	1	0.796	0.157	25.862	0.000
X_5	1	-0.918	0.135	46.067	0.000
X_6	1	0.293	0.069	17.991	0.000
X_7	1	-0.867	0.145	35.676	0.000
X_8	1	0.015	0.003	19.910	0.000
X_9	1	-0.598	0.122	23.813	0.000
X_{10}	1	0.213	0.038	31.039	0.000

应用注释

例 4.16 SAS 程序代码

```
data EX46new;
    infile "/home/u61137936/mylib/EX36. dat" DLM = '09'X firstobs = 2;
    input time status x1 x2 x3 x4 x5 x6 x7 x8 x9 x10;
run;


proc phreg data = EX46new;
    model time * status(0)  = x1 x5 x6 x7 x8 x9 x10/ties = Breslow covb;
    output out = outr LD = LD LMAX = LMAX;
run;


proc sgplot data = outr;
    yaxis grid;
    refline 0/axis = y;
    scatter y = LD x = time;
run;


proc sgplot data = outr;
    yaxis grid;
    refline 0/axis = y;
    scatter y = LMAX x = time;
run;


procprint data = outr;
run;
```

例 4.16 R 程序代码

```
library( survival)
data < ─ read. table( "D: \\EX36. txt", header = T)
fit1 < ─ coxph( Surv( time, status)  ~ x1 + x5 + x6 + x7 + x8 + x9 + x10, data = data)
```

res < − residuals(fit1, type = 'dfbetas')

#debetas 给出了删除观测数据对各协变量系数的标准化影响

plot(data $ time, res[,5], xlim = c(0,30), ylim = c(−0.004,0.006))

习题

1. 使用附录 A1 中案例题目一的数据,采用适当的 Cox 风险模型,估计所建立模型的参数和参数的标准差.

2. 使用附录 A1 中案例题目一的数据,求化疗病人相对非化疗病人的死亡风险的点估计和 95% 置信区间.

3. 使用附录 A1 中案例题目一的数据,进行假设检验:绝经病人与未绝经病人死亡率相同.

4. 使用附录 A1 中案例题目一的数据,进行假设检验:化疗病人与未化疗病人死亡率相同.

5. 使用附录 A1 中案例题目一的数据,对用比例危险率模型拟合该数据集的合理性进行检验.

6. 使用附录 A1 中案例题目二的数据,采用适当的 Cox 回归模型,估计所建立模型的参数和参数的标准差.

7. 使用附录 A1 中案例题目二的数据对假设"'放射治疗'和'放射治疗 + BPA'都对存活率没有影响"进行 Wald 检验,似然比检验和得分检验. ($H_0 : \beta_1 = \beta_2 = 0$)

8. 使用附录 A1 中案例题目二的数据,检验假设:"放射治疗"和"放射治疗 + BPA"对存活率的影响相同. ($H_0 : \beta_1 = \beta_2$)

9. 使用附录 A1 中案例题目二的数据,确定"放射治疗"的老鼠柜对于"放射治疗 + BPA"的老鼠的相对风险的估计以及 95% 置信区间.

10. 使用附录 A1 中案例题目二的数据,用似然比方法检验包含放射的治疗方案(放射或放射 + BPA)和无放射的方案对存活率的影响相同.

11. 使用附录 A1 中案例题目二的数据,利用一组合适的时间相依协变量,对三个组的危险率成比例的假设进行检验.

12. 使用附录 A1 中案例题目二的数据,绘出残差图,并且评价模型拟合的好坏.

13. 使用附录 A1 中案例题目三的数据,构建反映影响妇女人工流产因素的 Cox 回归模型.

14. 用多种方法检验 13 题中 Cox 回归模型各协变量的等比例假定是否成立.

15. 使用附录 A1 中案例题目四或五的数据,结合本章的内容,提出恰当的统计问题,并进行统计分析.

第5章 时间相依 Cox 风险模型

当 Cox 回归模型中的等比例危险率假定不成立时,需要对原模型进行改进. 时间相依 Cox 危险率模型作为 Cox 比例危险率模型的扩展,主要有两种类型:一类模型的协变量本身是时间相依的,比如病人的血压在整个研究阶段经过多次测量,需要用时间相依协变量的形式表示;另一类是协变量的系数是时间相依的,这种模型的协变量取值保持不变,但其对危险率的影响随时间发生变化.

5.1 时间相依协变量 Cox 风险模型

用 $\boldsymbol{X}(t) = [X_1(t), \cdots, X_p(t)]'$ 表示一系列协变量或风险因子,这里的 $X_k(t)$, $k = 1, \cdots, p$ 可以是时间相依的也可以是常数,此时,数据可以用一个三元组 $(\hat{T}_j, \delta_j, (\boldsymbol{X}_j(t), 0 \leqslant t \leqslant T))$ 表示,其中 $\hat{T}_j$ 是第 j 个研究对象的观测数据,δ_j 是第 j 个研究对象的失效事件指示变量. 另外用 $\boldsymbol{X}_{(t_i)}(t)$ 表示在 t_i 时刻失效的研究对象的协变量,$R(t_i)$ 是 t_i 时刻的风险集. 此时的 Cox 风险模型形式为

$$h(t|\boldsymbol{X}(t)) = h_0(t)\exp[\boldsymbol{\beta}'\boldsymbol{X}(t)] \tag{5.1}$$

在该 Cox 风险模型形式下,偏似然函数(4.7)式的表达式改写为:

$$L(\boldsymbol{\beta}) = \prod_{i=1}^{D} \frac{\exp[\boldsymbol{\beta}' \boldsymbol{X}_{(i)}(t)]}{\sum_{j \in R(t_i)} \exp[\boldsymbol{\beta}' \boldsymbol{X}_j(t)]} \tag{5.2}$$

在研究过程中,有一些中间事件的发生时间是随机的,这些中间事件对我们所关注的失效事件的发生有潜在影响. 为了研究中间事件对危险率的影响,我们可以构造"中间事件发生"的示性变量,将其作为所构建 Cox 风险模型的协变量,这些协变量是时间相依协变量. 下面用一个简单的例子来说明这种情况.

例 5.1 我们对一组经过治疗的 39 名病人的无病生存时间 $(\hat{T}_i, \delta)$ 和一系列协变量间

的关系进行检验. 病人按照疾病严重程度分为 $g = 1,2,3$ 三个层次. 另外, 病人的生存时间长度可能和血小板是否恢复($\delta_P = 1$ 表示恢复, $\delta_P = 0$ 表示未恢复) 以及恢复时间 T_P 有关, 数据见表 5 - 1.

表 5 - 1　病人数据集

g	t_i	δ	T_p	δ_p	g	t_i	δ	T_p	δ_p	g	t_i	δ	T_p	δ_p
1	1182	0	49	1	2	932	0	7	1	3	2252	0	17	1
1	1167	0	23	1	2	847	0	16	1	3	2140	0	18	1
1	418	1	86	0	2	848	0	16	1	3	2133	0	17	0
1	417	1	100	1	2	1850	0	9	1	3	1238	0	18	1
1	276	1	59	1	2	1843	0	19	1	3	1631	0	40	1
1	156	1	40	0	2	1535	0	21	0	3	2024	0	16	1
1	781	1	24	1	2	1447	0	24	0	3	1345	0	14	1
1	172	1	10	0	2	1384	0	19	0	3	1136	0	15	1
1	487	1	107	0	2	414	1	27	0	3	845	0	20	0
1	716	1	27	0	2	2204	0	12	1	3	491	1	491	1
1	194	1	33	0	2	1063	1	16	0	3	162	1	13	0
2	1324	0	15	1	2	481	1	24	0	3	1298	1	1298	0
2	957	0	69	1	2	105	1	15	0	3	74	1	24	1

为了研究中间事件"血小板恢复时间"对病人的无病生存时间的影响, 并观察在该中间事件发生时, 固定协变量的影响是怎样变化的, 我们对中间事件是否发生进行编码, 定义协变量

$$X_P(t) = \begin{cases} 0, t < \text{血小板恢复时间} \\ 1, t \geq \text{血小板恢复时间} \end{cases}$$

另外考虑协变量

$$X_1 = \begin{cases} 1, g = 2 \\ 0, g \neq 2 \end{cases}, X_2 = \begin{cases} 1, g = 3 \\ 0, g \neq 3 \end{cases}$$

构建包含 X_1, X_2 和中间事件示性协变量 $X_P(t)$ 的模型:

$$h(t|(X_1, X_2, X_p(t))) = h_0(t) \exp\{\beta_1 X_1 + \beta_2 X_2 + \beta_P X_P(t)\}$$

模型整体检验卡方值为 16.389, p 值为 0.001, 模型参数估计见表 5 - 2. 从表中我们可以发现血小板恢复情况对无病生存时间有显著的影响. β_P 的估计 b_P 的值为负, 说明在确定的某时间点, 血小板已经恢复的病人与还未恢复的病人相比, 其生存的机会更大, 相对风险 $\exp(-1.677) = 0.187$, 表明血小板恢复后病人死亡的风险大概是血小板恢复前的 $\frac{1}{5}$.

表 5 - 2　时间相依协变量 Cox 回归的结果

协变量	自由度	参数估计 b	标准差 $SE(b)$	Wald 卡方	p 值
X_1	1	-1.625	0.610	7.093	0.008
X_2	1	-1.637	0.652	6.210	0.012
$X_P(t)$	1	-1.677	0.585	8.220	0.004

在具体的研究问题中,若已经确定某一协变量对个体的生存时间有影响,该协变量在研究过程中会被反复测量,从而得到协变量的一列取值,这是最常见的一类时间相依协变量. 在建模过程中对这种类型协变量的处理同固定协变量没有区别,只需要先给出这类时间相依协变量恰当的表示.

例 5.2　有一项实验旨在研究肿瘤促进剂的剂量(dose)对癌症发病率的影响,实验中有 45 只老鼠暴露于致癌物中,第一只老鼠死后,每隔一段时间测量所有存活老鼠身体中的乳头瘤病毒株数,该数据集来自 SAS 软件中的示例,数据见表 5 - 3. 该数据集中有两个协变量,一个是肿瘤促进剂的剂量,另一个是乳头瘤病毒株数测量值(NPap),dose 是固定协变量,乳头瘤病毒株数在 15 个时间点上有测量值,是一个时间相依协变量. 构建包含这两个协变量的模型,模型整体检验卡方值为 21.165,p 值为 0.000,模型参数估计见表 5 - 4.

表 5 - 3　肿瘤促进剂剂量对癌症发病率影响的数据集

ID (i)	时间 time	状态 status	剂量 dose	27	34	37	41	43	45	46	47	49	50	51	53	65	67	71
1	47	1	1.0	0	5	6	8	10	10	10	10							
2	71	1	1.0	0	0	0	0	0	0	0	0	1	1	1	1	1	1	1
3	81	0	1.0	0	1	1	1	1	1	1	1	1	1	1	1	1	1	1
4	81	0	1.0	0	0	0	0	0	0	0	0	0	0	0	0	0	0	0
5	81	0	1.0	0	0	0	0	0	0	0	0	0	0	0	0	0	0	0
6	65	1	1.0	0	0	0	0	0	1	1	1	1	1	1	1	1		
7	71	0	1.0	0	0	0	0	0	0	0	0	0	0	0	0	0	0	0
8	69	0	1.0	0	0	0	0	0	0	0	0	0	0	0	0	0	0	
9	67	1	1.0	0	0	0	2	2	2	2	3	3	3	3	3	3		
10	81	0	1.0	0	0	0	0	0	0	0	0	0	0	0	0	0	0	0
11	37	1	1.0	9	9	9												
12	81	0	1.0	0	0	0	0	0	0	0	0	0	0	0	0	0	0	0
13	77	0	1.0	0	0	0	0	0	1	1	1	1	1	1	1	1	1	
14	81	0	1.0	0	0	0	0	0	0	0	0	0	0	0	0	0	0	0

| ID | 时间 | 状态 | 剂量 | 15 个死亡时间点上乳头瘤病毒株数测量值 | | | | | | | | | | | | | | |
(i)	time	status	dose	27	34	37	41	43	45	46	47	49	50	51	53	65	67	71
15	81	0	1.0	0	0	0	0	0	0	0	0	0	0	0	0	0	0	0
16	54	0	2.5	0	1	1	1	2	2	2	2	2	2	2	2			
17	53	0	2.5	0	0	0	0	0	0	0	0	0	0	0	0			
18	38	0	2.5	5	13	14												
19	54	0	2.5	2	6	6	6	6	6	6	6	6	6	6	6			
20	51	1	2.5	15	15	15	16	16	17	17	17	17	17	17				
21	47	1	2.5	13	20	20	20	20	20	20	20							
22	27	1	2.5	22														
23	41	1	2.5	6	13	13	13											
24	49	1	2.5	0	3	3	3	3	3	3	3	3						
25	53	0	2.5	0	0	1	1	1	1	1	1	1	1	1	1			
26	50	1	2.5	0	0	2	3	4	6	6	6	6	6					
27	37	1	2.5	3	15	15												
28	49	1	2.5	2	3	3	3	3	4	4	4	4						
29	46	1	2.5	4	6	7	9	9	9	9								
30	48	0	2.5	15	26	26	26	26	26	26	26							
31	54	0	10.0	12	14	15	15	15	15	15	15	15	15	15	15			
32	37	1	10.0	12	16	17												
33	53	1	10.0	3	6	6	6	6	6	6	6	6	6	6	6			
34	45	1	10.0	4	12	15	20	20	20									
35	53	0	10.0	6	10	13	13	13	15	15	15	15	15	15	20			
36	49	1	10.0	0	2	2	2	2	2	2	2	2						
37	39	0	10.0	7	8	8												
38	27	1	10.0	17														
39	49	1	10.0	0	6	9	14	14	14	14	14	14						
40	43	1	10.0	14	18	20	20	20										
41	28	0	10.0	8														
42	34	1	10.0	11	18													
43	45	1	10.0	10	12	16	16	16	16									
44	37	1	10.0	0	1	1												
45	43	1	10.0	9	19	19	19	19										

表 5 − 4　时间相依变量 Cox 回归的结果

协变量	自由度	参数估计 b	标准差 $SE(b)$	Wald 卡方	p 值
Dose	1	0.069	0.056	1.501	0.221
NPap	1	0.117	0.030	15.271	0.000

应用注释

例 5.1 SPSS 操作:

输入数据→转换→计算变量→定义 x1, x2→ 分析→生存函数→Cox 依时协变量→"T_COV_的表达式"输入"(T_ < = tp) * 0 + (T_ > tp)　 * delta_p"→模型→"时间"选择"time", "状态"选择"delta"→定义事件, 选择"单值"输入"1"→继续→"协变量"选择"x1, x2, T_COV"→"选项"选择"CI 用于 exp(B)"→继续→确定.

例 5.1 SAS 程序代码

```
data EX51;
    infile "/home/u61137936/mylib/EX51. dat" DLM = '09'X firstobs = 2;
    input group time delta tp delta_p;
run;


proc phreg data = EX51;
    model time * delta(0) = xp x1 x2/ties = exact;
    if (time > tp and delta_p = 1) then xp = 1;
        else xp = 0;
    if group = 2 then x1 = 1;
        elsex1 = 0;
    if group = 3 then x2 = 1;
        elsex2 = 0;
run;
```

例 5.1 R 程序代码

方法一: 定义分段函数形式的协变量

```
data < − read. table( "D: \\EX51. txt", header = T)
```

data $ tp[data $ delta_p = = 0] < － 3000

#为了下面 tt 函数的构造,将没有恢复血小板的个体的恢复时间设置为 3000.

fit < － coxph(Surv(time, delta) ~ x1 + x2 + tt(tp) , data = data,

　　　　tt = function(x, t, …) ifelse(t ＞ x, 1, 0))

summary(fit)

方法二: R 中处理时间相依协变量最常用的方法同样是将数据转化为计数过程输入形式(start, stop] , 调用 coxph(Surv(start, stop, Status) .

rm(list = ls( ))

library(survival)

data < － read. table("D: \\EX51. txt", header = T)

id = 1: 1: 39

data < － data. frame(data, id)

data1 < － tmerge(data, data, id = id, tstop = time, pstat = event(time, delta) , diab = tdc(tp, delta_p))

data1 $ d < － pmax(data1 $ diab, 0, na. rm = TRUE)　　#将 diab 中的 NA 换为 0.

#tmerge(data1, data2...) 从 data2 的数据中选取分段点, 对 data1 中的时间分段, tstop

#指定时间变量, 即需要分段的变量, event(a) 指定加入新的终点 a, event(a, delta) 指定分

#段点后的时间区间右端点是分段事件发生点, 且取值由 delta 确定. tdc(tp, delta_p) 指

#定 tp 对 time 进行分段, 在分段点取值 delta_p, 形成一个简单函数. 该简单函数在加入

#分段点后形成的时间区间左端点取值发生变化.

fit < － coxph(Surv(tstart, tstop, pstat) ~ x1 + x2 + d, data1)

例 5.2 SAS 程序代码

方法一: 定义分段函数形式的协变量.

代码:

```
data EX52;
    infile "/home/u61137936/mylib/EX52. dat" DLM = '09'X firstobs = 2;
    input ID time dead dose p1 － p15;
run;
```

```
proc phreg data = EX52;
    modeltime * dead(0) = Dose NPap;
    array pp{ * } p1 - p14;
    array tt{ * }  t1 - t15; t1 = 27; t2 = 34; t3 = 37; t4 = 41; t5 = 43;
                   t6 = 45; t7 = 46; t8 = 47; t9 = 49; t10 = 50;
                   t11 = 51; t12 = 53; t13 = 65; t14 = 67; t15 = 71;
    iftime <  tt[ 1]  then NPap = 0;
      else if time  > = tt[ 15]  then NPap = p15;
      else do  i = 1 to dim( pp);
    if tt[ i]  < = time <  tt[ i + 1]  then NPap = pp[ i];
    end;
run;
```

方法二: 将数据转化为计数过程输入的形式. 每个观测样本用多个记录表示, 每一个记录有两个时间 T_1 和 T_2, 在时间区间 $(T_1, T_2]$ 上时间相依协变量的值保持不变, 每个记录中还包含有事件指示变量, 指示时间 T_2 上事件是否发生. 例题 5.2 中在原有变量的基础上, 转化过程产生了四个新的变量: T_1, T_2, NPap 和 Status, 其中 NPap 是乳头瘤病毒株数在 $(T_1, T_2]$ 上的测量值, Status 刻画观测样本在 T_2 的状态. 例如第一只老鼠, 在 47 时间点上死亡, 在 27, 34, 37, 41, 43, 45, 46 和 47 上的乳头瘤病毒株数分别为 0, 5, 6, 8, 10, 10, 10, 10, 转化过程产生了 5 个记录: (0, 27, 0, 0], (27, 34, 5, 0], (34, 37, 6, 0], (37, 41, 8, 0], (41, 47, 10, 1].

代码:

```
data EX52;
infile "/home/u61137936/mylib/EX52. dat" DLM = '09'X firstobs = 2;
input ID time dead dose p1 - p15;
run;
/ * EX52counting 定义转化的记录数据集 * /
data EX52counting( keep = ID time dead dose t1 t2 NPap Status);
    array pp{ * }  P1 - P14;
    array qq{ * }  P2 - P15;
    array tt{ 1: 15}  _temporary_
        (27 34 37 41 43 45 46 47 49 50 51 53 65 67 71);
```

```
set Tumor;
t1 = 0;
t2 = 0;
Status = 0;
if ( time = tt[ 1] ) then do;
    t2 = tt[ 1] ;
    NPap = p1;
    Status = Dead;
    output;
end;
else do _i_ = 1 to dim( pp) ;
    if ( tt[ _i_] = time ) then do;
        t2 = time;
        NPap = pp[ _i_] ;
        Status = Dead;
        output;
    end;
    else if ( tt[ _i_] < time ) then do;
        if ( pp[ _i_] ^= qq[ _i_] ) then do;
            if qq[ _i_] = . then t2 = time;
            else t2 = tt[ _i_] ;
            NPap = pp[ _i_] ;
            Status = 0;
            output;
            t1 = t2;
        end;
    end;
end;
if ( time >= tt[ 15] ) then do;
    t2 = time;
    NPap = P15;
    Status = Dead;
```

```
        output;
    end;
run;


proc export data = EX52counting
    outfile = "/home/u61137936/mylib/EX52counting. txt"
        dbms = TAB REPLACE;
    putnames = YES;
run;


proc print;
run;
```

/ * 导出转化后的数据集 * /

```
proc export data = EX52counting
    outfile = "/home/u61137936/mylib/EX52counting. txt"
        dbms = TAB REPLACE;
    putnames = YES;
run;


proc print;
run;
```

/ * model (T1, T2) * Status(0) 是计数过程输入的建模形式 * /

```
proc phreg data = EX52counting;
    model (t1, t2) * Status(0) = dose NPap;
    output out = Out1 resmart = Mart dfbeta = db1 - db2;
```

/ * db1 是 dose 的参数差, db2 是 NPap 的参数差, debeta 给出了每一个观测样本在多个
时间区间的统计结果 * /

```
    id ID time dead;
run;
```

例 5.2 R 程序代码

```
rm( list = ls( ) )

library( survival)

data <- read. table( "D: \EX52 原始数据. txt", head = T, fill = T)

id = 1: 1: 45

T1 = rep( 27, 45)

T2 = rep( 34, 45)

T3 = rep( 37, 45)

T4 = rep( 41, 45)

T5 = rep( 43, 45)

T6 = rep( 45, 45)

T7 = rep( 46, 45)

T8 = rep( 47, 45)

T9 = rep( 49, 45)

T10 = rep( 50, 45)

T11 = rep( 51, 45)

T12 = rep( 53, 45)

T13 = rep( 65, 45)

T14 = rep( 67, 45)

T15 = rep( 71, 45)

data <- data. frame( data, id, T1, T2, T3, T4, T5, T6, T7, T8, T9, T10, T11, T12, T13, T14,
T15)

data2 <- tmerge( data,  data, id = id, tstop = time,  pstat = event( time,  status) ,
        npap = tdc( T1, p1) , npap = tdc( T2, p2) , npap = tdc( T3, p3) , npap = tdc( T4, p4) ,
        npap = tdc( T5, p5) , npap = tdc( T6, p6) , npap = tdc( T7, p7) , npap = tdc( T8, p8) ,
        npap = tdc( T9, p9) , npap = tdc( T10, p10) , npap = tdc( T11, p11) ,
        npap = tdc( T12, p12) , npap = tdc( T13, p13) , npap = tdc( T14, p14) ,
        npap = tdc( T15, p15) )

data2 $ np <- pmax( data2 $ npap, 0,  na. rm = TRUE)

fit  <- coxph( Surv( tstart,  tstop,  pstat)  ~ dose + np, data = data2)

summary( fit)
```

5.2 时间相依系数 Cox 风险模型

时间相依 Cox 危险率模型的第二种形式是协变量的系数是时间的函数,其模型形式为

$$h(t|X) = h_0(t)\exp\left[\boldsymbol{\beta}(t)'X\right] \tag{5.3}$$

在固定协变量 Cox 比例危险率模型(4.4)中,若检验结果显示协变量 X 的比例危险率假设不满足,我们需要将固定协变量模型(4.4)扩展为模型(5.3),并对 $\boldsymbol{\beta}(t)$ 进行拟合,以达到改进 Cox 比例风险模型的目的.

一种改进做法是令 $\beta(t) = b\log(t) + a$,在原模型中加入时间相依系数,这种方法同 4.8.5 节中用于检验等比例危险率假定的方法并无二致. 另一种方法是从数据中估计出 $\beta(t)$,为此我们可以采用简单函数逼近 $\beta(t)$ 的思想. 假设原模型为

$$h(t|X) = h_0(t)\exp\left[\beta_1 X_1\right] \tag{5.4}$$

定义
$$X_2(t) = \begin{cases} X_1, & t > \tau \\ 0, & t \leq \tau \end{cases} \tag{5.5}$$

其中 τ 为危险率比例发生变化的时间点,模型(5.4)改进为

$$h(t|X_1, X_2(t)) = \begin{cases} h_0(t)\exp(\beta_1 X_1), & t \leq \tau \\ h_0(t)\exp\{(\beta_1 + \beta_2)X_1\}, & t > \tau \end{cases} \tag{5.6}$$

其中 $h_0(t)$ 是基准危险率,在该模型下, $\exp(\beta_1)$ 表示在时间 τ 之前 $X_1 = 1$ 组相对于 $X_1 = 0$ 组的风险, $\exp(\beta_2)$ 表示在时间 τ 之后 $X_1 = 1$ 组相对于 $X_1 = 0$ 组的相对风险的增量, $\exp(\beta_1 + \beta_2)$ 表示在时间 τ 之后 $X_1 = 1$ 组相对于 $X_1 = 0$ 组的风险.

另一等价编码方法定义

$$X_2(t) = \begin{cases} X_1, & t > \tau \\ 0, & t \leq \tau \end{cases}, X_3(t) = \begin{cases} X_1, & t \leq \tau \\ 0, & t > \tau \end{cases} \tag{5.7}$$

模型(5.4)改进为

$$h(t|X_2(t), X_3(t)) = \begin{cases} h_0(t)\exp(\theta_3 X_1), & t \leq \tau \\ h_0(t)\exp(\theta_2 X_1), & t > \tau \end{cases} \tag{5.8}$$

在该模型下, $\exp(\theta_3)$ 表示在时间 τ 之前 $X_1 = 1$ 组相对于 $X_1 = 0$ 组的风险, $\theta_3 = \beta_1$, $\exp(\theta_2)$ 表示在时间 τ 之后 $X_1 = 1$ 组相对于 $X_1 = 0$ 组的风险, $\theta_2 = \beta_1 + \beta_2$.

在实际操作中,最关键的是分段点 τ 的确定. 由于似然值只在失效事件发生时间点处改变,所以只有失效事件发生时间点才可能是潜在的危险率不成比例的分段点. 令 τ 等于各个失效事件发生时间点,拟合模型(5.6)或(5.8),通过等比例危险率检验结果或似然函数值

找到最好的分段点 τ_1，对由 τ_1 分开的两个时间区间内的失效事件发生时间点重复相同的检验方法，逐步确定分段点，直到各个时间区间都通过了比例危险率的检验，我们就得到了最终的模型.

例 5.3　在例题 4.13 和例 4.14 中，我们已经判断 X_1，X_5 和 X_9 的等比例假设不满足，本例中我们用两种方法对原模型进行改进. 首先我们构建包含协变量 $(X_1, X_5, X_6, X_7, X_8, X_9, X_{10})$ 的固定协变量 Cox 风险模型，画出 X_1，X_5 和 X_9 系数的图形. 由图 5-1 我们可以发现 $\beta_1(t)$ 的分段点在早期；由图 5-2 我们可以发现 $\beta_5(t)$ 的分段点大致在 12 附近；由图 5-3 却很难对 $\beta_9(t)$ 的分段点做出判断. 结合图形的信息，我们缩小了寻找最佳分段点的范围. 表 5-5 的第二列给出了原模型分别加入早期失效时间作为 X_1 的分段点后 X_1 的等比例危险率的检验 (H_0：协变量斜率的导数为 0)，第三列给出了原模型分别加入时间点 12 附近的失效时间作为 X_5 的分段点后 X_5 的等比例危险率的检验，以 τ 为 5 为例，对模型

$$h(t|\boldsymbol{X}(t)) = h_0(t)\exp\{\beta_1^1 X_1 I_{\{t \leqslant 5\}}(t) + \beta_1^2 X_1 I_{\{5 < t\}}(t)$$
$$+ \beta_5 X_5 + \beta_6 X_6 + \beta_7 X_7 + \beta_8 X_8 + \beta_9 X_9 + \beta_{10} X_{10}\}$$

中 X_1 的等比例危险率检验的卡方值为 0.341，自由度为 2，p 值为 0.843. 表 5-5 给出了多个模型的检验结果，从中我们可以判断 $\tau = 5$ 是 X_1 的最佳分段点，且加入该分段点后，X_1 通过了等比例危险率假设，$\tau = 12.5$ 是 X_5 的最佳分段点，且加入该分段点后，X_5 通过了等比例危险率假设. 最佳分段点也可以通过比较多个模型的似然函数值寻找，表 5-6 给出了协变量 X_5 分别加入各分点后的模型的对数似然函数值，似然函数值最大的仍是 $\tau = 5$.

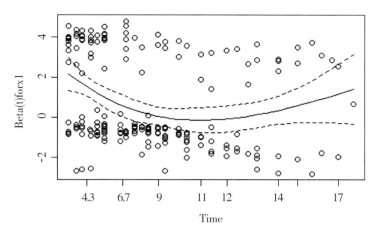

图 5-1　协变量 X_1 的系数的变化趋势

171

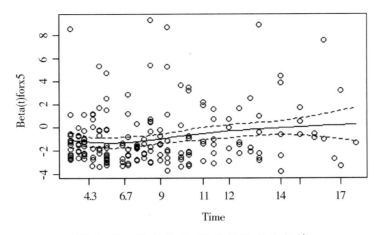

图 5 - 2　协变量 X_5 的系数的变化趋势

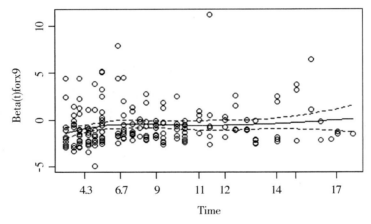

图 5 - 3　协变量 X_9 的系数的变化趋势

表 5 - 5　添加分段点后的等比例危险率检验

失效时间点 τ	X_1 的 PH 检验(p 值)	X_5 的 PH 检验(p 值)
3. 5	0. 144	——
4	0. 404	——
4. 5	0. 246	——
5	0. 843	——
5. 5	0. 226	——
6	0. 151	——
6. 5	0. 015	——
7	——	——
7. 5	——	0. 040
8	——	0. 118

失效时间点 τ	X_1 的 PH 检验(p 值)	X_5 的 PH 检验(p 值)
8.5	——	0.047
9	——	0.164
9.5	——	0.043
10	——	0.108
10.5	——	0.252
11	——	0.182
11.5	——	0.297
12	——	0.312
12.5	——	0.377
13	——	0.331
13.5	——	0.132
14	——	0.032

表 5－6　τ 作为 $\mathbf{X}_1$ 分段点时模型的对数偏似然函数

τ	对数偏似然值	τ	对数偏似然值
3	−1148.345	10.5	−1151.722
3.5	−1147.871	11	−1151.859
4	−1145.931	11.5	−1152.299
4.5	−1146.497	12	−1152.553
5	−1143.417	12.5	−1152.685
5.5	−1145,297	13	−1152.634
6	−1144.294	13.5	−1152.664
6.5	−1146.745	14	−1152.665
7	−1143.834	14.5	−1152.664
7.5	−1145.807	15	−1152.691
8	−1145.726	15.5	−1152.680
8.5	−1148.706	16	−1152.630
9	−1148.841	16.5	−1152.673
9.5	−1150.051	17	−1152.694
10	−1150.133	28.5	−1152.694

　　若我们选择 5 和 12.5 作为分段点,把 X_1,X_5 都看成是以这两个点为跳跃间断点的简单函数,所构建模型的等比例危险率检验见表 5－7. 该模型已经通过了等比例危险率检验.

表 5 - 7　分段点为 5 和 12.5 时各变量的等比例危险率检验

协变量	自由度	Wald 卡方	p 值
X_6	1	0.587	0.444
X_7	1	0.308	0.579
X_8	1	0.443	0.505
X_9	1	2.732	0.098
X_{10}	1	0.003	0.957
X_1(分层)	3	4.075	0.254
X_5(分层)	3	1.623	0.654
全局	11	9.017	0.620

接下来我们尝试用简单的函数形式 $\beta(t) = b\log(t) + a$ 对模型进行改进,构建模型:

$$h(t|\boldsymbol{X}(t)) = h_0(t)\exp\{\beta_1 X_1 + [a + b\log(t)]X_5 + \beta_6 X_6 + \beta_7 X_7 + \beta_8 X_8 + \beta_9 X_9 + \beta_{10} X_{10}\}$$

其中时间相依系数 $\beta_5(t)$ 的估计为 $\hat{\beta}_5(t) = -1.171 + 0.332\log(t) * I_{\{t > 12.5\}}$. 将 $\hat{\beta}_5(t)$ 的图形与图 5-2 合并,见图 5-4,我们会发现这种函数形式在较大的时间点上低估了系数的真实值.

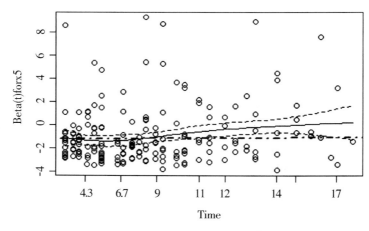

图 5 - 4　协变量 X_5 的系数 $\hat{\beta}_5(t)$

现在,我们把对 $\beta_1(t)$ 和 $\beta_5(t)$ 的调整整合到一个模型中,Cox 风险模型最后的形式为:

$$h(t|\boldsymbol{X}(t)) = h_0(t)\exp\{\beta_1^1 X_1 + \beta_1^2 I_{\{t > 5\}}(t) X_1 + [a + b\log(t) * I_{\{t > 12.5\}}(t)]X_5$$
$$+ \beta_6 X_6 + \beta_7 X_7 + \beta_8 X_8 + \beta_9 X_9 + \beta_{10} X_{10}\}.$$

该模型的等比例危险率检验见表 5-8. 模型已经通过了等比例危险率检验,模型参数估计见表 5-9.

表 5 - 8　综合模型的等比例危险率检验

协变量	自由度	Wald 卡方	p 值
X_6	1	0.9394	0.33
X_7	1	0.3220	0.57
X_8	1	0.4895	0.48
X_9	1	2.1230	0.15
X_{10}	1	0.0145	0.90
X_1	1	0.0409	0.84
$X_1 * I_{\{t>5\}}$	1	0.0263	0.87
X_5	1	2.1737	0.14
$\log(t) * I_{\{t>12.5\}} X_5$	1	0.0354	0.85
全局	9	5.7749	0.76

表 5 - 9　时间相依变量 Cox 回归模型的参数估计

协变量	参数估计 b	标准差 $SE(b)$	Wald 卡方	p 值
X_6	0.327	0.068	4.780	0.000
X_7	-0.629	0.110	-5.709	0.000
X_8	0.014	0.004	4.037	0.000
X_9	-0.618	0.124	-4.976	0.000
X_{10}	0.218	0.038	5.727	0.000
X_1	1.865	0.301	6.196	0.000
$X_1 * I_{\{t>5\}}$	-1.509	0.350	-4.313	0.000
X_5	-1.199	0.162	-7.424	0.000
$\log(t) * I_{\{t>12.5\}} X_5$	0.337	0.100	3.379	0.001

应用注释

例 5.3 SAS 程序代码

```
data EX46new;
    infile "/home/u61137936/mylib/EX36.dat" DLM = '09'X firstobs = 2;
    input time status x1 x2 x3 x4 x5 x6 x7 x8 x9 x10;
run;
```

```
/ * 表 5 - 9 * /
proc phreg data = EX46new;
    model time * status(0) = x1 x5 x6 x7 x8 x9 x10 x1new x5new/ties = Breslow covb;
    x5new = x5 * log( time) * ( time >12. 5);
    x1new = x1 * ( time >5);
run;
```

例 5.3 R 程序代码

```
rm( list = ls( ) )
library( survival)
data1 <- read. table( "D: \\EX36. txt", header = T)
fit1 <- coxph( Surv( time, status) ~ x1 + x5 + x6 + x7 + x8 + x9 + x10, data = data1)
zp1 <- cox. zph( fit1)
plot( zp1[ 1] )    #图 5. 1
data2 <- survSplit( Surv( time, status) ~ . , data = data1, cut =5, episode = 'tgroup', id = "id")
#survSplit 函数将原数据集分为独立的时间段, cut =5 指定以 5 为分段点, episode =
#'tgroup'指定用 tgroup 表示属于哪一时间段.
fit2 <- coxph( Surv( tstart, time, status) ~ x5 + x6 + x7 + x8 + x9 + x10 + x1: strata( tgroup) ,
                                data = data2)
#指定 x1 为时间相依协变量, 按 tgroup 将 x1 定义为简单函数, 该简单函数只有一个跳跃
#间断点.
zp2 <- cox. zph( fit2)
summary( fit2)
#下面将 x1, x5 看为具有相同跳跃间断点的简单函数.
data3 <- survSplit( Surv( time, status) ~ . , data = data1, cut = c(5, 12.5) ,
                    episode = 'tgroup', id = "id")
fit3 <- coxph( Surv( tstart, time, status) ~ x6 + x7 + x8 + x9 + x10 + x5: strata( tgroup) +
                    x1: strata( tgroup) , data = data3)
cox. zph( fit3)
#下面将 X5 的系数用线性函数 β( t) = blog( t) + a 拟合.
fit4 <- coxph( Surv( time, status) ~ x1 + x6 + x7 + x8 + x9 + x10 + x5 + tt( x5) , data = data1,
            tt = function( x, t, …)  x * log( t) * ( 12. 5 < t) )
```

\#也可用程序 fit4 <− coxph(Surv(time, status)　~ x1 + x6 + x7 + x8 + x9 + x10 + tt(x5) ,

\#data = data1, tt = function(x, t, …)　cbind(ca = x, ca2 = x * log(t)　* (12. 5 < t)))

plot(zp1[2])

abline(coef(fit4) [7: 8] , lwd = 2, lty = 4, col = 2)　　\#图 5 − 4

\#对线性函数 $\beta(t) = b\log(t) + a$ 的改进,

fit44 <− coxph(Surv(time, status)　~ x1 + x6 + x7 + x8 + x9 + x10 + x5　+ tt(x5) , data = data1,

　　　　tt = function(x, t, …)　x * nsk(t, knots = c(12. 5, 14) , Boundary. knots = FALSE))

plot(zp1[2])

abline(coef(fit44) [7: 8] , lwd = 2, lty = 4, col = 2)

\#tt 函数不能使用 cox. zph 等比例检验,用如下方式可对 x5 进行相同的变换,且同时可

\#处理 x1,并使用 cox. zph 等比例检验

dtimes <− sort(unique(with(data1, time[status = = 1])))

tdata <− survSplit(Surv(time, status = = 1)　~ . , data1, cut = dtimes)

tdata $ t <− tdata $ time

fit5 <− coxph(Surv(tstart, time, event)　~ x1 + I(x1 * (t > 5)) + x6 + x7 + x8　+

　　　　x9 + x10 + x5 + I(x5 * log(t)　* (12. 5 < t)) , data = tdata)　　\#表 5 − 9

cox. zph(fit5)　　\#表 5 − 8

习题

1. 对附录 A1 中案例题目一至五的数据,基于第四章构建的 Cox 风险模型进行必要的改进.

第6章 参数模型

选择理论分布模型去接近生存数据是一种技术,也是一项科学任务.本章中我们首先介绍常用的生存分布,包括指数分布、Weibull 分布、极值分布等,并给出不完全数据的极大似然函数的构造方法;然后介绍参数回归模型,该模型是将生存时间的理论分布与多元回归建模程序相结合的统计技术.常见的参数回归模型有两类,一类是参数危险率模型,协变量对危险率的影响被假定为乘法形式;第二类是假定事件发生时间的对数与协变量线性相关.

6.1 生存数据的常用分布

1. 指数分布

指数分布作为连续型分布中"唯一的无记忆性分布"而著名,其在寿命研究领域所起的作用类似于正态分布在统计学其他领域的作用,它是生存研究领域中最简单又最重要的分布,电子系统的寿命、银行结单和总账误差、工资支票误差、计算机失效以及雷达接收机组成部分的失效数据可用指数分布进行拟合.

指数分布的生存函数形式为 $S(t) = e^{-\lambda t}, \lambda > 0, t > 0$;密度函数形式为 $f(t) = \lambda e^{-\lambda t}, t > 0$;危险率函数形式为 $h(t) = \lambda$,指数分布是唯一危险率函数为常数的分布.指数分布具有无记忆性,即 $P(T > t_1 + t \mid T > t_1) = P(T > t)$,该性质说明在指数分布假定下研究对象的年龄不影响未来的生存.

例 6.1 研究对象的生存寿命服从指数分布,求其平均寿命和 t 岁的平均剩余寿命.

解:对指数分布的生存个体可计算平均寿命

$$\mu = E[T] = \int_0^\infty t\lambda e^{-\lambda t}\mathrm{d}t = \frac{1}{\lambda}$$

平均剩余寿命 $mrl(t) = \dfrac{\displaystyle\int_t^\infty e^{-\lambda u}\mathrm{d}u}{S(t)} = \dfrac{1}{\lambda}$

2. Weibull 分布

尽管指数分布很受欢迎,但在健康领域和工业领域,其常数危险率的限制显得过于苛刻,而作为指数分布的推广,Weibull 分布具有非常好的灵活性.

Weibull 分布的生存函数形式为:$S(t) = \exp[-\lambda t^{\alpha}]$,$t > 0$;其中 $\lambda > 0$ 是尺度参数,$\alpha > 0$ 是形状参数,当 $\alpha = 1$ 时 Weibull 分布退化为指数分布.

Weibull 分布的危险率函数形式为:$h(t) = \lambda \alpha t^{\alpha-1}$;当 $\alpha > 1$ 时危险率递增,当 $\alpha < 1$ 时危险率递减,当 $\alpha = 1$ 时危险率为常数,通过调节这两个参数,Weibull 分布的危险率函数有相当灵活的形式,如图 6-1.

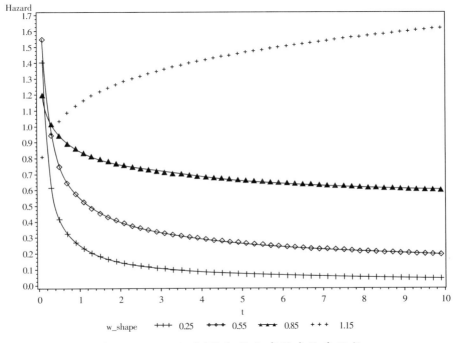

图 6-1　$\lambda = 1$ 时 Weibull 分布的危险率函数

Weibull 分布不仅非常灵活,而且其生存函数、危险率函数和概率密度函数形式相对简单,这使得它成为应用非常广泛的生存分布.

3. 极值分布

若 T 是参数为 λ 和 α 的 Weibull 分布,则 $Y = \ln(T)$ 是极值分布,Y 的概率密度函数为

$$f_Y(y) = \frac{1}{\sigma}\exp\left[\frac{y-\mu}{\sigma} - \exp\left(\frac{y-\mu}{\sigma}\right)\right] , \quad -\infty < y < \infty$$

其中 $\mu = -\dfrac{\ln\lambda}{\alpha}$,$\sigma = \dfrac{1}{\alpha}$. 记 $Y = \mu + \sigma E$,则 E 是 $\mu = 0$(或 $\lambda = 1$),$\sigma = 1$(或 $\alpha = 1$)时的标准极值分布,E 的概率密度函数为

$$f_E(y) = \exp(y - e^y) , \quad -\infty < y < +\infty$$

4. 对数正态分布

若 $Y = \ln(T)$ 服从正态分布 $N(\mu, \sigma^2)$，则 T 服从对数正态分布 $LN(\mu, \sigma^2)$. T 的概率密度函数为 $f(t) = t^{-1} \sigma \varphi\left(\dfrac{\ln t - \mu}{\sigma}\right)$；$T$ 的生存函数为 $S(t) = 1 - \Phi\left(\dfrac{\ln t - \mu}{\sigma}\right)$，其中 φ 和 Φ 是标准正态分布的概率密度函数和分布函数. 对数正态分布的危险率函数呈驼峰状，如图 $6-2$.

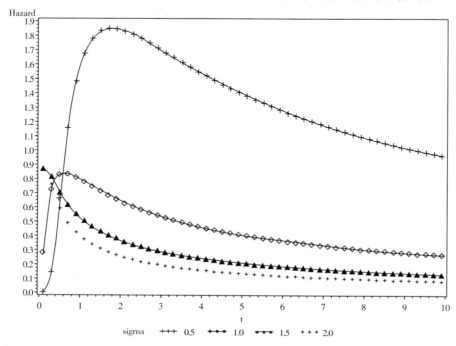

图 $6-2$ $\mu = 0$ 时对数正态分布的危险率函数

5. 对数 Logistic 分布

若 $Y = \ln(T)$ 服从 Logistic 分布，则 T 服从对数 Logistic 分布，Y 的概率密度函数为

$$f_Y(y) = \frac{\exp\left(\dfrac{y - \mu}{\sigma}\right)}{\sigma\left\{1 + \exp\left(\dfrac{y - \mu}{\sigma}\right)\right\}^2}, \quad -\infty < y < \infty$$

其中 μ 和 σ^2 分别是分布 Y 的均值和尺度参数. Y 可表示为 $Y = \mu + \sigma W$，其中 W 是标准 Logistic 分布（即 $\mu = 0, \sigma = 1$）. 对数 Logistic 分布 T 的生存函数为 $S(t) = \dfrac{1}{1 + \beta t^\alpha}$，其中 $\alpha = \dfrac{1}{\sigma}, \beta = \exp\left(-\dfrac{\mu}{\sigma}\right)$；$T$ 的危险率函数 $h(t) = \dfrac{\alpha \beta t^{\alpha-1}}{1 + \beta t^\alpha}$，当 $\alpha \leqslant 1$ 时，$h(t)$ 单调减；当 $\alpha > 1$ 时，$h(t)$ 先增后降，见图 $6-3$.

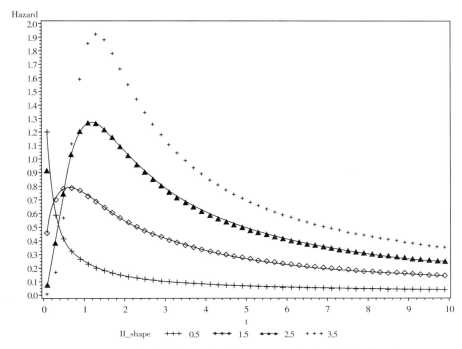

图 6 – 3　尺度参数为 1 时对数 Logistic 分布的危险率函数

6. Gamma 分布

假设失效过程由 n 个子失效组成,失效发生于 n 个阶段末. 在第一阶段末即时间 T_1 之后,第一个子失效发生;然后第二阶段开始,T_2 之后,第 2 个子失效发生……当第 n 个子失效发生时总失效发生,则生存时间 $T = T_1 + T_2 + \cdots + T_n$. 假设 $T_1, \cdots, T_n$ 是独立同分布,且服从参数为 λ 的指数分布,则 T 的分布称为 Erlang 分布. 这个分布是 A. K. Erlang 在研究电话系统的拥挤问题时介绍的. Erlang 分布已经在排队论和寿命过程中得到了广泛的应用. 当我们用取值为任意正实数的参数 β 取代 Erlang 分布中的参数 n 时,我们便得到了 Gamma 分布, Gamma 分布是 Erlang 分布的自然推广.

Gamma 分布的概率密度函数为 $f(t) = \dfrac{\lambda^{\beta} t^{\beta-1} \exp(-\lambda t)}{\Gamma(\beta)}$, $t > 0$, 其中 $\lambda > 0$ 为尺度参数, $\beta > 0$ 为形状参数, $\Gamma(\beta)$ 是 Gamma 函数;Gamma 分布的生存函数为 $S(t) = 1 - I(\lambda t, \beta)$, 其中

$$I(t, \beta) = \frac{\displaystyle\int_0^t u^{\beta-1} \exp(-u) \,\mathrm{d}u}{\Gamma(\beta)},$$ 可证明 $E(T) = \dfrac{\beta}{\lambda}$, $Var(T) = \dfrac{\beta^2}{\lambda}$.

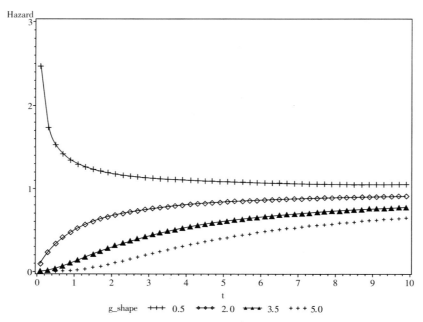

图 6−4 $\lambda = 1$ Gamma 分布的危险率函数

7. 其他的五类分布

表 6−1 五类分布的函数

分布	$h(t)$	$S(t)$	$f(t)$
指数幂分布 $\alpha,\lambda > 0; x \geqslant 0$	$\alpha\lambda^{\alpha}t^{\alpha-1}\exp[(\lambda t)^{\alpha}]$	$\exp[1 - \exp(\lambda t)^{\alpha}]$	$\alpha\lambda^{\alpha}t^{\alpha-1}$ $\times \exp[1 + (\lambda t)^{\alpha} - \exp(\lambda t)^{\alpha}]$
Gompertz 分布 $\alpha,\theta > 0; x \geqslant 0$	$\theta\exp(\alpha t)$	$\exp\left\{\left(\dfrac{\theta}{\alpha}\right)[1 - \exp(\alpha t)]\right\}$	$\theta\exp(\alpha t)$ $\times \exp\left\{\left(\dfrac{\theta}{\alpha}\right)[1 - \exp(\alpha t)]\right\}$
逆高斯分布 $\lambda > 0; t \geqslant 0$	$\dfrac{f(t)}{S(t)}$	$\Phi\left[\left(\dfrac{\lambda}{t}\right)^{\frac{1}{2}}\left(1 - \dfrac{t}{\mu}\right)\right]$ $- \exp\left(\dfrac{2\lambda}{\mu}\right)\Phi\left[-\left(\dfrac{\lambda}{t}\right)^{\frac{1}{2}}\left(1 + \dfrac{t}{\mu}\right)\right]$	$\left[\dfrac{\lambda}{(2\pi t^3)}\right]^{\frac{1}{2}}\exp\left[\dfrac{\lambda(t-\mu^2)}{(2\mu^2 t)}\right]$
Pareto 分布 $\theta > 0, \lambda > 0; t \geqslant \lambda$	$\dfrac{\theta}{t}$	$\dfrac{\lambda^{\theta}}{t^{\theta}}$	$\dfrac{\theta\lambda^{\theta}}{t^{\theta+1}}$
广义 Gamma 分布 $\alpha,\beta,\lambda > 0; t \geqslant 0$	$\dfrac{f(t)}{S(t)}$	$1 - I[\lambda t^{\alpha}, \beta],$ $I(t,\beta) = \displaystyle\int_0^t \dfrac{u^{\beta-1}e^{-u}}{\Gamma(\beta)}\mathrm{d}u$	$\dfrac{\alpha\lambda^{\beta}t^{\alpha\beta-1}\exp(-\lambda t\alpha)}{\Gamma(\beta)}$

应用注释

各种危险率图形的 SAS 实现程序

/ * Weibull 分布危险率图形的 SAS 实现程序

```
options ls = 80 ps = 58 nodate pageno = 1 number center;

ods select all;

ods trace off;

ods listing;

title;

run;


data Weibull_hazard;

    w_scale = 1;

    do w_shape = 0. 25 to 1. 15 by 0. 3;

    do t = 0. 1 to 10 by 0. 2;

    Hazard = ( w_shape * w_scale) * ( w_scale * t) * * ( w_shape - 1) ;

    output;

        end;

    end;

run;


goptions targetdevice = winprtc reset = global gunit = pct border cback = white

    colors = ( black red blue) ftitle = swissxb ftext = swissxb htitle = 2. 5 htext = 2;


proc gplot data = Weibull_hazard;

    plot Hazard * t = w_shape;

    symbol1  c = black i = splines l = 1 v = plus height = 3;

    symbol2  c = red i = splines l = 2 v = diamond height = 3;

    symbol3  c = blue i = splines l = 3 v = dot height = 3;

    symbol3  c = green i = splines l = 4 v = TRIANGLEFILLED height = 3;

run;
```

```
/ * 对数 Logistic 分布时
options ls = 80 ps = 58 nodate pageno = 1 number center;
ods select all;
ods trace off;
ods listing;
title;
run;


data Logistic_hazard;
    ll_scale = 1;
    do ll_shape = 0. 5 to 3. 5 by 1;
    do t = 0. 1 to 10 by 0. 2;
    Hazard = ( ll_shape/ll_scale) * ( t/ll_scale) * * ( ll_shape − 1) /( 1 + ( t/ll_scale) * * ll_
    shape) ;
    output;
        end;
    end;
run;


goptions targetdevice = winprtc reset = global gunit = pct border cback = white
    colors = ( black red blue) ftitle = swissxb ftext = swissxb htitle = 2. 5 htext = 2;


proc gplot data = Logistic_hazard;
    plot Hazard * t = ll_shape;
    symbol1  c = black i = splines l = 1 v = plus height = 3;
    symbol2  c = red i = splines l = 2 v = diamond height = 3;
    symbol3  c = blue i = splines l = 3 v = dot height = 3;
    symbol3  c = green i = splines l = 4 v = TRIANGLEFILLED height = 3;
run;


/ * Gamma 分布危险率图形的 SAS 实现程序
data Gamma_hazard;
```

184

```
   g_scale = 1;
   do g_shape = 0. 5 to 5 by 1. 5;
   do t = 0. 1 to 10 by 0. 1;
   Gamma_pdf = PDF( 'GAMMA', t, g_shape, g_scale) ;
   Gamma_cdf = CDF( 'GAMMA', t, g_shape, g_scale) ;
   Gamma_surv = 1 - Gamma_cdf;
   Hazard = Gamma_pdf/Gamma_surv;
   output;
       end;
   end;
run;


goptions targetdevice = winprtc reset = global gunit = pct border cback = white
   colors = ( black red blue)  ftitle = swissxb ftext = swissxb htitle = 2. 5 htext = 2;


proc gplot data = Gamma_hazard;
   plot Hazard * t = g_shape;
   symbol1  c = black i = splines l = 1 v = plus height = 3;
   symbol2  c = red i = splines l = 2 v = diamond height = 3;
   symbol3  c = blue i = splines l = 3 v = dot height = 3;
   symbol3  c = green i = splines l = 4 v = TRIANGLEFILLED height = 3;
run;


/ * 对数正态分布危险率图形的 SAS 实现程序
data Ln_hazard;
g_shape = 0;
do sigma = 0. 5 to 2 by 0. 5;
   do t = 0. 1 to 10 by 0. 1;
       Ln_pdf = PDF( 'Lognormal', t, g_shape, sigma) ;
       Ln_cdf = CDF( 'Lognormal', t, g_shape, sigma) ;
       Ln_surv = 1 - Ln_cdf;
       Hazard = Ln_pdf/Ln_surv;
```

```
        output;
          end;
      end;
   run;
```

```
goptions targetdevice = winprtc reset = global gunit = pct border cback = white
   colors = ( black red blue)  ftitle = swissxb ftext = swissxb htitle = 2. 5 htext = 2;
```

```
proc gplot data = Ln_hazard;
   plot Hazard * t = sigma;
   symbol1  c = black  i = splines  l = 1  v = plus height = 3;
   symbol2  c = red  i = splines  l = 2  v = diamond height = 3;
   symbol3  c = blue  i = splines  l = 3  v = dot height = 3;
   symbol3  c = green  i = splines  l = 4  v = TRIANGLEFILLED height = 3;
run;
```

6.2　生存数据的极大似然函数

在参数模型中,为了进行统计推断,确定抽样分布和相应的似然函数是基本问题. 当给定的数据含有删失和截尾类型时,似然函数的构造与以往不同. 首先我们需要假定存活时间 T 和删失时间 C 是独立的,如果不满足这一条件,就必须采用特殊的方法. 在该假定条件下,我们可以根据不同数据类型所提供的信息构造似然函数. 精确时间提供了失效发生的具体时间信息,可以用生存时间 T 的概率密度函数来刻画,这是我们熟悉的似然函数的构造方法. 可是当数据是删失类型时,用什么量来构造似然函数呢?

假设 $\{(\widetilde{T}_i,\delta_i),i=1,\cdots,n\}$ 是一右删失数据集,$\widetilde{T}_i=\min(T_i,C_i)$,死亡时间 T_i 的概率密度函数和生存函数分别为 $f_i(t;\theta)$ 和 $S_i(t;\theta)$,删失时间 C_i 的概率密度函数和生存函数分别为 $g_i(t;\gamma)$ 和 $G_i(t;\gamma)$,假设 T_i 与 C_i 相互独立,且 $i\neq j$ 时 T_i 与 T_j 相互独立,C_i 与 C_j 相互独立.

$$
\begin{aligned}
P(\widetilde{T}_i=t,\delta_i=0) &= P(T_i>t,C_i=t)\\
&= P(T_i>t)P(C_i=t)\\
&= S_i(t;\theta)g_i(t;\gamma)
\end{aligned}
$$

其中事件 $\{C_i = t\}$ 理解为 $\{C_i \in [t, t + \Delta t]\}$，$\Delta t \rightarrow 0$.

$$P(\widetilde{T}_i = t, \delta_i = 1) = P(T_i = t, C_i > t)$$
$$= P(T_i = t)P(C_i > t)$$
$$= f_i(t;\theta)G_i(t;\gamma)$$

故对个体 i，其密度函数为

$$f_i(t, \delta_i; \theta, \gamma) = [S_i(t;\theta)g_i(t;\gamma)]^{1-\delta_i}[f_i(t;\theta)G_i(t;\gamma)]^{\delta_i}$$

假设所有个体的死亡时间服从同一分布，则该数据的密度函数为

$$f(t, \delta_i; \theta, \gamma) = [S(t;\theta)g(t;\gamma)]^{1-\delta_i}[f(t;\theta)G(t;\gamma)]^{\delta_i}$$

故个体对似然函数的贡献为

$$L_i(\theta, \gamma) = [S(\widetilde{T}_i;\theta)g(\widetilde{T}_i;\gamma)]^{1-\delta_i}[f(\widetilde{T}_i;\theta)G(\widetilde{T}_i;\gamma)]^{\delta_i}$$
$$= \{[S(\widetilde{T}_i;\theta)]^{1-\delta_i}[f(\widetilde{T}_i;\theta)]^{\delta_i}\} \times \{[G(\widetilde{T}_i;\gamma)]^{\delta_i}[g(\widetilde{T}_i;\gamma)]^{1-\delta_i}\}$$

由于我们只关注 θ，假设 θ 不影响 C_i，我们只需要基于 $L_i(\theta) = [S(\widetilde{T}_i;\theta)]^{1-\delta_i}[f(\widetilde{T}_i;\theta)]^{\delta_i}$ 求极大似然估计. 故数据集的似然函数为

$$L(\theta) \sim \prod_{i=1}^{n} L_i(\theta) = \prod_{i=1}^{n} \{[S(\widetilde{T}_i;\theta)]^{1-\delta_i} \times [f(\widetilde{T}_i;\theta)]^{\delta_i}\}$$
$$= \prod_{i=1}^{n} \{[S(\widetilde{T}_i;\theta)]^{1-\delta_i} \times [h(\widetilde{T}_i;\theta)S(T_i;\theta)]^{\delta_i}\}$$
$$= \prod_{i=1}^{n} S(\widetilde{T}_i;\theta) \times [h(\widetilde{T}_i;\theta)]^{\delta_i}$$

由以上的推导可以发现，当数据是右删失数据时，似然函数是用生存函数来刻画的，这与右删失数据提供的信息"个体生存时间大于该时间"相吻合. 类似地，我们可以推导其它数据类型的似然函数形式. 左删失数据提供的信息是"失效事件发生在该时间之前"，用 T 的分布函数来刻画；区间删失数据提供的信息是"失效事件发生在该区间时间段内"，用 T 取值于该区间的概率来刻画.

表 6－2　各类数据类型对应的似然函数

数据	提供的信息	似然函数
精确时间	失效事件在该时间点上发生	$f(t)$
右删失数据	个体生存时间大于该时间	$S(C_r)$
左删失数据	失效发生在该时间之前	$1 - S(C_l)$
区间删失数据	失效事件在该时间区间内发生	$S(L_i) - S(R_i)$

删失数据的似然函数可以表示为:

$$L \propto \prod f(t_i) \prod S(C_r) \prod [1 - S(C_l)] \prod [S(L_i) - S(R_i)]$$

对 Ⅰ, Ⅱ, Ⅲ 型删失数据的似然函数均可表示为上式的形式. 若数据同时又是截尾的, 则上述各种类型的数据对应的似然函数都必须用条件概率来代替. 更一般的情况, 假设截尾区间为 $[U_i, V_i]$, 即第 i 个研究对象只有在该区间内失效才会被观测到, 则似然函数的构造同上, 只需将密度函数和生存函数分别换为

$$\frac{f(\cdot_i)}{S(U_i) - S(V_i)}, \frac{S(\cdot_i)}{S(U_i) - S(V_i)}$$

例 6.2　有一组右删失数据集来自指数分布, 求该数据集的似然函数, 参数的最大似然估计及置信区间.

解: 指数分布的概率密度函数和生存函数分别为 $f(t) = \lambda e^{-\lambda t}, S(t) = e^{-\lambda t}$, 故

$$L(\lambda; t, \delta) = \prod_{i=1}^{n} [f(t_i)]^{\delta_i} [S(t)]^{1-\delta_i} = \prod_{i=1}^{n} [\lambda e^{-\lambda t_i}]^{\delta_i} [e^{-\lambda t_i}]^{1-\delta_i}$$

$$l(\lambda; t, \delta) = \ln(\lambda) \sum_{i=1}^{n} \delta_i - \lambda \sum_{i=1}^{n} t_i$$

令 $\frac{dl}{d\lambda} = 0$ 得 λ 的极大似然估计为 $\hat{\lambda} = \dfrac{\sum_{i=1}^{n} \delta_i}{\sum_{i=1}^{n} t_i}$, 又因为 $\dfrac{d^2 l}{d\lambda^2} = -\dfrac{\sum_{i=1}^{n} \delta_i}{\lambda^2}$, 故 $\hat{Var}(\hat{\lambda}) =$

$-\left[\dfrac{d^2 l}{d\lambda^2}\Big|_{\lambda=\hat{\lambda}}\right]^{-1} = \dfrac{\sum_{i=1}^{n} \delta_i}{\left(\sum_{i=1}^{n} t_i\right)^2} = \dfrac{\hat{\lambda}^2}{D}$, 其中 $D = \sum_{i=1}^{n} \delta_i$. 由渐进性得 $\hat{\lambda} \sim N\left(\lambda, \dfrac{\sum_{i=1}^{n} \delta_i}{\left(\sum_{i=1}^{n} x_i\right)^2}\right) =$

$N\left(\lambda, \dfrac{\hat{\lambda}^2}{D}\right)$, λ 的置信区间为: $\hat{\lambda} \pm z_{\frac{\alpha}{2}} * \dfrac{\hat{\lambda}}{\sqrt{D}}$

6.3　参数危险率模型

由于危险率函数是非负的, 协变量的影响通常用乘子 $\exp(\boldsymbol{\beta}'\boldsymbol{X})$ 来刻画, 参数危险率模型由下式给出:

$$h(t|\boldsymbol{X}) = h_0(t) \exp(\boldsymbol{\beta}'\boldsymbol{X}) \tag{6.1}$$

其中 $h_0(t)$ 表示一个已知的基准危险率. (6.1) 式表示的参数回归模型类别通常被称为比例危险率模型, 在该模型下, 生存函数可表达为:

$$S(t\mid\boldsymbol{X}) = \exp\left\{-\int_0^t h_0(u)\exp(\boldsymbol{\beta}'\boldsymbol{X})\,\mathrm{d}u\right\}$$

$$= \exp\left[-H_0(t)\exp(\boldsymbol{\beta}'\boldsymbol{X})\right] \tag{6.2}$$

$$= \left\{\exp\left[-H_0(t)\right]\right\}^{\exp(\boldsymbol{\beta}'\boldsymbol{X})}$$

$$= \left[S_0(t)\right]^{\exp(\boldsymbol{\beta}'\boldsymbol{X})}$$

其中 $H_0(t)$ 是基准累积危险率, $S_0(t) = \exp\left[-H_0(t)\right]$ 是基准生存函数,由(6.1)和(6.2)可以推导给定协变量 X 时生存时间的概率密度函数为:

$$f(t\mid\boldsymbol{X}) = h_0(t)\exp(\boldsymbol{\beta}'\boldsymbol{X})\exp\left[-\exp(\boldsymbol{\beta}'\boldsymbol{X})\int_0^t h_0(u)\,\mathrm{d}u\right] \tag{6.3}$$

当基准危险率在整个观测期间均保持为常数,即 $h_0(t) = \lambda$ 时, T 满足指数危险率回归模型:

$$h(t,\boldsymbol{X};T \sim Exp) = \lambda\exp(\boldsymbol{\beta}'\boldsymbol{X}) \tag{6.4}$$

此时,我们通常可以将 $\ln\lambda$ 视为一个系数,令 $\widetilde{\boldsymbol{\beta}} = (\ln\lambda,\boldsymbol{\beta}')$, $\widetilde{\boldsymbol{X}} = (1,\boldsymbol{X}')$,则(6.4)可简化为

$$h(t,\boldsymbol{X};T \sim Exp) = \exp(\widetilde{\boldsymbol{\beta}}'\widetilde{\boldsymbol{X}}) \tag{6.5}$$

当 $X = 0$ 时, $h(t,0;T \sim Exp) = \lambda$ 为基准危险率。在(6.5)模型下,生存函数为

$$S(t,\boldsymbol{X};T \sim Exp) = \exp\left[-t\exp(\widetilde{\boldsymbol{\beta}}'\widetilde{\boldsymbol{X}})\right] \tag{6.6}$$

概率密度函数为:

$$f(t,\boldsymbol{X};T \sim Exp) = \exp(\widetilde{\boldsymbol{\beta}}'\widetilde{\boldsymbol{X}})\exp\left[-t\exp(\widetilde{\boldsymbol{\beta}}'\widetilde{\boldsymbol{X}})\right] \tag{6.7}$$

在此模型下,右删失数据似然函数的表达式为

$$L(\boldsymbol{\beta}) = \prod_{i=1}^n \left\{\exp\left[-t\exp(\widetilde{\boldsymbol{\beta}}'\widetilde{\boldsymbol{X}})\right]\right\}^{1-\delta_i} \times \left\{\exp(\widetilde{\boldsymbol{\beta}}'\widetilde{\boldsymbol{X}})\exp\left[-t\exp(\widetilde{\boldsymbol{\beta}}'\widetilde{\boldsymbol{X}})\right]\right\}^{\delta_i} \tag{6.8}$$

类似地,若生存时间 T 是 Weibull 分布,危险率参数回归模型的形式为:

$$h(t,\boldsymbol{X};T \sim Weib) = \lambda\alpha t^{\alpha-1}\exp(\boldsymbol{\beta}'\boldsymbol{X}) \tag{6.9}$$

在(6.9)模型下,生存函数为

$$S(t,\boldsymbol{X};T \sim Exp) = \exp\left[-\lambda t^{\alpha}\exp(\widetilde{\boldsymbol{\beta}}'\widetilde{\boldsymbol{X}})\right] \tag{6.10}$$

在 Weibull 参数危险率模型下,右删失数据似然函数的表达式为

$$L(\boldsymbol{\beta}) = \prod_{i=1}^n \exp\left[-\lambda t^{\alpha}\exp(\boldsymbol{\beta}'\boldsymbol{X})\right] \times \left[\lambda\alpha t^{\alpha-1}\exp(\boldsymbol{\beta}'\boldsymbol{X})\right]^{\delta_i} \tag{6.11}$$

另外,若我们对(6.1)取对数,可将参数危险率模型表示为广义线性回归模型的形式:

$$\ln\left[h(t\mid\boldsymbol{X})\right] = \ln\left[h_0(t)\right] + \boldsymbol{\beta}'\boldsymbol{X}$$

该式反映出参数危险率模型与 Logistic 回归是类似的,但是这个模型并没有直接反映协

变量对生存时间的影响,且不方便加扰动项,而加速失效模型很好地解决了此类问题。

6.4　加速失效模型(AFT 模型)

令 T 表示生命时间长度,加速失效时间模型的基本模型形式是对 T 的自然对数 $Y = \ln(T)$ 构建线性模型:

$$Y = \ln(T) = \mu + \gamma'X + \sigma W \tag{6.12}$$

其中 μ 为截距,$\gamma' = (\gamma_1, \cdots, \gamma_p)$ 是回归系数向量,W 为误差.

用 $S(t|X)$ 表示具有协变量 X 时的条件生存函数,$S_0(t)$ 表示基准(本底)生存函数,其是 $T = \exp(\mu + \sigma W)$ 的生存函数,即 $X = 0$ 时的生存函数. $S(t|X)$ 与 $S_0(t)$ 有如下关系

$$\begin{aligned} S(t|X) &= P(T > t|X) \\ &= P(Y > \ln(t)|X) \\ &= P(\mu + \gamma'X + \sigma W > \ln(t)|X) \\ &= P(\mu + \sigma W > \ln(t) - \gamma'X|X) \\ &= P(e^{\mu + \sigma W} > t\exp(-\gamma'X)|X) \\ &= S_0(t\exp(-\gamma'X)) \end{aligned} \tag{6.13}$$

用 $h_0(t)$ 表示基准(本底)危险率,用 $h(t|X)$ 表示有协变量 X 时的条件危险率,可以推导

$$h(t|X) = \exp(-\gamma'X)h_0(t\exp(-\gamma'X)) \tag{6.14}$$

解释变量通过因子 $\exp(-\gamma'X)$ 改变了原来的时间尺度,其大小决定了是加速还是减速,故该模型也被称为加速失效模型. 该模型说明"具有协变量 X 的研究对象在 t 时刻的生存函数"与"协变量为零的研究对象在 $t\exp(-\gamma X)$ 时刻的生存函数"相同,即具有协变量 X 时的年龄增长速度是协变量为零时年龄增长速度的 $\exp(-\gamma'X)$ 倍. $\exp(-\gamma'X)$ 称为加速因子,它反映了协变量取值的变化是如何改变基准时间尺度的. 例如:讨论人和狗的生存函数,令协变量 $Z = 1$ 表示"狗",$Z = 0$ 表示"人类",$S(t|Z = 1)$ 是狗群的生存函数,$S_0(t)$ 是人类的生存函数,若加速因子为 $\exp(-\gamma'Z) = 7$,即 $S(t|Z = 1) = S_0(7t)$,表示"狗能活 10 年或 10 年以上"的概率与"人类能活 70 年或 70 年以上"的概率是相同的.

考虑一般的情况,令 $S_1(t)$ 和 $S_2(t)$ 是两类研究对象的生存函数,在 AFT 模型下,存在常数 c 使得

$$S_1(t) = S_2(ct), \forall t \geq 0 \tag{6.15}$$

该关系表明研究对象 1 的衰老速度是研究对象 2 的 c 倍. 令 μ_i 是 i 类研究对象的平均寿命,

$$\mu_2 = \int_0^\infty S_2(t)\,\mathrm{d}t = c\int_0^\infty S_2(ct)\,\mathrm{d}t = c\int_0^\infty S_1(u)\,\mathrm{d}u = c\mu \qquad (6.16)$$

对 $\forall\,\theta\in(0,1]$，若 $S_2(\varphi_2)=\theta=S_1(\varphi_1)$，则 $S_1(\varphi_1)=S_2(c\varphi_1)$，假设 $S_2(t)$ 是严格降函数，可以得到 $\varphi_2=c\varphi_1$. 说明在 AFT 模型下，研究对象 2 的期望寿命和中位数寿命都是研究对象 1 的 c 倍.

下面，我们将介绍几类流行的 AFT 模型.

1. Weibull 模型

假设 AFT 模型 $Y=\ln T=\boldsymbol{\gamma}'\boldsymbol{X}+\mu+\sigma W$ 中的误差项 W 是标准极值分布，W 的密度函数为 $f_W=\exp(w-e^w)$，$-\infty<w<+\infty$，可计算生存时间 T 的生存函数为

$$
\begin{aligned}
S_T(t\mid\boldsymbol{X}) &= P[T>t\mid\boldsymbol{X}]=P[\mu+\sigma W+\boldsymbol{\gamma}'\boldsymbol{X}>\ln t\mid\boldsymbol{X}] \\
&= P\Big[W>\frac{\ln t-\boldsymbol{\gamma}'\boldsymbol{X}-\mu}{\sigma}\mid\boldsymbol{X}\Big] \\
&= \exp\Big[-\exp\Big(\frac{\ln t-\boldsymbol{\gamma}'\boldsymbol{X}-\mu}{\sigma}\Big)\Big] \\
&= \exp\big[-(te^{-\boldsymbol{\gamma}'\boldsymbol{X}-\mu})^{\frac{1}{\sigma}}\big]
\end{aligned}
\qquad (6.17)
$$

我们知道参数为 λ 和 α 的 Weibull 分布的生存函数形式为 $S(x)=\exp(-\lambda x^\alpha)$，若 (6.17) 中的协变量 $\boldsymbol{X}=0$，则生存时间 T 的基准生存函数 $S_0(t)=\exp\big[-e^{-\frac{\mu}{\sigma}}t^{\frac{1}{\sigma}}\big]$，可见其是参数为 $\lambda=e^{-\frac{\mu}{\sigma}}$ 和 $\alpha=\dfrac{1}{\sigma}$ 的 Weibull 分布，当协变量为 $\boldsymbol{X}\neq 0$ 时，$S_T(t\mid\boldsymbol{X})=S_0(t\exp(-\boldsymbol{\gamma}'\boldsymbol{X}))$，故此模型称为 Weibull 模型. 由 (6.17) 式可以推导此模型下的危险率函数为：

$$h_T(t\mid\boldsymbol{X})=\sigma^{-1}\exp\Big(\frac{\ln t-\boldsymbol{\gamma}'\boldsymbol{X}-\mu}{\sigma}\Big)$$

Weibull 模型是唯一一个既具有比例危险率模型表达形式又具有 AFT 模型表达形式的参数回归模型，Weibull 分布的危险率可以是单调增、单调减或保持为常值，所以 Weibull 模型是拟合生存数据的一个非常灵活的模型. (6.17) 式等价于条件危险率有如下表达

$$\ln[h(t\mid\boldsymbol{X})]=\Big(\frac{1}{\sigma}-1\Big)\ln t-\ln\sigma-\frac{1}{\sigma}\boldsymbol{\gamma}'\boldsymbol{X}-\frac{\mu}{\sigma} \qquad (6.18)$$

令 $\beta_0=-\log\sigma-\dfrac{\mu}{\sigma}$，$\boldsymbol{\beta}=-\dfrac{1}{\sigma}\boldsymbol{\gamma}$，则 (6.18) 式可简化为

$$\ln h(t\mid\boldsymbol{X})=(\alpha-1)\ln t+\beta_0+\boldsymbol{\beta}'\boldsymbol{X} \qquad (6.19)$$

很显然 (6.18) 是一个比例危险率模型，且基准危险率为 $h_0(t)=t^{\alpha-1}e^{\beta_0}$.

2. 指数模型

在模型 $Y=\ln(T)=\mu+\boldsymbol{\gamma}'\boldsymbol{X}+\sigma W$ 中令 $\sigma=1$，W 是标准极值分布，则 e^W 是具有常数危险率 1 的标准指数分布 (指数分布的危险率等于指数分布的参数)，T 是具有常数危险率函数

$e^{-(\mu+\gamma'X)}$ 的指数分布. 指数模型和 Weibull 模型的唯一区别是 Weibull 模型中, 尺度参数 σ 是需要估计的, 而在指数分布中已指定 $\sigma = 1$.

3. 对数正态模型

在模型 $Y = \ln(T) = \mu + \gamma'X + \sigma W$ 中令 W 为标准正态分布 $N(0,1)$, 则 T 是对数正态分布, 其危险率函数为

$$\ln h(t|\boldsymbol{X}) = \ln h_0(te^{-\gamma'X-\mu}) - \gamma'X - \mu \tag{6.20}$$

其中 $h_0(.)$ 是 $\gamma = 0, \mu = 0$ 时的危险率,

$$h_0(t) = \frac{\varphi\left(\dfrac{\log(t)}{\sigma}\right)}{\left[1 - \Phi\left(\dfrac{\log(t)}{\sigma}\right)\right]\sigma t} \tag{6.21}$$

其中 $\varphi(.)$ 和 $\Phi(.)$ 分别是标准正态分布的密度函数和分布函数.

对数正态模型下的生存函数可以表示为

$$S(t|\boldsymbol{X}) = \Phi\left[\frac{\mu}{\sigma} + \frac{1}{\sigma}\gamma'X - \frac{1}{\sigma}\log(t)\right] \tag{6.22}$$

该式是具有截距的概率回归, 且截距依赖于时间.

4. Logistic 模型

在模型 $Y = \ln(T) = \mu + \gamma'X + \sigma W$ 中令 W 是标准 Logistic 分布, 我们就得到了对数 Logistic 模型, 此时 T 的危险率函数为

$$h(t|\boldsymbol{X}) = \frac{\alpha t^{\alpha-1}\exp\left(-\dfrac{\mu+\gamma'X}{\sigma}\right)}{1 + t^{\alpha}\exp\left(-\dfrac{\mu+\gamma'X}{\sigma}\right)} \tag{6.23}$$

其中 $\alpha = \dfrac{1}{\sigma}$. T 的生存函数为

$$S(t|\boldsymbol{X}) = \frac{1}{1 + (te^{-(\mu+\gamma'Z)})^{\frac{1}{\sigma}}} \tag{6.24}$$

通过简单的运算我们可以得到

$$\ln\left[\frac{S(t|\boldsymbol{X})}{1 - S(t|\boldsymbol{X})}\right] = \frac{\mu}{\sigma} + \frac{1}{\sigma}\gamma'X - \frac{1}{\sigma}\ln(t) \tag{6.25}$$

很显然此为有截距的对数 Logistic 回归模型.

5. 广义 Gamma 模型

在模型 $Y = \ln(T) = \mu + \gamma'X + \sigma W$ 中令 $\mu = 0$, 则 $T = e^{\gamma'X} \times (e^W)^{\sigma} = cT_0^{\sigma}$, 其中 $c = e^{\gamma'X}$, $T_0 = e^W$, 假设 T_0 是具有密度函数

$$f(t) = \frac{|\delta| \left(\frac{t^\delta}{\delta^2}\right)^{\frac{1}{\delta^2}} \exp\left(-\frac{t^\delta}{\delta^2}\right)}{t\Gamma\left(\frac{1}{\delta^2}\right)} \qquad (6.26)$$

的广义 Gamma 分布,δ 是 Gamma 分布的形状参数,σ 是尺度参数,则 T 的生存函数为

$$S(t \mid \boldsymbol{X}) = P(T > t) = P\left(T_0 \geq (c^{-1}t)^{\frac{1}{\sigma}}\right) = \begin{cases} \int_{\alpha(b(t))^\delta}^{\infty} \frac{y^{\alpha-1}e^{-y}}{\Gamma(\alpha)} \mathrm{d}y, \delta > 0 \\ \int_0^{\alpha(b(t))^\delta} \frac{y^{\alpha-1}e^{-y}}{\Gamma(\alpha)} \mathrm{d}y, \delta < 0 \end{cases} \qquad (6.27)$$

其中 $\alpha = \frac{1}{\delta^2}$,$b(t) = (c^{-1}t)^{\frac{1}{\sigma}}$.

Gamma 分布的危险率函数当 $\delta < 1$ 时是倒 U 形状,当 $\delta > 1$ 时是 U 形,Gamma 模型的这一特点使其非常适宜于对生存数据(尤其是人类的生存数据)建模. 在实际建模过程中,需要注意危险率函数的形状是由尺度参数 σ 和形状参数 δ 共同决定的,需要对 (σ, δ) 的多种组合逐个进行检验判断.

例 6.3 续例 2.3. 令

$$X_1 = \begin{cases} 1, & \text{混合驾驶} \\ 0, & \text{非混合驾驶} \end{cases}, X_2 = \begin{cases} 1, & \text{高速驾驶} \\ 0, & \text{非高速驾驶} \end{cases}$$

以 X_1 和 X_2 为协变量拟合指数模型的对数似然值为 -66.249,AIC 值为 138.498,参数估计见表 6-3. 由 $\hat{\gamma}_1 = 0.1821 > 0$ 可以判断非混合驾驶相对于混合驾驶更易损坏刹车片,$\hat{\gamma}_2 = 0.5962 > 0$ 可以判断非高速驾驶相对于高速驾驶更易损坏刹车片. 表 6-3 中变量 X_1 和 X_2 对应的检验分别是 $H_0: \gamma_1 = 0$ 和 $H_0: \gamma_2 = 0$,由于 p 值比较大,检验不显著,三种驾驶方式没有显著差异.

表 6-3 使用指数模型拟合的参数估计

变量	参数估计	标准差	卡方值	p 值
截距 μ	4.1744	0.2294	331.08	<0.0001
X_1	0.1821	0.3338	0.30	0.5854
X_2	0.5692	0.3907	2.12	0.1451

拟合 Weibull 模型的对数似然值为 -32.197,AIC 值为 72.394,参数估计见表 6-4. 通过似然比检验 $-2[(-66.249) - (-32.197)] = 68.104$,对自由度为 1 的卡方分布 p 值为 0.0000,说明 Weibull 模型明显优于指数模型.

表 6 - 4   使用 Weibull 模型拟合的参数估计

变量	参数估计	标准差	卡方值	p 值
截距 μ	4.0758	0.0646	3984.14	< 0.0001
X_1	0.1707	0.0935	3.33	0.0678
X_2	0.2703	0.1115	5.88	0.0153
尺度参数	0.2797	0.0324		
形状参数	3.5756	0.4143		

拟合对数正态模型的对数似然值为 −29.514，AIC 值为 67.028，参数估计见表 6 - 5.

表 6 - 5   使用对数正态模型拟合的参数估计

变量	参数估计	标准差	卡方值	p 值
截距 μ	3.8730	0.0700	3063.64	< 0.0001
X_1	0.2492	0.1019	5.98	0.0145
X_2	0.4117	0.1127	13.35	0.0003
尺度参数	0.3370	0.0362		

拟合对数 Logistic 模型的对数似然值为 −29.80，AIC 值为 67.599，参数估计见表 6 - 6.

表 6 - 6   使用对数 Logistic 模型拟合的参数估计

变量	参数估计	标准差	卡方值	p 值
截距 μ	3.8921	0.0735	2806.84	< 0.0001
X_1	0.2158	0.1035	4.35	0.0370
X_2	0.3613	0.1090	10.98	0.0009
尺度参数	0.1937	0.0237		

拟合 Gamma 模型的对数似然值为 −29.369，AIC 值为 68.739，参数估计见表 6 - 7.

表 6 - 7   使用 Gamma 模型拟合的参数估计

变量	参数估计	标准差	卡方值	p 值
截距 μ	3.7975	0.1659	524.13	< 0.0001
X_1	0.2852	0.1261	9.20	0.0024
X_2	0.4650	0.1533		
尺度参数	0.3447	0.0376		
形状参数	− 0.3319	0.6439		

由例 6.3 可见，同一组数据可以用多种参数回归模型进行拟合，那么选择哪一种模型最优呢？事实上，上述各个模型具有如下的关系：

1. 广义 Gamma 模型(δ,σ)包含标准 Gamma 模型$(\delta=\sigma)$；标准 Gamma 模型$(\delta=\sigma)$包含指数模型$(\delta=\sigma=1)$.

2. 广义 Gamma 模型(δ,σ)包含 Weibull 模型$(\delta=1,\sigma)$；Weibull 模型包含指数模型$(\delta=\sigma=1)$.

3. 广义 Gamma 模型(δ,σ)包含对数正态模型$(\delta=0,\sigma)$.

由于模型之间存在上述的嵌套关系,我们可以用似然比检验比较模型的优劣.下面以对数正态模型为例讨论参数模型诊断的途径,结合例 6.3 的分析,各模型的极大对数似然函数值如表 6 - 8.对数正态模型的对数似然函数值仅次于 Gamma 模型,且检验结果表明协变量 X_1 和 X_2 是显著的.依照上述第三种嵌套关系,对数正态模型是一个不错的选择,因为它拟合的效果比较好,且比 Gamma 模型简单.

表 6 - 8　各类参数模型的似然函数值

模型	极大对数似然函数
Gamma 模型	-29.369
对数 Logistic 模型	-29.800
对数正态模型	-29.514
Weibull 模型	-32.197
指数模型	-66.249

在利用参数模型进行建模时,寻找恰当的假定模型是很重要的,但在中小样本容量的情况下,同一组数据用多个不同的参数模型进行拟合可能都是恰当的,很难选择出最优模型,而各种统计推断对模型的依赖程度却可能很大,所以在做推断时我们要清楚地知道模型的偏离对统计推断的影响.我们选择某一类参数模型对数据做分析,有时是因为在类似的场合曾用过此模型,有时只是因为该模型与手边的数据能够拟合,但这并不表示现有的模型是绝对合理的.我们应当有意识地提问,如果换一个合理的其它模型,我们统计推断的结果会不会改变很多? 通常估计分位数或者分布的尾部概率对模型的依赖性会很大.

对模型选择这类难题,有两种方法可以处理.一种简单的方法是在大量的看上去合理的模型下对数据做分析,并检查模型选择对推断的效果,这通常可以通过一个包含各竞争模型的"超模型"而实现,而此时偏离效果可以用参数化方法检验.第二种方法是采用稳健性方法,一些非参数方法与完全参数化方法相比,对模型的假设弱得多而且通常也更稳健.

在 R 和 SAS 中可以直接对区间删失数据进行参数模型的拟合,下面用一个不含协变量的简单数据集展示区间删失数据拟合的方法.

例 6.4　表 6 - 9 是某仪器故障的数据集,该仪器各零部件按预定的时间间隔进行检查,数据集由检查间隔时间端点和各时间区间中不合格的零部件个数组成.左端点缺失的数据表示左删失,右端点缺失的数据表示右删失.

表 6-9　仪器故障的数据集

左时间端点	右时间端点	不合格零部件个数
.	5	6
5	10	2
20	40	2
40	.	1
40	80	1
80	160	1
80	.	800
160	320	1
160	.	150
400	600	2
400	.	150
600	1000	1
1000	.	120

用对数正态模型拟合此区间删失数据,对数似然值为 −110.936,AIC 值为 225.872,参数估计见表 6-10.

表 6-10　使用对数正态模型拟合的参数估计

变量	参数估计	标准差	卡方值	p 值
截距 μ	23.5036	5.3333	19.42	< 0.0001
尺度参数	8.2870	2.3421		

应用注释

在 SAS 中 proc lifereg 程序拟合参数回归模型,该程序完全基于 AFT 视角.假设一研究群体的样本容量为 n,对研究对象 i,其生存时间为 $\tilde{T}_i$($\tilde{T}_i$ 可以是删失数据),观测到的协变量值为 $x_{i1}, x_{i2}, \ldots, x_{ip}$,proc lifereg 用下面的线性模型拟合数据

$$\log(\tilde{T}_i) = \beta_0 + \beta_1 x_{i1} + \ldots \beta_p x_{ip} + \sigma W_i$$

其中 $\beta_0, \beta_1, \ldots, \beta_p$ 是我们感兴趣的回归系数,σ 是尺度参数,$W_i, i=1, \ldots, n$ 是独立同分布的随机变量,具有密度函数 $f_W(.)$.我们可以假设误差 W 服从不同的分布,表 6-11 中给出了误差分布和死亡时间分布的对应关系,以及在 SAS 中所调用的函数.

表 6 - 11　各种分布在 SAS 中的调用函数

W 的分布	T 的分布	Proc Lifereg 中的语法
极值分布	Weibull 分布	dist = weibull
极值分布	指数分布	dist = exponential
对数 Gamma 分布	Gamma 分布	dist = gamma
Logistic 分布	对数 Logistic 分布	dist = llogistic
正态分布	对数正态分布	dist = lnormal

例 6.3 SAS 程序代码

```
data KM61;
    infile "/home/u61137936/mylib/EX23. dat" DLM = '09'X firstobs = 2;
    input survtime status group;
    / * 产生两个协变量 * /
    if group = 2 then z1 = 1;
        else z1 = 0;
    if group = 3 then z2 = 1;
        else z2 = 0;
run;


title "Exponential fit";
proc lifereg data = KM61;
    model survtime * status( 0) = z1 z2/dist = exponential;
    output out = new1 cdf = cdf;    / * cdf 为拟合后的分布函数 * /
    / * survtime * status (0) = 后空表示没有协变量时的拟合 * /
run;


proc gplot data = new1;
    plotcdf * survtime;
run;


procsgplot data = new1;
    scatter x = survtime    y = cdf/group = group;
    discretelegend;
```

```
run;
```

例 6.3 R 程序代码

```
library( "survival")

library( readxl)

options( digits = 4)

EX33 < − read_xlsx( "D: \\EX23. xlsx")

z1 < −1 * ( EX33 $ group = =2)

z2 < −1 * ( EX33 $ group = =3)

workdata < − data. frame( EX33, z1, z2)

attach( workdata)

fit < − survreg( Surv( survtime, status)  ~ z1 + z2, workdata, dist = "exponential")

#fit < − survreg( Surv( survtime, status)  ~ 1, workdata, dist = "exponential") 表示没有协变量
#的拟合, dist = 可选择"weibull", "gaussian", "logistic", "lognormal" 和 "loglogistic"
```

例 6.4 SAS 程序代码

```
/ * 区间删失数据的参数回归模型拟合, 本例的 R 程序代码可参见 2.4 节和 2.5 节的应
用注释 * /

data EX24;

   input t1 t2 f;

datalines;

.5 6

5 10 2

20 40 2

40 . 1

40 80 1

80 160 1

80 .800

160 320 1

160 .150

400 600 2

400 .150
```

```
600 1000 1
1000 . 120
;


ods graphics on;
proc lifereg data = EX24;
    model ( t1, t2) = /d = lognormal intercept = 25 scale = 5;
    weight f;
    probplot
    pupper = 10
    itprintem
    printprobs
    maxitem = ( 1000, 25)
    ppout;
    inset;
run;
```

习题

1. 回答下列问题:

(1)什么分布描述不变的危险率? 请给出参数值的范围.

(2)什么分布描述上升危险率? 如果不止一个,请讨论他们之间的区别.

(3)什么分布描述下降危险率? 如果不止一个,请讨论他们之间的区别.

2. 假设灯泡的寿命服从参数为 $\lambda = 0.001$ 的指数分布.

(1)对随机选择的一只灯泡,其平均寿命为多少?

(2)对随机选择的一只灯泡,其中位数寿命为多少?

(3)使用 2000 小时之后,灯泡仍能正常工作的概率为多少?

3. 将老鼠置于一种致癌物质下,其发展到癌症的时间(单位:天)服从参数为 $\alpha = 2$ 且 $\lambda = 0.001$ 的 Weibull 分布,求

(1)一只老鼠在 30 天、40 天、60 天不出现癌症的概率分别是多少?

(2)出现癌症的平均时间是多少? $\left(提示:\Gamma\left(n + \dfrac{1}{n} \right) = \dfrac{1 \times 3 \times \cdots (2n - 1)}{2^n}\sqrt{\pi} = 28 \right)$

(3)计算在 30 天、40 天、60 天出现癌症的危险率.

（4）出现癌症的中位数时间.

4. 假设某项实验中一组老鼠的死亡时间服从参数为 $\alpha=1.5, \lambda=0.01$ 的对数 Logistic 分布,求

（1）老鼠在 50 天、100 天、150 天的生存概率分别是多少?

（2）确定老鼠的中位数死亡时间.

（3）证明老鼠死亡危险率在开始阶段是上升的,在随后一段时间是递减的,并找出危险率由递增到递减的时间转折点.

（4）老鼠死亡的平均时间.

5. 假设自体骨髓移植患者的死亡时间(单位:天)服从参数为 $\mu=3.2$ 和 $\sigma=2.05$ 的对数正态分布,求

（1）出现死亡的平均时间和中位数时间.

（2）移植患者在 100 天、200 天、300 天的生存概率.

（3）请画出关于时间的危险率函数的图形,并解释这个函数的形状.

6. 一特定种类的老鼠,其死亡时间(单位:月)服从参数 $\beta=2, \lambda=0.3$ 的 Gamma 分布,请计算

（1）一只老鼠至少生存 18 个月的概率.

（2）随机选择的一只老鼠,它在第 1 年内死亡的概率.

（3）这种老鼠的中位数死亡时间.

7. 设 T 在区间 $[0,\theta]$ 上服从均匀分布,密度函数为:

$$f(t)=\begin{cases}1/\theta, & 0\leqslant t\leqslant\theta\\ 0, & \text{其它}\end{cases}$$

（1）确定 T 的生存函数.

（2）确定 T 的危险率函数.

（3）确定平均剩余寿命函数.

8. 假设生存时间 T 的危险率是一个线性函数 $h(t)=\alpha+\beta t$,其中 $\alpha,\beta>0$,试确定 T 的生存函数和概率密度函数.

9. 一个具有浴盆形状危险率图形的生存模型是具有生存函数为 $S(t)=\exp\{1-\exp[(\lambda t)^{\alpha}]\}$ 的指数分布.

（1）如果 $\alpha=0.5$,证明危险率函数的图形具有浴盆形状,找出危险率由递减到递增的时间.

（2）如果 $\alpha=2$,证明危险率函数单调递增.

10. 假设一群体中的每个个体都具有指数分布的生存时间,但是每个个体的危险率未必

相同,指数分布的参数 θ 来自 Gamma 分布,密度函数为

$$f(\theta) = \frac{\lambda^{\beta}\theta^{\beta-1}e^{-\lambda\theta}}{\Gamma(\beta)}$$

令 T 是从上述群体中随机选择的成员的寿命.(1)确定生存函数;(2)确定危险率函数,危险率函数的形状如何?

11. 假定连续生存时间 T 的平均剩余寿命满足: $mrl(t) = t + 10$.(1)确定平均生存时间;(2)确定危险率函数;(3)确定生存函数.

12. 急性白血病患者的临床试验关注患者从首次治疗到再次复发的时间,数据如下:

$10,7,32+,23,22,6,16,34+,32+,25+,11+,20+,19+,6,17+,35+,6,13,9+,$
$6+,10+$

假定复发时间服从危险率为 λ 的指数分布,请构造似然函数,并利用这个似然函数求 λ 的极大似然估计.

13. 假设死亡时间服从参数为 λ 和 α 的对数 Logistic 分布,基于下面的左删失样本构造似然函数. 数据: $1,0.6,0.75,0.5-,0.1-$

14. 有一项对绝经之后妇女出现乳癌的年龄分布进行的研究,对 8 位妇女跟踪观测了 10 年所获得的数据如下:

$(55,56],(58,59],(52,53],(59,60],\geqslant 60,\geqslant 60,\geqslant 60,\geqslant 60$

假设乳腺癌的出现服从参数为 λ 和 α 的 Weibull 分布,请构造似然函数.

15. 假设死亡时间 T 服从危险率参数为 λ 的指数分布,且右删失时间 C 服从危险率参数为 θ 的指数分布,令 $\tilde{T} = \min(T, C)$,且如果 $T \leqslant C$,则 $\delta = 1$;如果 $T > C$,则 $\delta = 0$,同时假设 T 与 C 相互独立.

(1)确定 $P(\delta = 1)$;

(2)确定 $\tilde{T}$ 的分布;

(3)证明 δ 与 $\tilde{T}$ 相互独立;

(4)令 $(\tilde{T}_1, \delta_1), \cdots, (\tilde{T}_n, \delta_n)$ 是来自该模型的样本,证明 λ 的极大似然估计式为 $\dfrac{\sum\limits_{i=1}^{n}\delta_i}{\sum\limits_{i=1}^{n}\tilde{T}_i}$.

16. 使用附录 A1 中案例题目一至五的数据,构建合适的 AFT 模型进行拟合.

第7章 竞争风险模型

前面我们已经介绍了研究单个失效事件生存过程的回归模型,然而现实中个体可能会暴露在多个失效事件的风险中,在这种情况下,一个研究对象群体的生存过程会包含不同的失效模式,每一种失效模式都对应一种独特的生存机制. 例如:在分析人群死亡率时,死亡的发生可能来自各种原因,而每种原因可能涉及不同的病例,由于一个研究对象只能发生一次死亡,不同的失效类型被称为竞争风险,分析具有竞争风险的生存数据的统计技术被称为竞争风险模型. 本章将介绍竞争风险危险率模型.

7.1 竞争风险模型的生存函数

假设研究对象群体面临 M 种失效类型,每一种失效类型有相应的生存时间序列 $T_i^1, \cdots,$ $T_i^M, i=1, \cdots, n$,其中 n 为样本容量,该多失效事件时间序列描述了与 K 个失效时间相关联的潜在失效时间,而真实的失效时间 T_i 只能是这 M 种失效中的一种,故 $T_i = \min\{T_i^1, \cdots, T_i^M\}$,其中 $T_i^k, k=1, \cdots, M$ 是第 i 个研究对象的第 k 个潜在失效时间, $i=1, \cdots, n$. 如果第 i 个研究对象在发生第 k 类型失效之前,没有由于其它类型的失效事件而造成死亡,研究者才能够观测到 T_i^k. 由于 M 种失效类型中只有一个会发生,因此定义指示性变量 δ_i 来刻画研究对象 i 的真实失效原因,若 $T_i = T_i^k$,则 $\delta_i = k, k=1, \cdots, M$.

若第 i 个研究对象的数据是删失数据 C_i,则可令 δ_i 取 $1, \cdots, M$ 外的任意值,这样 n 个研究对象的生存信息可由 (T_i, δ_i) 的形式统一表示. 在有 M 种失效类型的竞争风险模型中,若协变量是固定协变量,联合生存函数是 M 个潜在失效时间序列的函数:

$$S(t^1, \cdots, t^M; \boldsymbol{x}) = P(T^1 \geq t^1, \cdots, T^M \geq t^M; \boldsymbol{x}) \tag{7.1}$$

假设在生存过程中只有 k 类型失效事件起作用,则可由潜在失效事件序列 $(0, 0, \cdots, 0, t, 0, \cdots, 0)$ 定义 T^k 的边际生存函数:

$$S^k(t; \boldsymbol{x}) = P(T^k \geq t; \boldsymbol{x}) = S(0, 0, \cdots, 0, t, 0, \cdots, 0; \boldsymbol{x})$$

其中的 t 仅反映 T^k 的分布,而没有考虑其它的潜在失效时间序列. 该生存概率称为 k 类型失效事件的净生存概率. 由危险率函数的定义, k 失效事件的危险率为:

$$h^k(t;\boldsymbol{x}) = \lim_{\Delta t \to 0} \frac{P(T \in (t,t+\Delta t],\delta=k \mid T \geq t,\boldsymbol{x})}{\Delta t}$$

$$= -\frac{\partial \ln[S(t^1,\cdots,t^M;\boldsymbol{x})]}{\partial t^k}\Big|_{t^1=t^2=\cdots t^M=t} \tag{7.2}$$

k 失效事件的累积危险率函数为:

$$H^k(t;\boldsymbol{x}) = \int_0^t h^k(s;\boldsymbol{x})\mathrm{d}s \tag{7.3}$$

当 $T_i^k, k=1,\cdots,M$ 相互独立时,竞争风险的联合危险率函数和联合累积危险率函数为:

$$h(t;\boldsymbol{x}) = \sum_{k=1}^M h^k(t;\boldsymbol{x}) \tag{7.4}$$

$$H(t;\boldsymbol{x}) = \int_0^t h(s;\boldsymbol{x})\mathrm{d}s = \sum_{k=1}^M \int_0^t h^k(s;\boldsymbol{x})\mathrm{d}s \tag{7.5}$$

则联合生存函数可表示为:

$$S(t;\boldsymbol{x}) = \exp\{-H(t;\boldsymbol{x})\} = \exp\Big\{-\sum_{k=1}^M \int_0^t h^k(s;\boldsymbol{x})\mathrm{d}s\Big\} \tag{7.6}$$

$T_i^k, k=1,\cdots,M$ 的概率密度函数可以由联合生存函数推导:

$$f^k(t;\boldsymbol{x}) = h^k(t;\boldsymbol{x})S(t;\boldsymbol{x}) \tag{7.7}$$

于是当 $T_i^k, k=1,\cdots,M$ 相互独立且数据右删失时,失效时间随机变量 T 的概率密度函数为

$$f(t;\boldsymbol{x}) = \sum_{k=1}^M f^k(t;\boldsymbol{x})$$

当 $T \geq t$ 时,假设个体存活到 t,且经历 k 类型失效事件发生死亡,则可定义 k 类型失效事件的生存函数:

$$S_k(t;\boldsymbol{x}) = P(T \geq t,\delta=k;\boldsymbol{x}), k=1,\cdots,M$$

$S_k(t;\boldsymbol{x})$ 也被称为 k 类型失效事件的粗生存概率. 令 $h_k(t;\boldsymbol{x})$ 为粗生存函数 $S_k(t;\boldsymbol{x})$ 对应的粗危险率函数,粗危险率有相当吸引力,因为无论生存时间的联合分布如何,粗危险率函数都是可以估计的.

失效事件的粗生存概率族 $\{S_k(t;\boldsymbol{x}), k=1,\cdots,M\}$ 和净生存概率族 $\{S^k(t;\boldsymbol{x}), k=1,\cdots,M\}$ 都对应着无限多种联合分布,因此仅由粗生存概率族或净生存概率族都不能确定一个竞争风险模型. 当 $T_i^k, k=1,\cdots,M$ 相互独立时,有 $S_k(t;\boldsymbol{x})=S^k(t;\boldsymbol{x})$,且可以确定联合生存函数:

$$S(t;\boldsymbol{x}) = \prod_{k=1}^M S_k(t;\boldsymbol{x}) = \prod_{k=1}^M S^k(t;\boldsymbol{x}) \tag{7.8}$$

此时,可以通过 $h^k(t;\boldsymbol{x}) = -\dfrac{\mathrm{dln}[S^k(t;\boldsymbol{x})]}{\mathrm{d}t}$ 求 k 失效类型的净危险率函数,但是当 T_i^k, $k = 1, \cdots, M$ 不相互独立时,$h^k(t;\boldsymbol{x})$ 无法估计.

在确定了生存函数和密度函数之后,就可以构建似然函数,进而可以给出竞争风险模型的参数估计,为了减小对潜在失效时间序列的依赖性,竞争风险模型的似然函数基于粗危险率函数构建.

7.2 无协变量时的似然函数

当 T_i^k, $k = 1, \cdots, M$ 相互独立时,由特定失效事件粗生存函数族可以推导联合生存函数. 假设 M 个失效事件在观测值之间的时间分布是齐次的,标准的非参数技术,如 Kaplan - Meier 估计和 Nelson - Aalen 估计,可用于竞争风险模型.

将 n 个研究对象的 k 类失效时间序列表示为 $t_1^k < t_2^k < \cdots < t_n^k$,其中 t_i^k 表示第 i 个研究对象的第 k 类事件的死亡数据或右删失数据. 用 Y_i^k 表示时间点 t_i^k 的风险暴露数,$Y_1^k > Y_2^k > \cdots > Y_n$,由于 t_n 是最后一个数据,所以 $Y_n = 1$. 令 d_i^k 表示在 t_i^k 由于第 k 类失效事件造成的死亡个数,则 k 类失效事件的粗生存函数的估计为:

$$\hat{S}_k(t) = \prod_{t_i^k \leqslant t}\left(1 - \frac{d_i^k}{Y_i^k}\right) \tag{7.9}$$

若将除 k 类型以外的其它类型失效事件所造成的"失效"看成是随机删失,由 Kaplan - Meier 估计得到的生存函数估计与 k 类失效事件的粗生存函数的估计一致. 此时,由于 d_i^j 均被视为右删失个数 c_i^j, $j \neq k$,故(7.9)中的 Y_i^k 由 $Y_i = \displaystyle\sum_{k=1}^{M} Y_i^k$ 代替.

假设潜在失效事件序列是相互独立的,且不同的失效事件类型没有打结的情况($d > 1$),则联合生存函数的估计为

$$\hat{S}(t) = \prod_{k=1}^{M}\hat{S}_k(t) = \prod_{k=1}^{M}\prod_{t_i^k \leqslant t}\left(1 - \frac{d_i^k}{Y_i^k}\right) \tag{7.10}$$

即联合生存函数的 Kaplan - Meier 估计可以表示为 M 个类型粗生存函数的乘积,只要正确定义了失效类型且各失效类型独立性假设成立,联合生存函数的计算就方便可行了. 对累积危险率函数我们也有类似的分析和结论. k 类失效事件的累积危险率函数的 Nelson - Aalen 估计可定义为

$$\hat{H}_k(t) = \sum_{t_i^k \leqslant t}\frac{d_i^k}{Y_i^k} \tag{7.11}$$

当 T_i^k, $k = 1, \cdots, M$ 相互独立时,联合累积危险率函数定义为

$$\hat{H}(t) = \sum_{k=1}^{M} \hat{H}_k(t) = \sum_{k=1}^{M} \sum_{t_i^k \leqslant t} \frac{d_i^k}{Y_i^k} \tag{7.12}$$

定义

$$\delta_i^k = \begin{cases} 1, & T_i^k = t \\ 0, & T_i^k > t \end{cases} \tag{7.13}$$

δ_i^k 为 t_i 时刻,失效事件类型 k 的示性变量,则竞争风险模型的似然函数为:

$$
\begin{aligned}
L(t, \delta_i^1, \cdots, \delta_i^M) &= \prod_{k=1}^{M} \prod_{i=1}^{n} [f_k(t_i)]^{\delta_i^k} [S_k(t_i)]^{1-\delta_i^k} \\
&= \prod_{k=1}^{M} \prod_{i=1}^{n} [h_k(t_i)]^{\delta_i^k} \exp[-H_k(t_i)]
\end{aligned}
\tag{7.14}
$$

由似然函数(7.14)最大化可以推导 M 个失效类型的危险率函数的估计,在独立性假设下,可得到联合密度函数和联合生存函数.

7.3　有协变量时的似然函数

假设 $T_i^k, k=1, \cdots, M$ 相互独立,个体 i 的生存数据描述为 $(t_i, \delta_i, \boldsymbol{x}_i)$,$\boldsymbol{x}_i$ 表示个体 i 的协变量取值. k 失效类型的似然函数为

$$
\begin{aligned}
L(\boldsymbol{\beta}^k) &= \prod_{i=1}^{n} [h_k(t_i, \boldsymbol{x}_i; \boldsymbol{\beta}^k)]^{\delta_i^k} S(t_i, \boldsymbol{x}_i; \boldsymbol{\beta}^k) \\
&= \prod_{i=1}^{n} [h_k(t_i, \boldsymbol{x}_i; \boldsymbol{\beta}^k)]^{\delta_i^k} \prod_{k=1}^{M} S(t_i, \boldsymbol{x}_i; \boldsymbol{\beta}^k) \\
&= \prod_{i=1}^{n} [h_k(t_i, \boldsymbol{x}_i; \boldsymbol{\beta}^k)]^{\delta_i^k} \prod_{k=1}^{M} \exp\Big[-\int_0^{t_i} h_k(u, \boldsymbol{x}_i; \boldsymbol{\beta}^k) \mathrm{d}u\Big]
\end{aligned}
\tag{7.15}
$$

其中 $\boldsymbol{\beta}^k$ 表示 k 失效类型的协变量系数向量. (7.15)是(7.14)的简单扩展,由于对每一个观测值,M 个失效类型的事件中只有一个失效会真实发生,按各失效类型的样本量进行划分后似然函数可以由下式给出:

$$L(\boldsymbol{\beta}^k) = \prod_{i=1}^{Y^k} \prod_{k=1}^{M} [h_k(t_i, \boldsymbol{x}_i; \boldsymbol{\beta}^k)]^{\delta_i^k} \exp\Big[-\int_0^{t_i} h_k(u, \boldsymbol{x}_i; \boldsymbol{\beta}^k) \mathrm{d}u\Big] \tag{7.16}$$

该似然函数由粗危险率函数构建,可用于参数或半参数模型. 以 Weibull 参数模型为例,k 失效类型的 Weibull 比例危险率模型为:

$$h_k(t, \boldsymbol{X}) = \lambda_k \alpha_k (\lambda_k t)^{\alpha_k - 1} \exp(\boldsymbol{\beta}^{k\prime} \boldsymbol{X}) \tag{7.17}$$

将其他失效类型的数据视为右删失,(7.17)是一个标准的 Weibull 危险率模型,可以由第六章中的方法得到参数 λ_k, α_k 和 $\boldsymbol{\beta}^k$ 的估计. 若 $T_i^k, k=1, \cdots, M$ 相互独立,联合似然函数为

M 个独立失效类型似然函数的乘积：

$$L(\lambda_k,\alpha_k,\boldsymbol{\beta}^k;\boldsymbol{x}) = \prod_{k=1}^{M}\left\{\prod_{i=1}^{n}\left[\lambda_k\alpha_k\left(\lambda_k t_i^k\right)^{\alpha_k-1}\exp\left((\boldsymbol{\beta}^k)'\boldsymbol{x}_i\right)\right]^{\delta_i^k}\exp\left[-\exp(\boldsymbol{\beta}^{k'}\boldsymbol{x}_i)\lambda_k\left(t_i^k\right)^{\alpha_k}\right]\right\}$$

类似地，在 Cox 竞争风险模型中，偏似然函数估计可以由下面的似然函数得到，

$$L(\boldsymbol{\beta}^k;\boldsymbol{x}) = \prod_{k=1}^{M}\prod_{i=1}^{d^k}\frac{\exp\left[(\boldsymbol{\beta}^k)'\boldsymbol{x}_i\right]}{\sum_{l\in R(t_i^k)}\exp\left[(\boldsymbol{\beta}^k)'\boldsymbol{x}_l\right]}$$

其中 d^k 为 k 失效类型的总死亡个数，$t_i^k,k=1,\cdots,d^k$ 是 k 类型死亡时间的从小到大的排列，$\boldsymbol{x}_i$ 是 i 个体的协变量向量，$R(t_i^k)$ 是 t_i 时刻第 k 失效类型的风险集.

可见，将 k 失效类型以外的失效数据看为右删失数据，就可以为 k 失效类型创建一个单独的 Cox 风险模型，在单独的 Cox 风险模型中可以估计 k 失效类型的生存函数，全局生存函数在各失效类型独立的情况下可以由多个失效类型的生存函数得到. 本章主要介绍这种多个独立模型的分析方法. 这种分析方法的局限性是该模型实际由 M 个独立的回归模型构成，每个模型都涉及一个独立的估计过程，所以全局风险模型的参数估计并不是从包含所有失效类型的整体似然函数中得到的，有一定的偏差.

例 7.1 表 7-1 是两个竞争失效事件的右删失数据集，cause = 0 表示数据为右删失，cause = 1（或 2）表示由原因 1（或原因 2）造成的失效，在各失效事件相互独立的条件下，我们可以给出两个 Cox 风险模型：模型一以原因 1 为特定的失效原因类别，此时原因 2 造成的失效被视为删失；模型二以原因 2 为特定的失效原因类别，此时原因 1 造成的失效被视为删失. 表 7-2 和表 7-3 分别给出了基于两种失效原因的独立模型的参数估计.

表 7-1 竞争事件右删失数据集

时间 （time）	数据个数 （freq）	死亡原因 （cause）	分组 （group）	时间 （time）	数据个数 （freq）	死亡原因 （case）	分组 （group）
1	10	0	1	7	5	2	2
2	10	1	1	9	6	1	2
4	9	0	1	11	10	0	2
5	8	0	1	15	4	1	2
6	7	2	1	16	3	2	2
7	6	1	1	20	2	0	2
8	5	0	1	21	5	1	2
10	4	1	1				
13	3	2	1				
16	2	0	1				
18	1	1	1				

表 7 – 2 模型一的参数的极大似然估计

协变量	参数估计	自由度	Wald 卡方	p 值
group	– 1. 3859	1	11. 6457	0. 0006

表 7 – 3 模型二的参数的极大似然估计

协变量	参数估计	自由度	Wald 卡方	p 值
group	– 0. 7983	1	2. 7445	0. 0976

应用注释

例 7.1 SAS 程序代码

```
data EX7;
    infile "/home/u61137936/mylib/EX7. dat" DLM = '09'X firstobs = 2;
    input time freq cause group;
run;


proc phreg data = EX7;
    model time * cause (0, 2) = group/ties = Breslow covb;
    / * time * cause (0, 2) 指定 cause 取 0 和 2 均为删失 * /
    weight freq;
run;


proc phreg data = EX7;
    model time * cause (0, 1) = group/ties = Breslow covb;
    weight freq;
run;
```

附　录
ᴧᴧᴧᴧᴧ

附录 A1　案例习题

案例题目一

乳腺癌是最为常见的严重威胁女性生命的恶性肿瘤之一,其发病率一直居高不下,且近年来呈现不断上升的趋势. 世界卫生组织国际癌症研究机构(IARC)发布的 2020 年全球癌症数据中,乳腺癌新发病例高达 226 万例,取代了肺癌的位置,位居榜首. 对于女性来说,乳腺癌发病率更是远超其他癌症类型,成了恶性肿瘤中的头号杀手. 因此,近年来越来越多的专家学者投入到了乳腺癌的研究之中.

乳腺癌是一种激素依赖型的肿瘤,但到目前为止,科学家们还未找到确切致癌原因,但已经发现了一些与乳腺癌发病有关的高危因素,例如:月经初潮年龄早,绝经年龄晚,月经周期短,不孕及初次生育年龄晚,哺乳时间短,以及遗传因素、饮食习惯、生活环境等因素. 随着乳腺癌高危因素的不断积累,其患病的风险也会逐渐增大.

我国的乳腺癌发病率在过去的二十年中迅速上升,且存活率远低于一些发达国家,有逐渐低龄化的趋势,患乳腺癌的平均年龄为 45 ~ 55 岁,相比于西方国家更加年轻. 乳腺癌的两个发病高峰,第一个出现在 45 ~ 55 岁之间,另一个出现在 70 ~ 74 岁之间. 因为乳腺癌是比较浅表的癌症,所以只要女性定期进行检查,往往是很容易被发现的.

影响乳腺癌患者手术治疗预后的因素有很多,例如年龄、婚姻、月经状况、病期、肿瘤大小、手术方式、病理类型等. 李康和贺佳编著的《医学统计学》(第 7 版)中有一关于明确病理诊断的乳腺癌术后的数据,剔除病理资料不详的病例,共得到 68 例患者的资料,包含有如下信息:

δ——死亡事件示性变量,0 – 不是,1 – 是

X_1——年龄

X_2——病理分类,0 – 非浸润型,1 – 浸润型

X_3——淋巴结转移,0 – 不是,1 – 是

X_4——肿瘤大小

X_5——化疗,0 – 不是,1 – 是

X_6——绝经,0 – 不是,1 – 是

表 A – 1　乳腺癌数据集

编号	时间(月)	δ	X_1	X_2	X_3	X_4	X_5	X_6
1	9	0	56	1	0	2	1	1
2	25	0	32	1	1	1	1	0
3	39	0	81	0	0	1	0	1
4	6	0	35	0	1	1	1	0
5	45	0	41	1	0	1	1	0
6	68	0	44	0	0	1	0	0
7	2	1	77	1	1	3	0	1
8	5	0	47	0	0	1	1	0
9	64	0	45	1	1	2	1	0
10	32	0	75	0	0	2	0	1
11	73	0	39	1	1	1	1	0
12	47	0	24	1	0	1	1	0
13	63	0	35	1	0	1	1	0
14	7	0	46	0	0	1	1	0
15	64	0	40	1	0	1	1	0
16	104	0	50	0	0	1	1	0
17	31	1	32	1	1	1	0	0
18	52	0	55	1	0	1	0	1
19	8	0	57	1	0	2	1	1
20	7	0	31	1	1	1	1	0
21	18	0	54	1	1	2	1	1
22	16	1	40	1	0	2	1	0
23	71	0	36	1	1	1	1	0
24	13	1	41	1	1	3	0	0
25	26	1	52	1	1	3	1	0

编号	时间（月）	δ	X_1	X_2	X_3	X_4	X_5	X_6
26	86	1	49	1	0	2	1	0
27	40	1	50	1	1	2	0	1
28	25	0	60	0	1	1	1	1
29	5	0	43	1	1	1	1	0
30	73	0	51	1	0	2	1	1
31	50	0	58	1	1	2	1	1
32	22	0	48	0	0	1	1	1
33	71	0	41	0	0	1	1	0
34	71	0	48	1	0	2	1	0
35	12	0	38	1	1	1	1	0
36	26	0	50	1	0	3	1	1
37	3	0	56	1	0	1	1	1
38	15	0	85	1	1	2	0	1
39	4	0	31	1	1	1	1	1
40	2	1	46	1	1	2	0	0
41	3	0	55	1	1	3	1	1
42	20	0	33	1	0	1	1	0
43	28	1	64	1	0	3	1	1
44	60	0	37	1	0	3	1	0
45	47	1	86	1	1	3	0	1
46	21	0	33	1	1	3	1	0
47	62	0	34	1	1	1	1	0
48	52	0	44	1	0	3	1	0
49	9	1	48	1	1	3	1	0
50	6	0	40	1	0	1	1	0
51	9	0	44	1	0	3	1	0
52	12	1	46	1	1	2	1	0
53	37	0	64	1	0	2	1	1
54	23	0	84	1	0	2	0	1
55	15	1	33	1	1	3	1	0
56	77	0	32	0	0	1	1	0

编号	时间(月)	δ	X_1	X_2	X_3	X_4	X_5	X_6
57	88	0	63	1	0	1	1	1
58	33	0	41	1	1	1	1	1
59	16	1	41	1	1	2	1	0
60	14	1	86	1	1	3	0	1
61	8	1	27	1	0	1	1	0
62	21	1	62	1	1	3	1	1
63	66	1	48	1	1	2	1	0
64	16	1	37	1	0	1	1	0
65	24	1	50	1	1	2	0	1
66	54	1	86	1	0	3	0	1
67	13	1	39	1	1	1	1	0
68	30	1	33	1	1	2	0	0

案例题目二

医学上利用硼苯基丙氨酸(BPA)作为捕捉成分,采用硼中子捕获疗法治疗疑难的 F98 神经胶质瘤.人们对该疗法的疗效进行了一项研究,将 F98 神经胶质瘤细胞植入老鼠的脑部,并将这些老鼠分为三组:一组不予治疗;另一组仅进行放射性治疗;第三组既进行放射治疗,又进行 BPA 治疗.表 A–2 给出了三组老鼠的死亡时间(单位:天)数据.

表 A–2 三种治疗效果数据集

单位:天

不予治疗	放射性治疗	放射性治疗 + BPA
20	26	31
21	28	32
23	29	34
24	29	35
24	30	36
26	30	38
26	31	38
27	31	39
28	32	42 +
30	35 +	42 +

案例题目三

流产作为中止非意愿妊娠或生育控制的手段广泛存在于世界各国. 许多国家的流产率一直很高,而一些生育率迅速下降的国家,流产在生育率下降初期起到了主要的作用. 在中国生育率迅速下降过程中,流产也被认为起了很大的作用. 尽管如此,对中国流产的研究一直很少,且主要是在医学和健康领域,一些其它领域的研究也是基于地区性和小范围的调查数据,直到 1997 年全国人口与生殖健康调查之后才出现了一些全国性的研究. 随着社会经济的巨大发展,生活方式和观念的重大变化以及人口流动的不断增长,人工流产的社会经济特征发生了很大的变化,尤其是在大城市和沿海经济发达地区,未婚妇女的人工流产数据出现显著增长,流产妇女的年龄也越来越年轻.

表 A - 3 是中国某医院进行流产手术的妇女的年龄数据. 请根据这组数据探究统计规律. 数据集包含如下信息:

生存时间:年龄(单位:岁);

教育程度:0 代表小学及以下,1 代表初高中,2 代表大学及以上;

胎次:怀孕的次数;

流产方式:0 代表自然流产,1 代表人工流产;

婚姻状态:0 代表未婚,1 代表已婚;

工资:每月工资金额;

状态:1 为第 2 次及以上流产手术,0 为第一次流产手术.

表 A - 3　流产手术数据集

教育程度	年龄	胎次	流产方式	婚姻状况	工资(百元)	状态
1	21	1	0	1	9	0
0	21	1	0	1	67	0
1	21	1	0	0	9	0
1	23	1	0	1	7	0
0	23	1	0	1	83	0
1	23	1	0	0	7	0
2	24	3	1	1	51	1
1	25	3	1	1	19	1
2	25	1	0	1	62	0
2	25	1	1	1	70	0
2	25	1	0	1	72	0

教育程度	年龄	胎次	流产方式	婚姻状况	工资(百元)	状态
2	25	1	1	1	78	0
1	25	3	0	0	19	1
0	26	6	1	1	1	1
1	26	1	0	1	18	0
2	26	2	1	1	49	1
2	26	2	1	1	65	1
2	26	2	0	1	75	1
0	26	6	1	0	1	1
1	26	1	0	0	18	0
1	27	2	1	1	16	1
1	27	2	1	1	25	1
2	27	4	1	1	48	1
2	27	3	1	1	53	1
2	27	2	0	1	60	1
1	27	2	1	0	16	1
1	27	2	0	0	25	1
1	28	2	0	1	10	1
1	28	2	0	1	23	1
1	28	4	1	1	29	1
1	28	1	0	1	40	0
2	28	2	0	1	47	1
2	28	1	0	1	54	0
2	28	2	1	1	57	1
2	28	2	0	1	58	1
2	28	1	0	1	59	0
2	28	3	1	1	68	1
1	28	2	0	0	10	1
1	28	2	0	0	23	1
1	28	4	0	0	29	1
1	28	1	1	0	40	0
1	29	2	1	1	11	1

续表2

教育程度	年龄	胎次	流产方式	婚姻状况	工资（百元）	状态
1	29	3	1	1	14	1
2	29	2	0	1	55	1
2	29	1	0	1	82	0
1	29	2	0	0	11	1
1	29	3	0	0	14	1
1	30	5	1	1	17	1
1	30	4	1	1	30	1
1	30	3	0	1	39	1
2	30	1	0	1	45	0
1	30	5	0	0	17	1
1	30	4	1	0	30	1
1	30	3	0	0	39	1
1	31	1	1	1	13	0
1	31	2	1	1	15	1
2	31	2	0	1	64	1
2	31	1	0	1	73	0
2	31	1	0	1	76	0
2	31	2	0	1	77	1
2	31	1	0	1	79	0
1	31	1	0	0	13	0
1	31	2	1	0	15	1
1	32	2	0	1	8	1
1	32	1	0	1	31	0
1	32	2	0	1	34	1
2	32	1	0	1	66	0
2	32	1	1	1	71	0
1	32	2	1	0	8	1
1	32	1	0	0	31	0
1	32	2	0	0	34	1
0	34	4	1	1	4	1
1	34	3	0	1	28	1

教育程度	年龄	胎次	流产方式	婚姻状况	工资(百元)	状态
1	34	2	1	1	32	1
1	34	3	1	1	38	1
2	34	1	0	1	63	0
2	34	1	0	1	80	0
0	34	4	0	0	4	1
1	34	3	0	0	28	1
1	34	2	1	0	32	1
1	34	3	1	0	38	1
1	35	3	1	1	5	1
1	35	2	1	1	22	1
1	35	2	0	1	36	1
1	35	1	0	1	42	0
2	35	2	0	1	61	1
2	35	2	1	1	81	1
1	35	3	1	0	5	1
1	35	2	0	0	22	1
1	35	2	0	0	36	1
1	35	1	0	0	42	0
1	36	4	1	1	6	1
1	36	1	0	1	24	0
1	36	1	0	1	37	0
2	36	5	1	1	52	1
2	36	2	0	1	56	1
1	36	4	1	0	6	1
1	36	1	0	0	24	0
1	36	1	0	0	37	0
1	37	4	1	1	12	1
1	37	2	1	1	44	1
2	37	1	1	1	46	0
2	37	3	0	1	69	1
1	37	4	1	0	12	1

教育程度	年龄	胎次	流产方式	婚姻状况	工资(百元)	状态
1	38	2	0	1	27	1
2	38	3	0	1	50	1
2	38	6	0	1	74	1
1	38	2	0	0	27	1
0	39	6	1	1	3	1
1	39	1	1	1	35	0
1	39	3	0	1	41	1
0	39	6	1	0	3	1
1	39	1	0	0	35	0
1	39	3	1	0	41	1
1	40	1	0	1	21	0
1	40	2	0	1	26	1
1	40	1	0	0	21	0
1	40	2	0	0	26	1
1	41	1	0	1	43	0
0	42	1	1	1	2	0
1	42	1	1	1	33	0
0	42	1	0	0	2	0
0	42	1	1	0	33	0
0	44	1	0	1	20	0
0	44	1	0	0	20	0

案例题目四

口腔癌是指原发于唇、舌、颊部、牙龈、口底、硬腭部、口咽部、唾液腺等部位的恶性肿瘤,是世界最常见八种癌症之一,对健康构成严重威胁,只有不到60%的患者能存活5年以上.口腔癌中最常见的部位是舌部,约占口腔癌的 1/3~1/2,预后最差的部位也是舌部.舌体癌发病率高于舌根癌,多为中分化或高分化鳞癌,腺癌少见,并且主要是舌体癌;此外还有小唾液腺来源的恶性肿瘤如腺样囊性癌等.舌癌极易发生颈部淋巴结转移,从而影响患者的预后及5年生存率.

舌癌的发生与烟草使用,高度酒精的使用和人乳头瘤病毒(HPV)感染有关,特别是

HPV16.咀嚼槟榔是亚洲地区舌癌发生的一个特有影响因素,但目前舌癌发病机制尚不明确.舌癌的治疗方式包括单纯手术、放疗(包括外照射及近距离放疗技术)、全身化疗和靶向治疗,根据肿瘤大小、是否转移、患者实际情况及患者期望值来制定治疗方案.舌癌的恶性程度愈高,预后愈差,预后相关因素包括舌癌的 TNM 分期、组织学分级、是否转移、治疗方法及局部复发.影响生存时间的因素包括患者自身状况如年龄、性别等;临床治疗方案如手术方式、切缘、放化疗等;肿瘤的严重程度如 TNM 分期、病例分型、肿块大小、局部病灶的浸润深度等.表 A-4 是一组外科手术时被采取了癌组织石蜡样本的病人数据,请根据这组数据探究影响舌癌患者生存的倍性效应.

表 A-4 舌癌患者数据集

时间	倍数	状态
1.00	1.00	0.00
3.00	1.00	0.00
3.00	1.00	0.00
4.00	1.00	0.00
10.00	1.00	0.00
13.00	1.00	0.00
13.00	1.00	0.00
16.00	1.00	0.00
16.00	1.00	0.00
24.00	1.00	0.00
26.00	1.00	0.00
27.00	1.00	0.00
28.00	1.00	0.00
30.00	1.00	0.00
30.00	1.00	0.00
32.00	1.00	0.00
41.00	1.00	0.00
51.00	1.00	0.00
65.00	1.00	0.00
67.00	1.00	0.00
70.00	1.00	0.00
72.00	1.00	0.00

时间	倍数	状态
73.00	1.00	0.00
77.00	1.00	0.00
91.00	1.00	0.00
93.00	1.00	0.00
96.00	1.00	0.00
100.00	1.00	0.00
104.00	1.00	0.00
157.00	1.00	0.00
167.00	1.00	0.00
61.00	1.00	1.00
74.00	1.00	1.00
79.00	1.00	1.00
80.00	1.00	1.00
81.00	1.00	1.00
87.00	1.00	1.00
87.00	1.00	1.00
88.00	1.00	1.00
89.00	1.00	1.00
93.00	1.00	1.00
97.00	1.00	1.00
101.00	1.00	1.00
104.00	1.00	1.00
108.00	1.00	1.00
109.00	1.00	1.00
120.00	1.00	1.00
131.00	1.00	1.00
150.00	1.00	1.00
231.00	1.00	1.00
240.00	1.00	1.00
400.00	1.00	1.00
1.00	2.00	0.00

时间	倍数	状态
3.00	2.00	0.00
4.00	2.00	0.00
5.00	2.00	0.00
5.00	2.00	0.00
8.00	2.00	0.00
12.00	2.00	0.00
13.00	2.00	0.00
18.00	2.00	0.00
23.00	2.00	0.00
26.00	2.00	0.00
27.00	2.00	0.00
30.00	2.00	0.00
42.00	2.00	0.00
56.00	2.00	0.00
62.00	2.00	0.00
69.00	2.00	0.00
104.00	2.00	0.00
104.00	2.00	0.00
112.00	2.00	0.00
129.00	2.00	0.00
181.00	2.00	0.00
8.00	2.00	1.00
67.00	2.00	1.00
76.00	2.00	1.00
104.00	2.00	1.00
176.00	2.00	1.00
231.00	2.00	1.00

案例题目五

由于互联网技术的发展和通信行业日益饱和的现状,通信企业普遍面临着客户流失的问题,预测客户流失并挽留住客户是通信行业发展的关键一环.对客户的特征进行分析,能够帮助运营商制定有针对性的挽留客户政策,对提高竞争力和营业收入有重要意义,是电信业保留现有客户的最有效策略之一. 请你以生存分析视角,预测客户流失概率与可能性,为企业提高客户关系管理提供有意义的决策依据,以此来对不同价值客户的维系服务进行定位,找到适合的营销方案挽留客户,实现收益最大化.

有一数据集(来源: https://www.kaggle.com/blastchar/telco-customer-churn),其中包含运营商流失用户 21 个特征及 700 份数据. 该数据中每一行为一个用户所有特征. 我们感兴趣的事件为"客户离开运营商"即客户流失,定义电信客户在运营商中停留的月数作为生存时间,客户流失即为失效事件. 对于选入的 11 个协变量进行编码,见表 A-5,数据见前言中网址/二维码.

表 A-5　电信运营商流失用户数据指标体系

维度	变量名称	变量定义
用户个人信息	性别	$Z_1 = \begin{cases} 1 & 男 \\ 0 & 女 \end{cases}$
	是否为老年人	$Z_2 = \begin{cases} 1 & 老年人 \\ 0 & 非老年人 \end{cases}$
	有无伴侣	$Z_5 = \begin{cases} 1 & 有伴侣 \\ 0 & 无伴侣 \end{cases}$
	有无家属	$Z_6 = \begin{cases} 1 & 有家属 \\ 0 & 无家属 \end{cases}$
电话服务	有无电话服务	$Z_3 = \begin{cases} 1 & 有电话服务 \\ 0 & 无电话服务 \end{cases}$
	电话服务有无多条线路	$Z_7 = \begin{cases} 0 & 0\ 条 \\ 1 & 1\ 条 \\ 2 & 2\ 条 \end{cases}$
互联网服务	互联网服务提供商	$Z_4 = \begin{cases} 0 & DSL \\ 1 & 光纤 \\ 2 & 无提供商 \end{cases}$
	有无网络在线安全	$Z_9 = \begin{cases} 0 & 无 \\ 1 & 有 \\ 2 & 无互联网服务 \end{cases}$
	有无技术支持	$Z_{10} = \begin{cases} 0 & 无 \\ 1 & 有 \\ 2 & 无互联网服务 \end{cases}$

维度	变量名称	变量定义
运营商设计	合同期限	$Z_8 = \begin{cases} 0 & \text{按月} \\ 1 & \text{一年} \\ 2 & \text{两年} \end{cases}$
	客户付款方式	$Z_{11} = \begin{cases} 0 & \text{邮寄支票} \\ 1 & \text{电子支票} \\ 2 & \text{银行转账(自动)} \\ 3 & \text{信用卡(自动)} \end{cases}$

附录 A2 习题答案

第一章

1. (1)右删失; (2)区间删失; (3)随机删失; (4)随机删失; (5)左删失

2. (1)左删失; (2)右删失; (3)区间删失; (4)随机删失; (5)随机删失

3. 略

$S(t) = e^{-t}, t > 0; h(t) = 1$

$S(t) = e^{-ct}, t > 0; f(t) = ce^{-ct}$

$f(t) = rt^{r-1}e^{-t^r}; h(t) = rt^{r-1}$

第三章

1. 解:可计算四个患病阶段的统计量(3.8)式构成的向量及协方差矩阵

$(Z_1(10.7), Z_2(10.7), Z_3(10.7), Z_4(10.7)) = (-7.566, -3.0117, 2.9155, 7.6623)$,

$$\hat{\Sigma} = \begin{pmatrix} 12.0740 & -4.4516 & -6.2465 & -1.3759 \\ -4.4516 & 7.8730 & -2.7599 & -0.6614 \\ -6.2465 & -2.7599 & 9.9302 & -0.9238 \\ -1.3759 & -0.6614 & -0.9238 & 2.9612 \end{pmatrix}$$

选择得分$(-3, -1, 1, 3)$,检验统计量$\mathbb{Z}_3 = 13.831$, p 值小于 0.0001,拒绝 H_0.

第六章

2. (1) $E[T] = \dfrac{1}{\lambda} = 1000$;

(2) $t_p = \dfrac{-\ln[1-p]}{\lambda} = 1000\sqrt{2} = 693.15$;

（3）$P(T>2000)=e^{-2}=0.1353$

3.（1）$S(t)=\exp\{-\lambda t^{\alpha}\}$，$S(30)=0.407$，$S(40)=0.365$，$S(60)=0.027$

（2）$\Gamma\left(1+\dfrac{1}{\alpha}\right)\lambda^{-\frac{1}{\alpha}}=\dfrac{1}{2}\sqrt{\pi}\times\sqrt{1000}=28$

（3）$h(t)=\lambda\alpha t^{\alpha-1}$，$h(30)=0.06$，$h(40)=0.08$，$h(60)=0.12$

（4）$t_p=-\left[\dfrac{-\ln(1-p)}{\lambda}\right]^{\frac{1}{\alpha}}=26.33$

4.（1）$S(t)=\dfrac{1}{1+\lambda t^{\alpha}}$，$S(50)=0.2205$，$S(100)=0.0909$，$S(150)=0.0516$

（2）$t_p=\left\{\dfrac{p}{[\lambda(1-p)]}\right\}^{\frac{1}{\alpha}}=21.5$

（3）$h(t)=\dfrac{\lambda\alpha t^{\alpha-1}}{1+\lambda t^{\alpha}}$，$h'(t)=\dfrac{\lambda\alpha t^{\alpha-2}[\alpha-1-\lambda t^{\alpha}]}{(1+\lambda t^{\alpha})^2}=0$，$t=13.572$

（4）52.1 天

5.（1）平均数：210.3；中位数：23.9747

（2）100 天：0.2466；200 天：0.1544；300 天：0.1127

6.（1）0.3027；（2）0.4303；（3）15

7.（1）$\dfrac{\theta-t}{\theta}$，$0\leqslant t\leqslant\theta$；（2）$\dfrac{1}{\theta-t}$，$0\leqslant t\leqslant\theta$；（3）$\dfrac{\theta-t}{2}$，$0\leqslant t\leqslant\theta$

8.（1）$S(t)=\exp\left[-t\left(\alpha+\dfrac{\beta t}{2}\right)\right]$；（2）$(\alpha+\beta t)\exp\left[-t\left(\alpha+\dfrac{\beta t}{2}\right)\right]$

9.（1）$h(t)=\alpha\lambda(\lambda t)^{\alpha-1}e^{(\lambda t)^{\alpha}}$

$h'(t)=\alpha\lambda^2(\lambda t)^{\alpha-2}e^{(\lambda t)^{\alpha}}[\alpha-1+\alpha(\lambda t)^{\alpha}]=0$

$t=\dfrac{1}{\lambda}$

（2）$h'(t)>0$

10.（1）$S(t)=E_{\theta}[e^{-\theta t}]=\left(\dfrac{\lambda}{\lambda+t}\right)^{\beta}$；（2）$h(t)=-\beta(\lambda+t)$

11.（1）$\mu=mrl(0)=10$；（2）$h(t)=\dfrac{2}{(t+10)}$；（3）$S(t)=\dfrac{100}{(t+10)^2}$

12. 解：$L\propto\prod\limits_{x_i\in D}f(t_i)\prod\limits_{x_i\in R}S(t_i)=\prod\limits_{x_i\in D}\lambda\exp(-\lambda t_i)\prod\limits_{x_i\in R}\exp(-\lambda t_i)$

其中 $D=\{10,7,23,22,6,16,6,6,13\}$

$R=\{32,34,32,25,11,20,19,17,35,9,6,10\}$

则 $L\propto\lambda^9\exp(-359\lambda)$

令 $\dfrac{\partial L}{\partial \lambda} = 0$，可求得 $\hat{\lambda} = 0.025$

13. $L \propto \left[\dfrac{\alpha\lambda\,(0.5)^{\alpha-1}}{(1+\lambda\,(0.5)^{\alpha})^2} \right]\left[\dfrac{\alpha\lambda\,(1)^{\alpha-1}}{(1+\lambda)^2} \right]\left[\dfrac{\alpha\lambda\,(0.75)^{\alpha-1}}{(1+\lambda\,(0.75)^{\alpha})^2} \right]\left[1 - \dfrac{1}{1+\lambda\,(0.25)^{\alpha}} \right]$
$\left[1 - \dfrac{1}{1+\lambda\,(1.25)^{\alpha}} \right]$

14. 似然函数为：$L \propto \left[\exp(-\lambda 55^{\alpha}) - \exp(-\lambda 56^{\alpha}) \right]\left[\exp(-\lambda 58^{\alpha}) - \exp(-\lambda 59^{\alpha}) \right]$
$\left[\exp(-\lambda 52^{\alpha}) - \exp(-\lambda 53^{\alpha}) \right]\left[\exp(-\lambda 59^{\alpha}) - \exp(-\lambda 60^{\alpha}) \right]\left[\exp(-\lambda 60^{\alpha}) \right]^4$

15. 解：(1) $P(\delta=1) = P(T \leqslant C) = \iint\limits_{t \leqslant c} f(t,c)\,\mathrm{d}t\mathrm{d}c = \iint\limits_{x \leqslant c} \lambda\theta e^{-\lambda x} e^{-\theta c}\,\mathrm{d}t\mathrm{d}c = \dfrac{\lambda}{\lambda+\theta}$

(2) $P(\tilde{T}=t) = P(\tilde{T}=t | \delta=1) + P(\tilde{T}=t | \delta=0)$

$= P(T=t, T \leqslant C) + P(C=t, T>C)$

$= f(t)G(t) + S(t)g(t)$

$= (\lambda+\theta)\exp\left[-(\lambda+\theta)t \right]$

(3) $P(\tilde{T}=t, \delta=1) = f(t)G(t) = \lambda\exp\left[-(\lambda+\theta)t \right]$

$P(\tilde{T}=t)P(\delta=1) = \lambda\exp\left[-(\lambda+\theta)t \right]$

故 δ 与 $\tilde{T}$ 相互独立

(4) $L \propto \prod\limits_{i=1}^{n} \left[f(\tilde{T}_i) \right]^{\delta_i}\left[S(\tilde{T}_i) \right]^{1-\delta_i} = \lambda^{\sum\limits_{i=1}^{n}\delta_i}\exp\left(-\lambda\sum\limits_{i=1}^{n}\tilde{T}_i \right)$

令 $\dfrac{\partial L}{\partial \lambda} = 0$ 可求得 $\hat{\lambda} = \dfrac{\sum\limits_{i=1}^{n}\delta_i}{\sum\limits_{i=1}^{n}\tilde{T}_i}$

附录 B　统计表

区间 $[0,1]$ 上的标准布朗运动绝对值的上确界的生存函数

$P[\sup|B(t)|>x]$	x	$P[\sup|B(t)|>x]$	x	$P[\sup|B(t)|>x]$	x
0.01	2.8070	0.34	1.3721	0.67	0.9559
0.02	2.5758	0.35	1.3562	0.68	0.9452
0.03	2.4324	0.36	1.3406	0.69	0.9345
0.04	2.3263	0.37	1.3253	0.70	0.9238
0.05	2.2414	0.38	1.3103	0.71	0.9132

$P[\sup|B(t)|>x]$	x	$P[\sup|B(t)|>x]$	x	$P[\sup|B(t)|>x]$	x
0.06	2.1701	0.39	1.2956	0.72	0.9025
0.07	2.1084	0.40	1.2812	0.73	0.8919
0.08	2.0537	0.41	1.2670	0.74	0.8812
0.09	2.0047	0.42	1.2531	0.75	0.8706
0.10	1.9600	0.43	1.2394	0.76	0.8598
0.11	1.9189	0.44	1.2259	0.77	0.8491
0.12	1.8808	0.45	1.2126	0.78	0.8383
0.13	1.8453	0.46	1.1995	0.79	0.8274
0.14	1.8119	0.47	1.1866	0.80	0.8164
0.15	1.7805	0.48	1.1739	0.81	0.8053
0.16	1.7507	0.49	1.1614	0.82	0.7941
0.17	1.7224	0.50	1.1490	0.83	0.7828
0.18	1.6954	0.51	1.1367	0.84	0.7712
0.19	1.6696	0.52	1.1246	0.85	0.7595
0.20	1.6448	0.53	1.1127	0.86	0.7475
0.21	1.6211	0.54	1.1009	0.87	0.7353
0.22	1.5982	0.55	1.0892	0.88	0.7227
0.23	1.5761	0.56	1.0776	0.89	0.7098
0.24	1.5548	0.57	1.0661	0.90	0.6964
0.25	1.5341	0.58	1.0547	0.91	0.6824
0.26	1.5141	0.59	1.0434	0.92	0.6677
0.27	1.4946	0.60	1.0322	0.93	0.6521
0.28	1.4758	0.61	1.0211	0.94	0.6355
0.29	1.4574	0.62	1.0101	0.95	0.6173
0.30	1.4395	0.63	0.9992	0.96	0.5971
0.32	1.4220	0.64	0.9883	0.97	0.5737
0.32	1.4050	0.65	0.9774	0.98	0.5450
0.33	1.3883	0.66	0.9666	0.99	0.5045

附录 C　程序简要说明

▶ SPSS 可完成的主要统计任务

1. 给出生存函数的估计和生存曲线图形. 参见 2.1.2 节、2.8 节应用注释.

2. 多总体危险率函数相等的检验. 参见 3.2 节、3.3 节、3.4 节应用注释.

3. 构建 Cox 等比例危险率模型. 参见 4.1 节、4.4.1 节、4.4.2 节应用注释.

4. 构建时间相依 Cox 风险模型. 参见 5.1 节应用注释.

▶ SAS 可完成的主要统计任务

1. 由 proc lifetest 得到生存函数的估计和生存曲线图形. 参见 2.1.2 节、2.1.3 节、2.8 节、2.9 节、3.2 节应用注释.

2. 多总体危险率函数相等的检验，参见 3.3 节、3.4 节应用注释.

3. 由 proc phreg 拟合 Cox 等比例危险率模型，拟合分层 Cox 风险模型. 参见 4.2、4.3 节的应用注释.

4. Cox 风险模型的等比例危险率检验. 参见 4.8.4 节应用注释.

5. Cox 风险模型调整后的生存曲线. 参见 4.6 节应用注释

6. 扩展的 Cox 风险模型，包括时间相依 Cox 风险模型. 参见 5.1 节、5.2 节应用注释.

7. 由 proc lifereg 拟合参数模型. 可直接处理区间删失数据，参见 6.4 节应用注释.

8. 常返类事件建模，本书未涉及.

▶ R 程序生存包"survival"可完成的主要统计任务

1. 估计生存函数和比较生存函数.

2. 拟合 Cox 等比例危险率模型.

3. 拟合分层 Cox 风险模型.

4. Cox 风险模型的等比例危险率的图检验.

5. Cox 风险模型的等比例危险率的统计检验.

6. Cox 风险模型调整后的生存曲线.

7. 扩展的 Cox 风险模型，包括时间相依 Cox 风险模型.

8. 拟合参数模型.

9. 常返类事件建模等，本书未涉及.

▶ R 程序生存包"survival"中的关键函数总结

1. Surv：创建生存数据，即 $(\hat{T}, \delta)$，输出对象可作为其它函数的输入.

基本格式：$Y < - Surv(data1 \$ survt, data \$ status = = 1)$

语句说明：Surv 函数中的第一项指定数据集 data1 中的 survt 为生存时间，status = = 1 指定 status 为 1 时表示事件发生.

2. survfit：生成 K - M 估计，或者 Cox 风险模型调整后的生存函数估计，或者参数模型的生存函数估计. 可以直接处理区间删失数据.

基本格式：$fit1 < - survfit(Y \sim 1)$

语句说明：~ 1 表示不依赖于其它变量. 参见 2.1.2 节，2.2 节，2.4 节，2.5 节和 2.6 节的应用注释.

基本格式：$fit2 < - survfit(Y \sim data \$ group)$

语句说明：~ group 表示按 group 分层，给出每一层的生存函数估计. 参见 2.1.3 节的应用注释.

3. surdiff：执行不同总体生存函数相等的检验.

基本格式：$survdiff(Surv(survt, status) \sim group, data = data1)$

或 $survdiff(Surv(data1 \$ survt, data1 \$ status) \sim data1 \$ group, rho = 0)$

语句说明：数据来自 data1，对 group 进行对数秩检验. 若 rho = 1，为 p = 0 的 F - H 检，参见 3.2 节的应用注释.

基本格式：$survdiff(Surv(survt, status) \sim group + strata(color), data = data1)$

语句说明：数据来自 data1，按 color 分层，对 group 进行对数秩检验. 参见 3.4 节的应用注释.

4. coxph：拟合 Cox 等比例模型，分层 Cox 风险模型，或扩展的 Cox 风险模型.

基本格式：$coxph(Y \sim group + gender + strata(color), data = data1)$

语句说明：参见第 4 章、第 5 章的应用注释.

cox. zph：基于 Schoenfeld 残差检验 Cox 风险模型的等比例危险率假设.

基本格式：$cox. zph(fit1, transform = rank)$

语句说明：参见 5.2 节的应用注释.

5. survSplit：创建计数过程的数据集格式，具有开始时间、停止时间和事件状态每个记录. 将单个观察拆分为多个观察，给出了生存数据和指定的切割时间.

基本格式：$survSplit(data1, cut = data1 \$ survt[data1 \$ status = = 1], end = "survt",$
$event = "status", start = "start", id = "id")$

语句说明:参见 5.2 节的应用注释.

6. survreg:拟合参数生存模型.可以直接处理区间删失数据

基本格式:survreg(Y ~ group + gender + strata(color) , data = data1 , dist = "weibull")

语句说明:参见 6.4 节的应用注释.

summary:输出估计结果.

基本格式:summary(fit1)

或 summary(fit1 , times = 365)

或 summary(fit2 , times = c(0 , 100 , 200 , 300))

plot:画出图形.

参 考 文 献

[1] ANDERSEN P K,GILL R D. Cox's regression model for counting processes:a large sample study[J]. The Annals of Statistics,1982,10(4).

[2] ANDERSEN P K,BORGAN O,GILL R D,et al. Statistical models based on counting processes [M]. Springer Science & Business Media,2012.

[3] ARJAS E. A graphical method for assessing goodness of fit in Cox's proportional hazards model [J]. Journal of the American Statistical Association,1988,83(401).

[4] BEADLE G F,SILVER B,BOTNICK L,et al. Cosmetic results following primary radiation therapy for early breast cancer[J]. Cancer,1984,54(12).

[5] BRESLOW N. Covariance analysis of censored survival data[J]. Biometrics,1974,30(1).

[6] BROOKMEYER R,CROWLEY J. A confidence interval for the median survival time[J]. Biometrics,1982,38(1).

[7] BROWN J B W,HOLLANDER M,KORWAR R M. Nonparametric tests of independence for censored data,with applications to heart transplant studies[J]. Reliability and Biometry:Statistical Analysis of Lifelength,F. Proschan and RJ Serfling,eds. Philadelphia,1974.

[8] CAIN K C,LANGE N T. Approximate case influence for the proportional hazards regression model with censored data[J]. Biometrics,1984,40(2).

[9] COOK R D. Assessment of local influence[J]. Journal of the Royal Statistical Society Series B:Statistical Methodology,1986,48(2).

[10] COPELAN E A,BIGGS J C,THOMPSON J M,et al. Treatment for acute myelocytic leukemia with allogeneic bone marrow transplantation following preparation with BuCy2[J]. Blood, 1991,78.

[11] COX D R,SNELL E J. A general definition of residuals (with discussion)[J]. Journal of the Royal Statistical Society B,1968,30.

[12] DAVID H A,NAGARAJA H N. Order statistics[M]. John Wiley & Sons,2004.

［13］EFRON B. The two sample problem with censored data［C］//Proceedings of the fifth Berkeley symposium on mathematical statistics and probability. 1967,4(University of California Press, Berkeley,CA):831 −853.

［14］EFRON B. The efficiency of Cox's likelihood function for censored data［J］. Journal of the A-merican Statistical Association,1977,72(359).

［15］FLEMING T R,HARRINGTON D P. A class of hypothesis tests for one and two sample cen-sored survival data［J］. Communications in Statistics-Theory and Methods,1981,10(8).

［16］FLEMING T R,HARRINGTON D P. Counting processes and survival analysis［M］. John Wi-ley & Sons,2013.

［17］GILL R D. Censoring and stochastic integrals［J］. Statistica Neerlandica,1980,34(2).

［18］GRAMBSCH P M,THERNEAU T M. Proportional hazards tests and diagnostics based on weighted residuals［J］. Biometrika,1994,81(3).

［19］GREENWOOD M. The natural duration of cancer［J］. Reports on Public Health and Medical Subjects,1926,33.

［20］HYDE J. Survival analysis with incomplete observations［J］. Biostatistics casebook,1980.

［21］KLEIN J P,MOESCHBERGER M L. Survival analysis:techniques for censored and truncated data［M］. New York:Springer,2003.

［22］KAPLAN E L,MEIER P. Nonparametric estimation from incomplete observations［J］. Journal of the American Statistical Association,1958,53(282).

［23］KARDAUN O. Statistical survival analysis of male larynx-cancer patients-a case study［J］. Statistica Neerlandica,1983,37(3).

［24］KLEIN J P,MOESCHBERGER M L. Survival analysis:techniques for censored and truncated data［J］. Statistics,1997.

［25］LAGAKOS S W,BARRAJ L M,GRUTTOLA V. Nonparametric analysis of truncated survival data,with application to AIDS［J］. Biometrika,1988,75(3).

［26］LAI T L,YING Z. Estimating a distribution function with truncated and censored data［J］. The Annals of Statistics,1991.

［27］LIN D Y,WEI L J,YING Z. Checking the Cox model with cumulative sums of martingale-based residuals［J］. Biometrika,1993,80(3).

［28］PETTITT A N,BIN DAUD I. Case-weighted measures of influence for proportional hazards re-gression［J］. Journal of the Royal Statistical Society:Series C (Applied Statistics),1989,38 (1).

[29]PRENTICE R L,KALBFLEISCH J D,PETERSON JR A V,et al. The analysis of failure times in the presence of competing risks[J]. Biometrics,1978.

[30]RAMLAU-HANSEN H. The choice of a kernel function in the graduation of counting process intensities[J]. Scandinavian Actuarial Journal,1983,1983(3).

[31]RAMLAU-HANSEN H. Smoothing counting process intensities by means of kernel functions [J]. The Annals of Statistics,1983.

[32]SCHOENFELD D A. Partial residuals for the proportional hazards regression model[J]. Biometrika,1982,69.

[33]THERNEAU T M,GRAMBSCH P M,FLEMING T R. Martingale-based residuals for survival models[J]. Biometrika,1990,77(1).

[34]TSIATIS A. A nonidentifiability aspect of the problem of competing risks[J]. Proceedings of the National Academy of Sciences,1975,72(1).

[35]TURNBULL B W. Nonparametric estimation of a survivorship function with doubly censored data[J]. Journal of the American Statistical Association,1974,69(345).

[36]TURNBULL B W. The empirical distribution function with arbitrarily grouped,censored and truncated data[J]. Journal of the Royal Statistical Society:Series B (Methodological),1976, 38(3).

[37]TURNBULL B W,WEISS L. A likelihood ratio statistic for testing goodness of fit with randomly censored data[J]. Biometrics,1978.

[38]刘宪. 生存分析:模型与应用[M]. 北京:高等教育出版社,2012.

[39]彭非,王伟. 生存分析[M]. 北京:中国人民大学出版社,2004.

[40]李康,贺佳. 医学统计学[M]. 7 版. 北京:人民卫生出版社,2018.